Gesund leben und ernähren

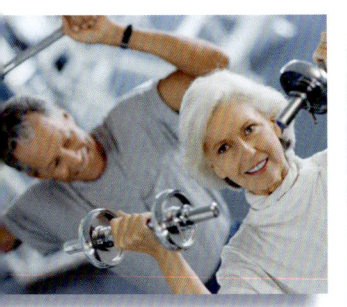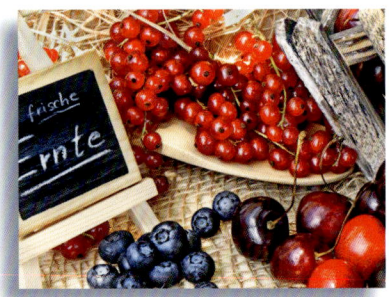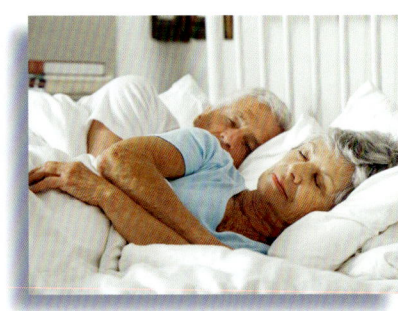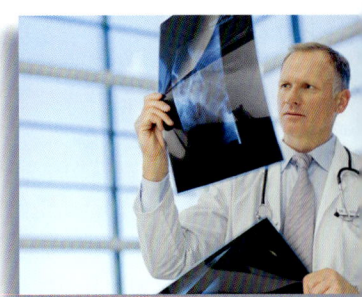

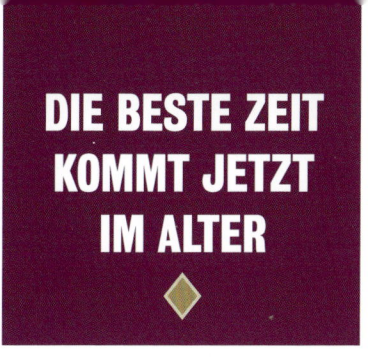

DIE BESTE ZEIT
KOMMT JETZT
IM ALTER

◆

Gesund leben und ernähren

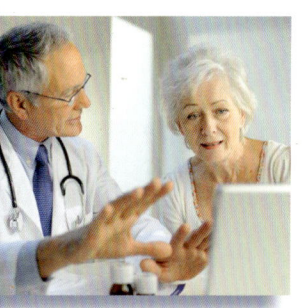
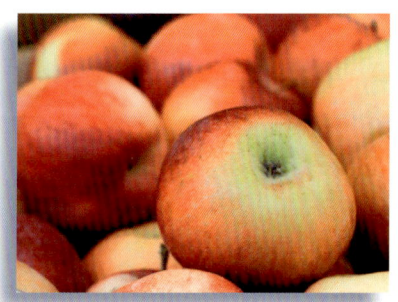
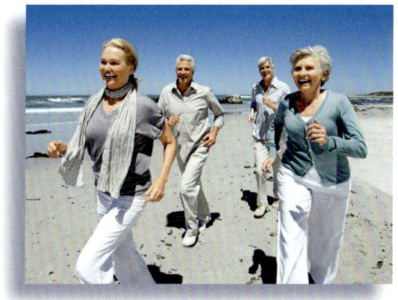
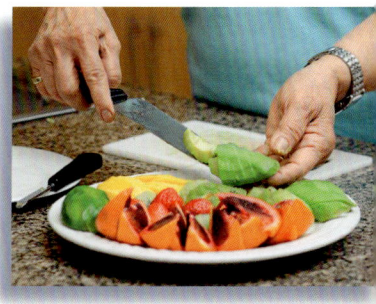

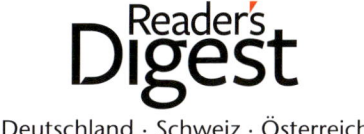

Reader's Digest

Deutschland · Schweiz · Österreich

Inhalt

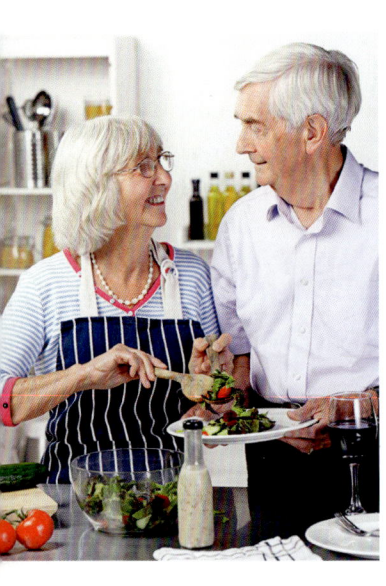

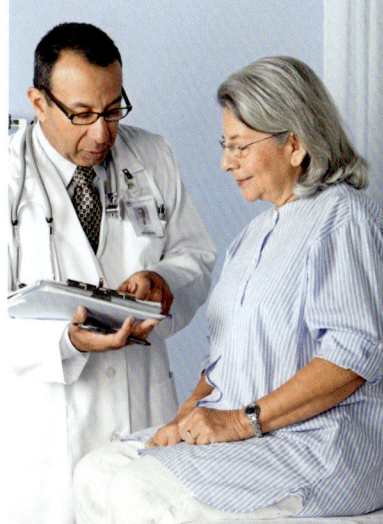

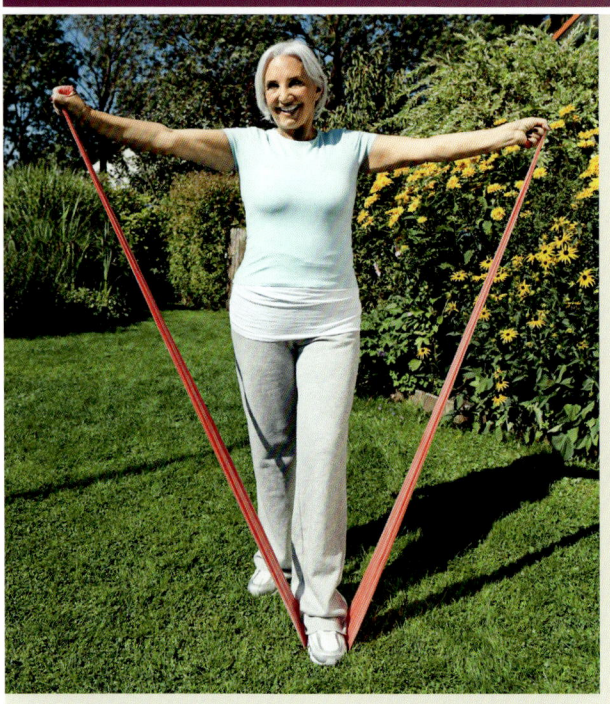

Thema Gesundheit – welcher Typ bin ich?

Gesundheit ist ein weiter Begriff. Es ist natürlich nicht möglich, mit wenigen Fragen Ihren kompletten Status festzustellen. Dieser Test gibt Ihnen aber erste Anhaltspunkte, wie es um Ihren Gesundheitszustand bestellt ist.

Anleitung zum Ausfüllen des Fragebogens: Dieser Test beinhaltet zehn Fragen zum Thema Gesundheit mit jeweils fünf Antwortmöglichkeiten. Den Antworten sind Buchstaben zugeordnet. Kreuzen Sie die Antwort an, die auf Sie am besten zutrifft. Zählen Sie am Ende zusammen, welche Buchstaben Sie am häufigsten angekreuzt haben. Die Auswertung finden Sie auf Seite 9.

1. *Wissen Sie, wie hoch Ihr Blutdruck, Ihre Blutzuckerwerte und Ihre Blutfettwerte sind?*

A ☐ Ich kenne alle Werte, da ich regelmäßig zum Arzt gehe.

B ☐ Einmal jährlich lasse ich einen Check-up beim Arzt machen.

C ☐ Den Blutdruck messe ich ab und zu selbst.

D ☐ Ich habe mir vorgenommen, meinen Arzt zu bitten, diese Werte zu bestimmen.

E ☐ Nein – über so etwas will ich auch gar nicht nachdenken.

2. *Haben Sie sich schon einmal ernsthaft Gedanken darüber gemacht, ob Sie Stress haben und wie Sie damit umgehen sollen?*

A ☐ Ich weiß, dass Stress meiner Gesundheit schadet, deshalb versuche ich, dagegen anzugehen.

B ☐ Ich achte darauf, stressige Situationen möglichst zu vermeiden.

C ☐ Eigentlich weiß ich, dass Stress schadet, aber ich habe keine Idee, was ich dagegen tun kann.

D ☐ Manchmal fühle ich mich schon gestresst, aber damit muss ich wohl leben.

E ☐ Über Stress reden alle, doch ich mache mir darüber keine Gedanken.

3. *Ärzte sagen, dass Rauchen die Gesundheit gefährdet. Das steht sogar auf den Zigarettenschachteln. Nehmen Sie diese Warnung ernst?*

A ☐ Ich habe noch nie geraucht.

B ☐ Früher habe ich geraucht, das Rauchen aber schon lange aufgegeben.

C ☐ Ich habe mir ernsthaft vorgenommen, das Rauchen aufzugeben.

D ☐ Ich rauche nur noch ganz selten und dann mit schlechtem Gewissen.

E ☐ Ich rauche einfach gerne, und was dagegen gesagt wird, ist mir egal.

4. *Haben Sie das Gefühl, schneller als andere Menschen Ihres Alters außer Atem zu geraten, oder leiden Sie unter Atemnot, wenn Sie Treppen steigen?*

A ☐ Körperliche Anstrengung macht mir rein gar nichts aus.

B ☐ Ich versuche, durch regelmäßige Bewegung meine Kondition zu bewahren.

C ☐ Treppensteigen fällt mir schon etwas schwer, doch ich versuche, den Lift zu vermeiden.

D ☐ Leider bin ich nicht mehr ganz so fit und gerate schon mal außer Atem.

E ☐ Körperliche Anstrengung bekommt mir ganz und gar nicht mehr.

5. *Wie steht es mit Ihrer Verdauung? Leiden Sie unter Übelkeit oder Magenschmerzen, Sodbrennen oder Verstopfung?*

A ☐ Ich kann alles essen und habe damit noch nie Probleme gehabt.

B ☐ Ich achte sehr auf meine Ernährung und kann mich deshalb über meine Verdauung nicht beschweren.

C ☐ Verdauungsbeschwerden habe ich nur bei bestimmten Speisen.

D ☐ Wenn ich beim Essen über die Stränge schlage, merke ich das schon.

E ☐ Verdauungsprobleme gehören leider zu meinem Leben.

6. *Haben Sie Probleme mit Ihren Knie- oder Hüftgelenken, oder empfinden Sie bei Bewegung sogar Schmerzen?*

A ☐ Ich habe keinerlei Probleme mit den Gelenken.

B ☐ Ich achte darauf, meine Gelenke regelmäßig zu nutzen.

C ☐ Ich schätze mich als Bewegungsmuffel ein, zwinge mich aber, etwas dagegen zu tun.

D ☐ Trotz gelegentlicher Schmerzen versuche ich mich regelmäßig zu bewegen.

E ☐ Gegen meine Gelenkschmerzen kenne ich nur ein Mittel: mich möglichst wenig zu bewegen und Schmerzmittel zu nehmen.

7. *Gehen Sie in der Regel mit Zuversicht und guter Laune in den Tag, oder wechselt Ihre Stimmung hin und wieder?*

A ☐ Das Leben bereitet mir eigentlich immer große Freude.

B ☐ Von Problemen lasse ich mir die gute Laune nicht verderben.

C ☐ Es gibt leider auch Tage, an denen ich mich ziemlich unwohl fühle.

D ☐ Hin und wieder stelle ich mir schon die Frage, wozu ich eigentlich lebe.

E ☐ Am liebsten würde ich manchmal morgens erst gar nicht aufstehen.

8. *Sind Sie mit Ihrer Gedächtnisleistung und Ihrer Konzentrations-fähigkeit zufrieden?*

A ☐ Ich kann mich nicht beschweren. Ich fühle mich geistig rundum fit.

B ☐ Wenn man älter wird, lässt auch das Gedächtnis etwas nach.

C ☐ Ich bin mit meiner Konzentrationsfähigkeit nicht mehr ganz zufrieden.

D ☐ Ich habe mir vorgenommen, mein Gedächtnis mit Kreuzworträtseln zu trainieren.

E ☐ Irgendwie hat mein Gedächtnis in letzter Zeit merklich nachgelassen.

9. *Können Sie abends rasch einschlafen, und wachen Sie morgens erholt auf?*

A ☐ Ich schlafe sehr gerne und gut.

B ☐ Ich achte darauf, immer genügend Schlaf zu finden.

C ☐ Wenn ich zu wenig geschlafen habe, merke ich das und hole den Schlaf nach.

D ☐ Ich mache mir keine großen Gedanken wegen des Schlafs.

E ☐ Vor dem Zubettgehen graut es mir, weil ich schlecht einschlafe und nachts immer wieder aufwache.

10. *Haben Sie den Eindruck, dass Sie mehr oder weniger an Übergewicht leiden?*

A ☐ Ich bin schlank und sportlich.

B ☐ Ich kann essen, was ich will, und nehme nicht an Gewicht zu.

C ☐ Ich habe in letzter Zeit zugenommen, und ich beobachte dies mit Unbehagen.

D ☐ Ich weiß, dass ich zu viel wiege, und arbeite daran, mein Gewicht zu vermindern.

E ☐ Ich bin schon etwas mollig, doch ich will das Leben genießen und achte nicht auf mein Gewicht.

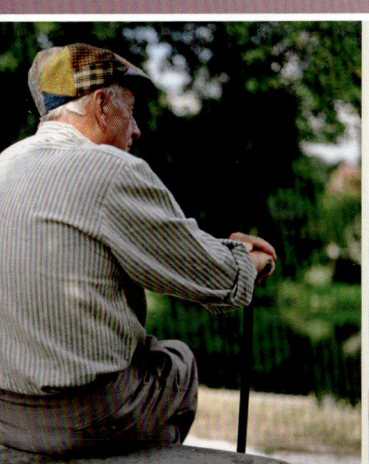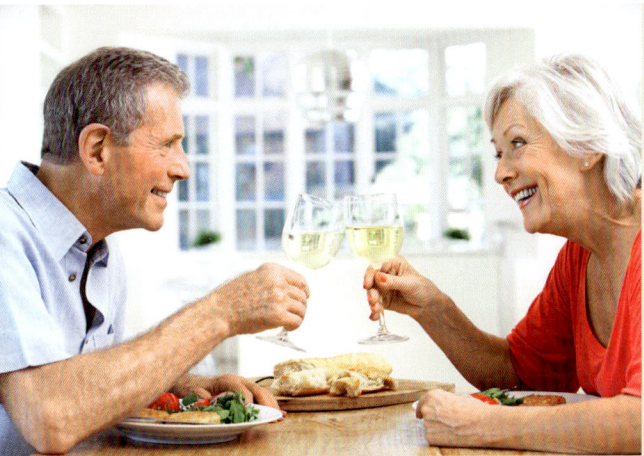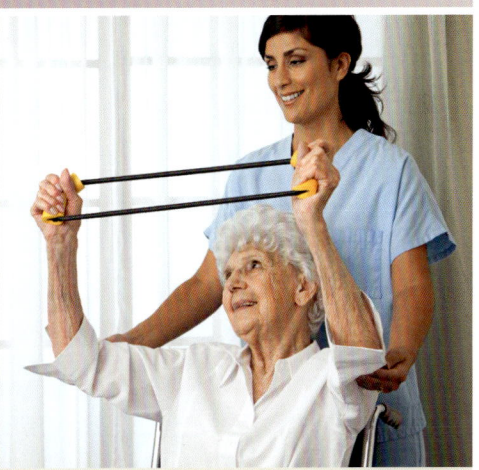

Testauswertung

Überwiegend Antworten A oder B: Sie sind ein gesunder Typ

Wir möchten Sie beglückwünschen. Wegen Ihrer Gesundheit brauchen Sie sich keine Sorgen zu machen. Wahrscheinlich haben Sie ein niedriges Risiko für eine Herz-Kreislauf-Erkrankung. Auch Stress kann Ihnen wenig anhaben, da Sie damit umzugehen verstehen. Ihre Atemwege sind offenbar in einem guten Zustand. Sie sind seit Langem Nichtraucher oder haben überhaupt noch nie geraucht. Das macht sich bezahlt. Sie sind voller Energie, leiden nicht unter Gelenkproblemen und haben eine gute Verdauung. Das spricht dafür, dass Sie versuchen, ganz bewusst gesund zu leben, sich vernünftig zu ernähren und sich regelmäßig zu bewegen. Dementsprechend sind Sie auch leistungsfähig und geistig fit. Wer im Schlaf Erholung findet, kann auch Arbeit und Vergnügen genießen. Weiter so. Doch vergessen Sie nicht, dass Sie Ihren Körper auch in Zukunft derart sorgfältig behandeln müssen.

Überwiegend Antworten C oder D: Sie sollten etwas mehr auf Ihre Gesundheit achten

Eigentlich können Sie mit Ihrem Gesundheitszustand zufrieden sein, Herz und Kreislauf bereiten Ihnen noch keine Beschwerden, auch mit Verdauung und Atmung haben Sie keine ernsthaften Probleme. Vom Nikotin sollten Sie allerdings rasch loskommen und auch auf Ihr Gewicht achten, das heißt konkret: eine ausgewogene Ernährungsweise befolgen und sich etwas mehr bewegen. Gehen Sie mit Ihrer Gesundheit also pfleglicher um. Manche Sünden, auch scheinbar kleine, verzeiht der Körper nicht, und auch die Medizin kann nicht alles reparieren, was Sie im Leben versäumt haben. Dennoch: Seien Sie guten Mutes, aber tun Sie etwas mehr für Ihre Gesundheit. Vergessen Sie auch den erholsamen Schlaf nicht, und unternehmen Sie mehr gegen den Stress. Und versuchen Sie, Ihr Leben zu genießen.

Überwiegend Antworten E: Womöglich haben Sie ernsthafte Gesundheitsprobleme

Dieser Test kann natürlich nicht die Diagnose eines Arztes ersetzen, doch aufgrund Ihrer Antworten entsteht der Eindruck, dass es mit Ihrem Gesundheitszustand nicht gut bestellt ist. Zudem scheinen Sie sich mit manchem, das Ihnen Probleme bereitet, bereits abgefunden haben. Mögliches Übergewicht, eine unvernünftige Ernährungsweise, Bewegungsarmut und nicht zuletzt das Rauchen schaden Ihrem Körper enorm. Sie merken bereits an diesen und jenen Beschwerden, dass Sie nicht auf dem richtigen Weg sind. Sicher wird es nicht einfach sein, Ihre Lebensweise zu verändern. Und Sie sollten sich auch nichts vormachen und hoffen, dass sich die Probleme irgendwann von selbst lösen werden. Setzen Sie auf professionelle Hilfe. Sprechen Sie offen mit Ihrem Arzt, und seien Sie sich selbst und ihm gegenüber ehrlich. Gegen Rauchen und Übergewicht benötigen Sie externe Unterstützung. Das schafft man in der Regel nicht alleine. Das Gute an Ihrer Situation: Sie haben eine ehrliche Bestandsaufnahme gemacht und sollten jetzt die Konsequenzen daraus ziehen. Dann steht Ihnen der Weg zu einer besseren Gesundheit offen.

Goldene Regeln

Der Alterungsprozess ist unabwendbar, doch wir können ihn verlangsamen. Generell haben wir – demografisch gesehen – gute Aussichten auf ein hohes Alter. Trotzdem sollten Sie die folgenden Regeln beherzigen, um dieses Alter auch wirklich zu erreichen – und zwar in guter körperlicher und psychischer Verfassung.

Ausgewogen essen

Was wir essen, spielt eine ganz entscheidende Rolle für unsere Gesundheit – und zwar ein Leben lang. Es ist sinnlos, in bestimmten Zeitabständen Diätphasen einzulegen und dann wieder in die alten Ernährungsgewohnheiten zurückzufallen. Empfehlenswert ist eine ausgewogene Ernährung: fettarm, mit viel Obst, Salat und Gemüse, Fisch und wenig Fleisch.

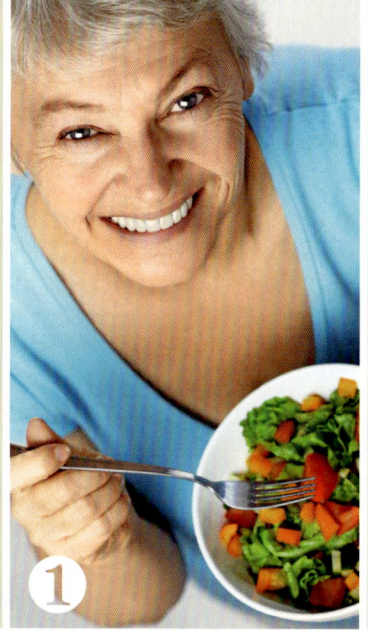

Genügend trinken

Eine ausreichende Flüssigkeitsaufnahme ist für alle Zellen unseres Körpers wichtig, besonders aber unser Gehirn benötigt viel Flüssigkeit, um richtig zu funktionieren. Als Getränke eignen sich Wasser, Tee, Frucht- und Gemüsesäfte. Gelegentlich ist auch etwas Alkohol erlaubt – aber nur Bier oder Wein. Hochprozentige Getränke sollten die Ausnahme bleiben.

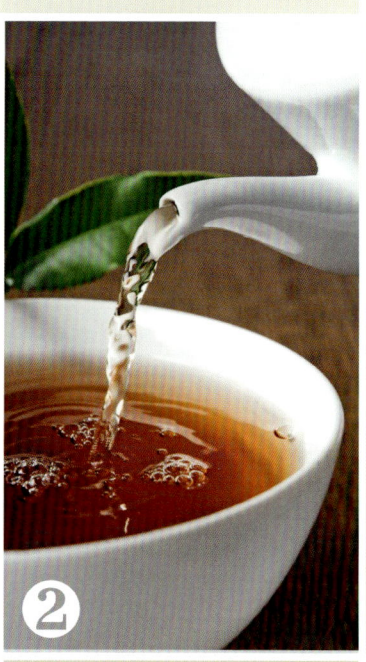

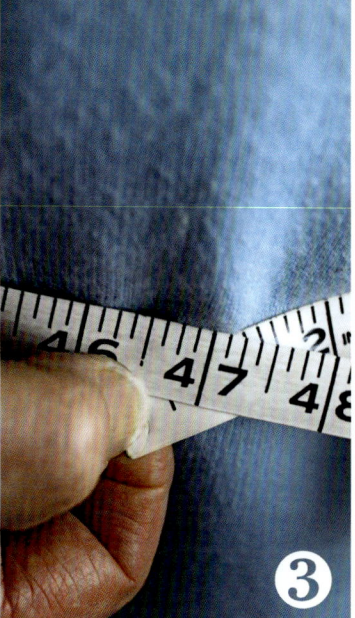

Maß halten

Überfluss fördert die Entstehung von Krankheiten und verkürzt das Leben. Zurückhaltung beim Essen und beim Alkohol ist angesagt. Maßhalten ist nicht mit Entbehrung gleichzusetzen. Es gilt jedoch, möglichst früh damit anzufangen. Aber auch im höheren Alter ist eine Kalorienreduzierung empfehlenswert, vor allem, weil man sich dadurch einfach wohler fühlt.

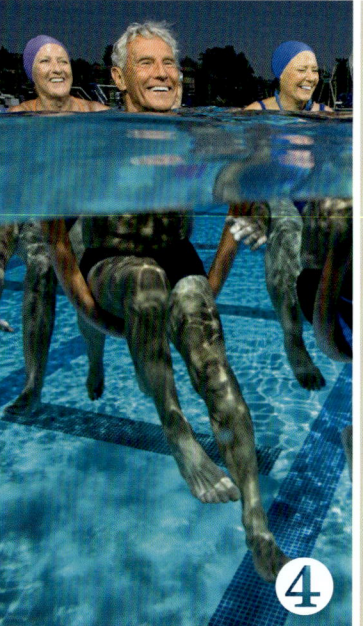

In Bewegung bleiben

Wer rastet, der rostet. Aber wer ins Alter kommt, weiß auch, dass manche Sportarten, die man bis dahin vielleicht gerne betrieben hat, irgendwann einmal zu beschwerlich werden. Den richtigen Sport für sich zu finden ist darum eine wichtige Aufgabe für die Zeit im (Un-)Ruhestand. Möglichkeiten sind Schwimmen, Wandern, Nordic Walking, Boule oder Golfen.

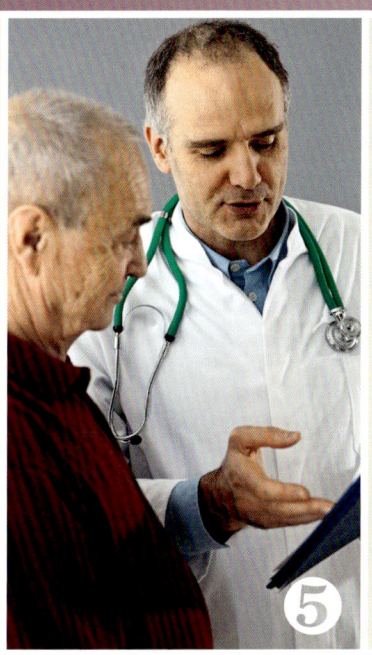

Mündiger Patient sein

Zeigen Sie sich dem Arzt gegenüber als mündiger Patient. Informieren Sie sich über Ihre Rechte, und fragen Sie nach, wenn Sie Fachbegriffe nicht verstehen. Wenn Patienten selbstbewusst und kritisch auftreten, verändert sich auch die Rolle des Arztes: Er wird zum Partner auf dem Weg zur Heilung, und der Patient ist stärker in die Behandlung einbezogen.

⑤

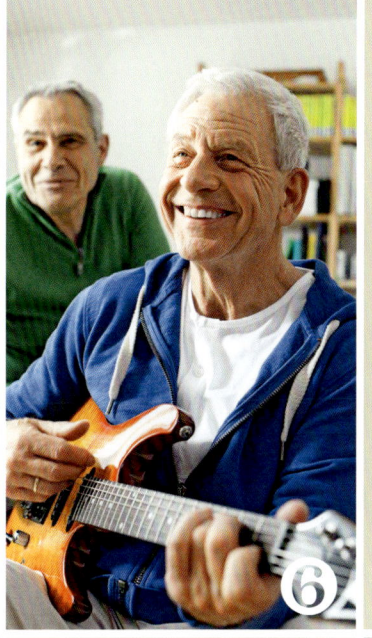

Herausforderungen suchen

Jedes Leben braucht einen Inhalt, eine Aufgabe. Nur so stellt sich seelisches Wohlbefinden ein. Und das wirkt sich vorteilhaft auf die Gesundheit aus. Im Alter kämpft man nicht mehr um Karriere und beruflichen Erfolg; jetzt geht es um Muße, Spaß, wahres Vergnügen. Jetzt kann man endlich nach Herzenslust lesen oder Hobbys betreiben.

⑥

Leben unter Menschen

Der Mensch ist ein soziales Wesen. Isolation im Ruhestand lässt uns schneller altern. In der dritten Lebensphase sind menschliche Kontakte ein wahres Lebenselixier: Diskussion und Kommunikation mit anderen Menschen (und zwar ohne Leistungs- und Konkurrenzdenken wie im Beruf), sich neu verlieben, Freunde entdecken, sich in Ehrenämtern engagieren.

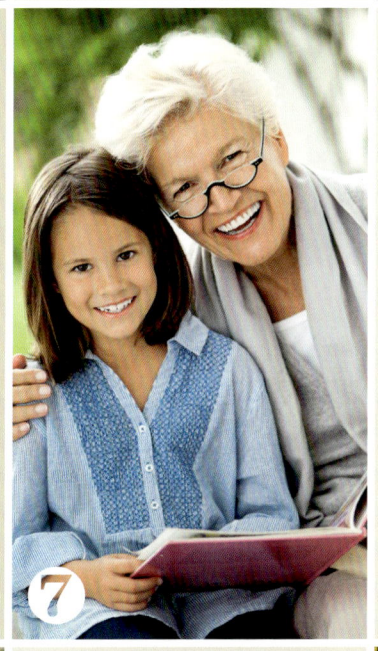

⑦

Den Tagesablauf strukturieren

Ruhestand, wörtlich genommen, ist Gift für ein erfülltes, glückliches Altwerden! Wer es versäumt, seinen Tagesablauf zu strukturieren, läuft Gefahr, sich hängen zu lassen. Der Körper benötigt „guten" Stress. Jetzt, in der dritten Lebensphase, kann man sich seine Zeit zwar endlich selbst einteilen, doch dies sollte man auch unbedingt tun!

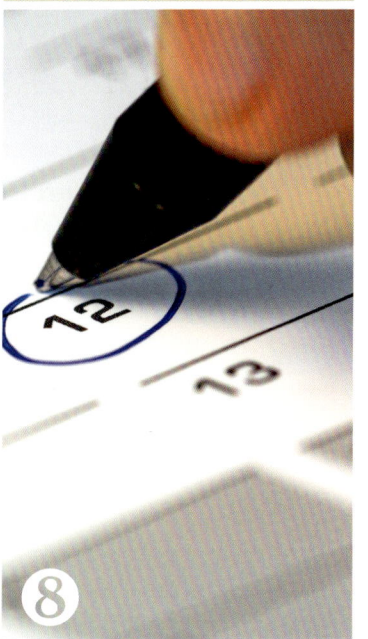

⑧

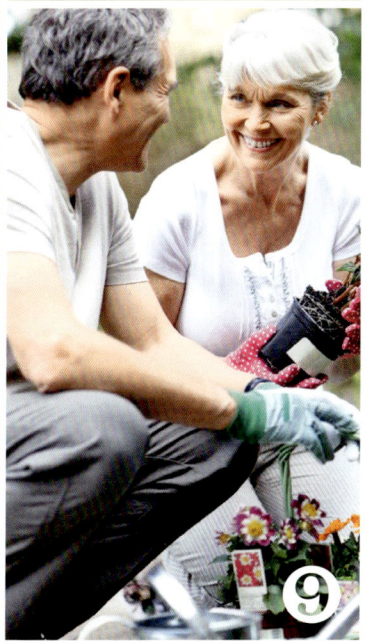

Tätig sein

Wer lange leben will, so hieß es früher, müsse sich schonen. Heute weiß man: Schonung lässt uns früher altern. Bewegung bedeutet Leben – Mobilität ist das Wichtigste im Alter. Das bedeutet nicht, dass man sich ein Gesundheitstraining im Fitnessstudio aufzwingen sollte, sondern eine ausgewogene, befriedigende Betätigung wie Gartenarbeit ist angesagt.

⑨

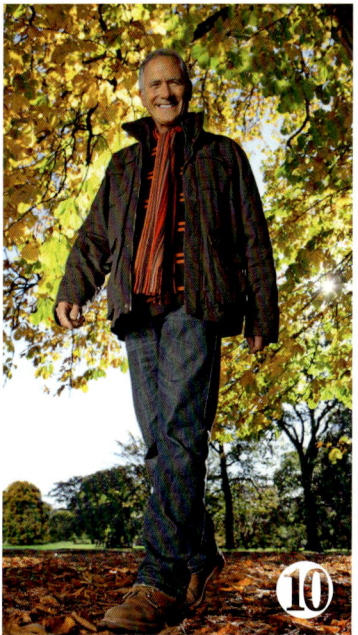

Bescheidenheit gibt Kraft

Ansprüche an sich selbst und seine Umwelt, an Lebensstandard und Ansehen sollten ganz natürlich aus der individuellen Persönlichkeit heraus erwachsen. Wer sich überfordert, wer sich in ein Erfolgsstreben hineinsteigert, das seinem Wesen fremd ist, vergeudet Lebenskraft, die ihm später fehlt. Nur Bescheidenheit schenkt wahres Glück.

⑩

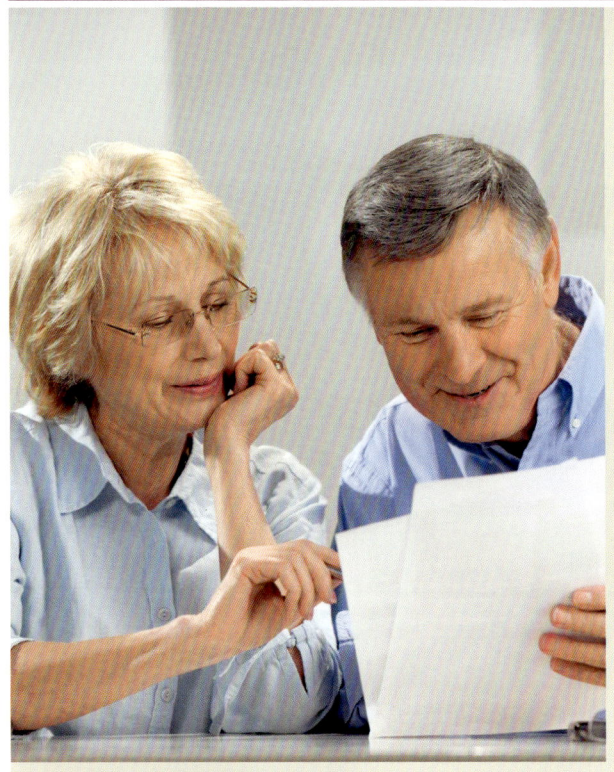

Statistik

Unsere allgemeine Lebenserwartung wird immer höher. Das ist eine gute Nachricht, denn wer wünscht sich nicht ein langes Leben? Allerdings bringt diese positive Entwicklung auch Probleme mit sich. Denn in höherem Alter steigt das Risiko für chronische Krankheiten – wir müssen also sehr bewusst leben und gut auf unsere Gesundheit achtgeben, um uns auf einen gesunden, erfüllten Lebensabend freuen zu können.

Unsere Lebenserwartung steigt

In westlichen Industrieländern wie beispielsweise Deutschland hat sich die Lebenserwartung in den letzten Jahrzehnten kontinuierlich erhöht. Ein im Jahr 2013 geborenes Mädchen kann auf knapp 83 Lebensjahre hoffen, bei einem Jungen sind es fast 78. Zum Vergleich: 1957 hatten im früheren Bundesgebiet Geborene eine Lebenserwartung von gut 71 bzw. gut 66 Jahren.

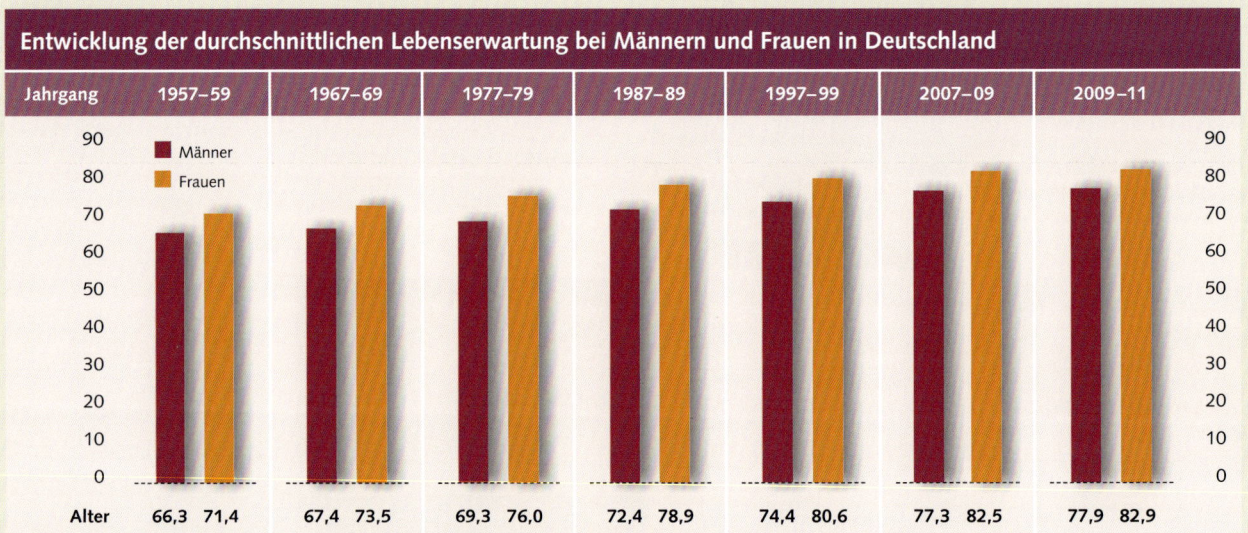

Jahrgang	1957–59	1967–69	1977–79	1987–89	1997–99	2007–09	2009–11
Alter	66,3 71,4	67,4 73,5	69,3 76,0	72,4 78,9	74,4 80,6	77,3 82,5	77,9 82,9

Entwicklung der durchschnittlichen Lebenserwartung bei Männern und Frauen in Deutschland
(Männer, Frauen)

Quelle: Statistisches Bundesamt

Auch Menschen, die zum jetzigen Zeitpunkt bereits älter sind, können sich immer noch auf eine beachtliche verbleibende Lebensdauer freuen: Ein heute 65 Jahre alter Mann wird im Durchschnitt knapp 18 weitere Jahre leben, eine Frau kann noch mit fast 21 Lebensjahren rechnen. Und der Aufwärtstrend geht immer weiter: In den nächsten 50 Jahren wird die durchschnittliche Lebenserwartung in den Industrienationen Schätzungen zufolge um weitere sieben Jahre ansteigen.

Deutschland – das „Altenheim Europas"

45,3 Jahre – so hoch war 2012 das Durchschnittsalter der Deutschen. Das ist mit Abstand der Spitzenplatz in der Europäischen Union (EU). Laut Europäischem Statistikamt ist Deutschland das Land mit dem höchsten Anteil an Rentnern und dem geringsten an Jugendlichen. Auch bei der Geburtenrate ist die Bundesrepublik Schlusslicht: 1,36 Kinder bringt eine Frau durchschnittlich zur Welt. Das führt zusammen mit einer negativen Einwanderungsbilanz dazu, dass die Bevölkerungszahl zurzeit jedes Jahr um rund 190 000 schrumpft. Bis zum Jahr 2050, so die Prognose, wird das ein Minus von etwa 10 % ausmachen.

Schon bald wird ein Drittel der deutschen Bevölkerung 60 Jahre und älter sein – mit weitreichenden sozialen und wirtschaftlichen Folgen für unsere Gesellschaft. Berufstätige werden z. B. höhere Beiträge in die Krankenversicherungen einzahlen müssen, da immer mehr ältere Menschen in zunehmendem Maß medizinische Leistungen in Anspruch nehmen werden.

Durchschnittsalter in den zehn bevölkerungsreichsten Staaten der EU im Jahr 2012	
Land	Alter
Deutschland	45,3
Italien	43,8
Griechenland	42,8
Niederlande	41,5
Spanien	40,9
Portugal	40,4
Frankreich	40,4
Großbritannien	40,2
Rumänien	39,1
Polen	38,8

Quelle: Central Intelligence Agency

Die Deutschen achten auf ihre Gesundheit: Bio boomt, Nikotin ist out, Vegetarier werden mehr

Auf 7,04 Milliarden Euro hat sich 2012 der Umsatz mit Bio-Lebensmitteln in Deutschland erhöht – ein Plus von 6 % im Vergleich zum Vorjahr. Der Anteil der ökologisch erzeugten Waren stieg laut Zahlen des Bundes Ökologische Lebensmittelwirtschaft von 3,7 auf 3,9 %. Für 61 % der Käufer sind Frische und Qualität der Bio-Produkte ein wichtiger Aspekt, 59 % wollen Pestizidrückstände vermeiden, so das Bundeslandwirtschaftsministerium.

Rauchen hingegen ist mehr und mehr out. Nach Zahlen des Statistischen Bundesamts wurden im Jahr 2010 in Deutschland täglich 229 Millionen Zigaretten geraucht – 2000 waren es noch 382 Millionen.

Anzahl der durchschnittlich täglich in Deutschland gerauchten Zigaretten					
Jahr	1991	1995	2000	2005	2010
	401 Mio.	370 Mio.	382 Mio.	262 Mio.	229 Mio.

Quelle: Statistisches Bundesamt

In Deutschland ernähren sich 8 % und damit rund sechs Millionen Menschen fleischlos, so der Vegetarierbund Deutschland. Laut einer Umfrage der Gesellschaft für Konsumforschung lag der Anteil der Vegetarier zu Beginn der 80er-Jahre noch bei bescheidenen 0,6 %. Die Zahl der Deutschen, die kein Fleisch essen, hat sich demnach in 30 Jahren verzehnfacht.

Welchen Einfluss haben Bildung und Lebensstandard?

Im Durchschnitt leben wohlhabende deutsche Männer elf Jahre länger als arme, bei Frauen beträgt der Unterschied acht Jahre. Das Robert Koch-Institut hat in einer Untersuchung 2012 festgestellt, dass arbeitslose Menschen häufiger krank sind und früher sterben. Je öfter und je länger jemand ohne Beschäftigung ist, desto höher ist beispielsweise das Risiko von Depressionen oder Herz-Kreislauf-Erkrankungen. In den unteren Einkommensgruppen, so die Wissenschaftler, werde mehr geraucht und getrunken, ungesünder gegessen und sich weniger bewegt als in anderen – überraschenderweise unabhängig vom Grad der Bildung. Die Erklärung dafür: Finanzielle Sorgen und Zukunftsängste produzieren in allen sozialen Schichten psychosozialen Stress und machen anfällig für Erkrankungen. Sicherheit und Zufriedenheit sind dagegen Faktoren, die sich positiv auf die Gesundheit auswirken. Der Schlüssel liegt laut Robert Koch-Institut daher beim Arbeitsmarkt: So seien u. a. sichere Arbeitsverhältnisse und faire Löhne Voraussetzungen für ein gesünderes und damit längeres Leben.

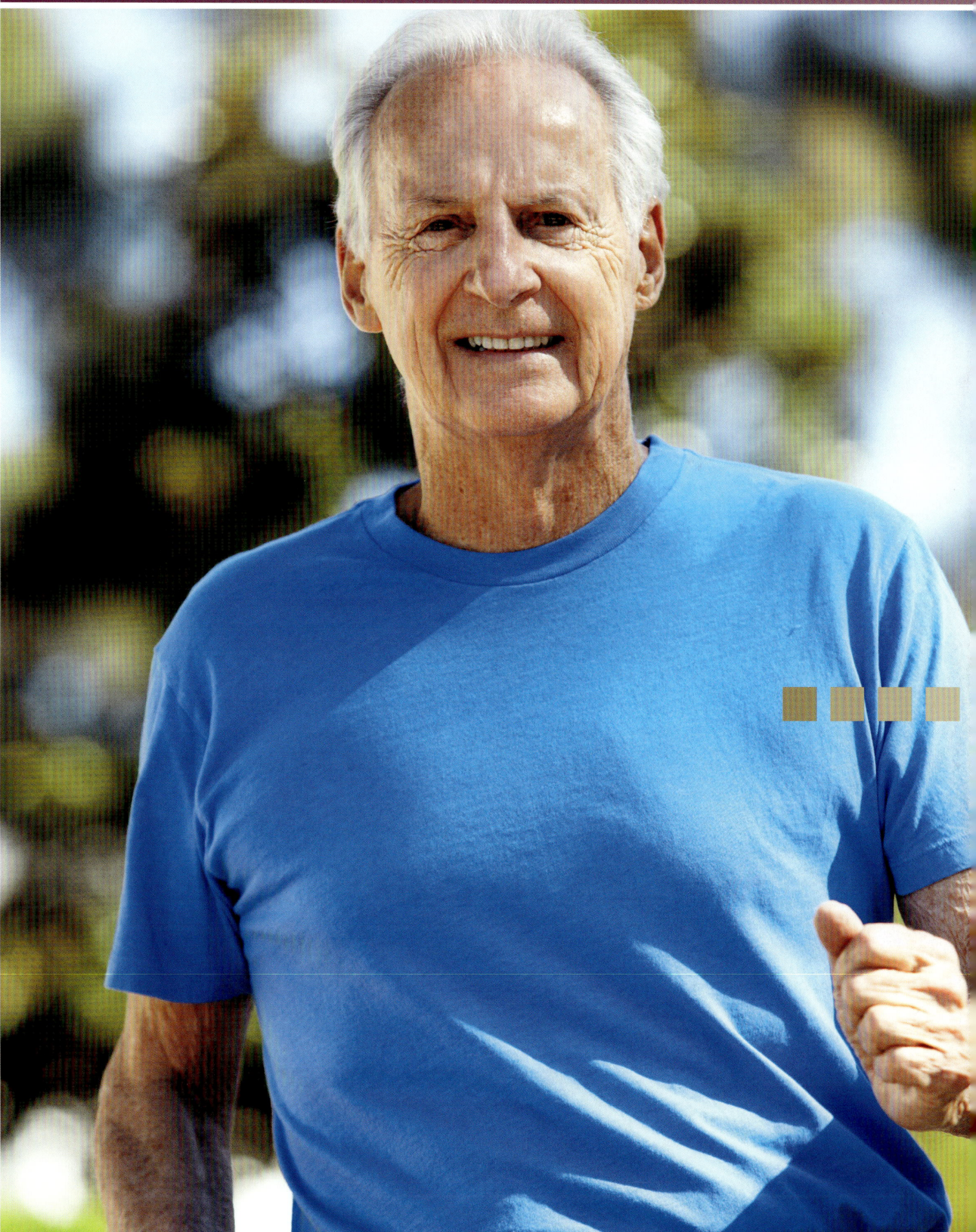

Der Prozess des Alterns

Es ist noch gar nicht so lange her, dass man sich beim Eintritt ins Rentenalter vor allem Ruhe gönnen wollte. Heute wissen wir jedoch, dass der Körper am besten gefördert wird, wenn man ihn fordert. Dies gilt sowohl für die körperliche als auch für die geistige Beweglichkeit. Auch wenn dabei die natürlichen Grenzen zu beachten sind, kann man viel dazu beitragen, indem man den Blick nach vorne richtet und sich neuen Umständen anpasst. In der Zukunft zu leben heißt jung bleiben. Körper und Geist bilden dabei stets eine Einheit.

Wenn Körperzellen in die Jahre kommen

Warum altern wir? Ist ein Leben ohne Altern überhaupt möglich? Seit Jahrhunderten bewegen diese Fragen die Menschheit. Der Alterungsprozess allein ist nicht die Ursache für den Tod. Der Körper wird im Alter allerdings immer anfälliger für Krankheiten.

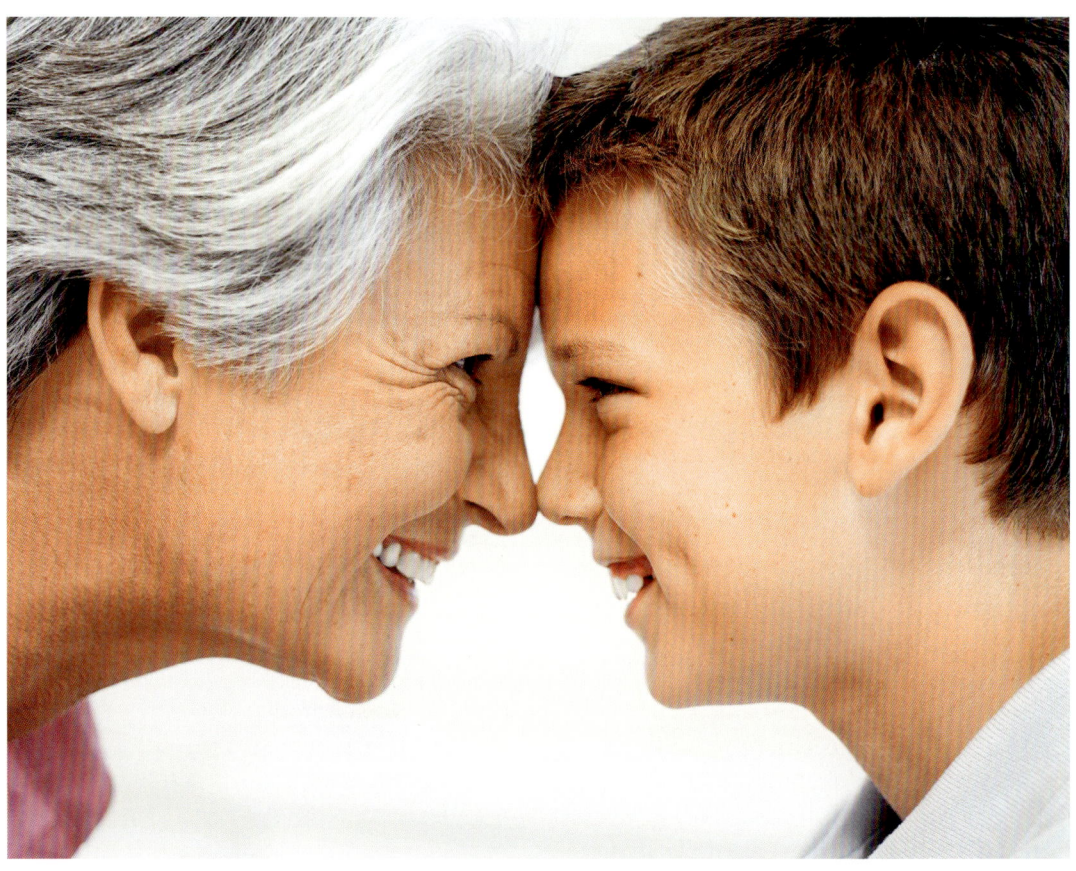

Der Alterungsprozess vermindert die Fähigkeit des Organismus, seine Zellen ständig zu reparieren und zu erneuern.

Die abnehmende Leistungsfähigkeit des Körpers, sich selbst immer wieder zu erneuern, ist sehr unterschiedlich ausgeprägt: Die einen Menschen altern bereits mit 60 Jahren, andere erhalten sich ihre Vitalität bis in die Neunziger hinein; und wenige Menschen – es werden jedoch immer mehr – schaffen es über die Hundertjahresgrenze hinaus.

Wann fängt das Alter eigentlich an?
Alter ist ein relativer Begriff. Die Weltgesundheitsorganisation (WHO) bezeichnet 60- bis 75-Jährige als ältere, 75- bis 90-Jährige als alte Menschen. Wer über 90 Jahre alt ist, gilt als hochbetagt, die über 100-Jährigen als langlebig. Immerhin, die 60- bis 70-Jährigen sind heutzutage in der Regel noch sehr vital und werden als die „jungen Alten" bezeichnet. Auf dem Arbeitsmarkt gelten andere Spielregeln: Dort zählen Arbeitnehmer ab 40 Jahren bereits zu den „älteren" Mitarbeitern. Ab 50 Jahren lassen sich die Menschen nur noch schwer auf einen neuen Arbeitsplatz vermitteln. Und ein Leistungssportler mit 30

Jahren gilt heutzutage als Auslaufmodell, und jedermann fragt sich, wie lange er denn seinen Sport noch ausüben kann.

Aus biologischer Sicht liegt der Höhepunkt eines Menschen etwa bei einem Alter von 30 Jahren. Danach geht es in Bezug auf körperliche Kraft, Beweglichkeit und Leistungsfähigkeit langsam, aber sicher bergab.

Warum werden wir eigentlich alt?

Zu dieser Frage liefert die Forschung verschiedene Erklärungen. Jedes Lebewesen hat seine eigene ihm zugemessene Lebensspanne. Die Hausmaus bringt es gerade einmal auf zwei Jahre, der Schimpanse kann 60 Jahre und der Mensch bis zu 120 Jahre alt werden. Offenbar ist die Länge des Lebens in jeder einzelnen Zelle angelegt. In den Chromosomen des Zellkerns befindet sich DNA (Desoxyribonukleinsäure). In diesem DNA-Strang sitzen die Erbanlagen, unser genetisches Material. Teilt sich nun eine Zelle, so wird der DNA-Strang verdoppelt. Im Lauf der Zeit werden diese Kopien fehlerhaft und unvollständig. Die Folge: Funktionsuntüchtige Zellen nehmen überhand. Und irgendwann funktioniert das zuvor perfekte Zusammenspiel der einzelnen Organe nicht mehr – das Individuum stirbt.

Freilich gibt es noch andere Ursachen für den Alterungsprozess. Wer die Erbanlagen eines Menschen hat, der sehr alt wurde, besitzt gute Chancen, ebenfalls ein hohes Alter zu erreichen – wenn er nicht einen Unfall erleidet oder an einer überraschenden schweren Infektion erkrankt. Vererbt werden kann aber auch die Bereitschaft, bestimmte chronische Leiden, z. B. Diabetes, zu entwickeln. Ebenso wirken sich psychische und soziale Umweltfaktoren auf den Alterungsprozess aus. Schichtarbeiter oder Handelsvertreter haben z. B. statistisch gesehen eine geringere Lebenserwartung als Angehörige anderer Berufe. Der Umgang mit Schadstoffen, ständige Stressbelastung, Alkohol-, Nikotin- oder Drogenmissbrauch, ebenso eine negative Lebenseinstellung, private Probleme, Er-

Erstaunliche Krebszellen

Ungewöhnlich ist, dass Tumorzellen über ein funktionierendes Reparatursystem verfügen; sie sind in der Lage, mithilfe des Enzyms Telomerase beschädigte Chromosomenenden wieder zu vervollständigen. Das Problem beim Kampf gegen Krebs besteht eben darin, dass Tumorzellen sich unbegrenzt teilen und so das gesunde Gewebe absterben lassen. Wird ein Tumor nicht behandelt, kann er wachsen, solange der ihn umgebende Organismus lebt.

nährungsfehler, mangelnde Bewegung – all dies schädigt die Erbsubstanz, sodass deren Reparaturfähigkeit abnimmt.

Dass sich die Zahl der Zellteilungen im Lauf der Zeit vermindert, liegt auch an den Telomeren. So nennt man die speziellen Strukturen an den Enden der Chromosomen. Diese Enden verkürzen sich nach jeder Zellteilung. Bei einem bestimmten Verkürzungsgrad wird eine weitere Zellteilung unmöglich. Darin liegt die Ursache, dass sich alte, beschädigte Zellen ansammeln und dazu beitragen, dass das Gewebe abstirbt. Die Organe verlieren nach und nach ihre Funktionsfähigkeit.

Das Rätsel um die Unsterblichkeit der Hydra

Vor Kurzem haben Wissenschaftler aus Kiel das Rätselraten um den Alterungsprozess der Lebewesen etwas gelüftet. Ein winziger Süßwasserpolyp namens Hydra unterliegt keinerlei Alterungsprozessen

Jedes Lebewesen hat eine bestimmte Lebensspanne. Am ähnlichsten verläuft der Alterungsprozess bei unseren nächsten Verwandten, den Schimpansen.

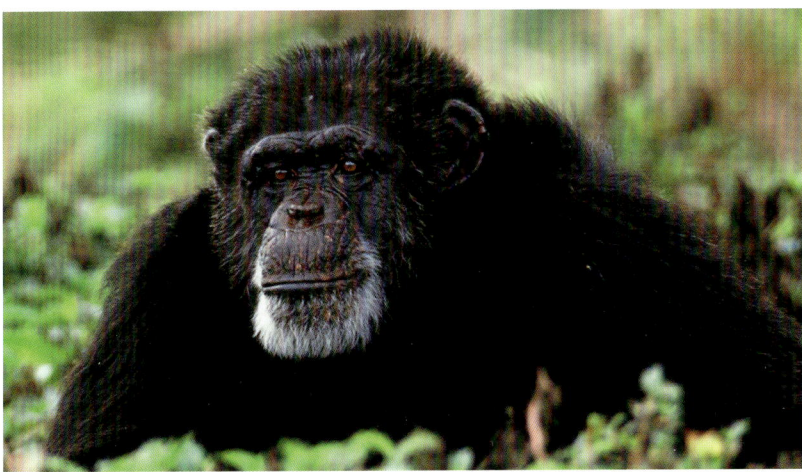

und gilt deshalb als unsterblich. Die biologische Erklärung für diese unglaubliche Tatsache: Diese Tierchen vermehren sich ausschließlich durch Knospung. Dies ist eine Form der ungeschlechtlichen Vermehrung. Diese funktioniert jedoch nur, wenn jeder einzelne Polyp Stammzellen besitzt, die sich eigenständig teilen können. Gingen diese Stammzellen verloren, so könnten die Tiere sich auch nicht mehr vermehren, wären also nicht mehr unsterblich. Verständlich, dass dieses Phänomen die Altersforschung fasziniert.

Beim Menschen verhält es sich leider anders: Seine Stammzellen verlieren im Lauf der Jahre die Fähigkeit, sich unvermindert zu erneuern. Dies bedeutet, dass das Gewebe altert und sich nur noch eingeschränkt regenerieren kann. Die Muskeln bauen sich ab, auch der wichtigste Muskel des Organismus: der Herzmuskel. Damit schwindet die Leistungsfähigkeit. Der Mensch empfindet sich zunehmend als kraftloser – er altert.

Um den Alterungsprozess aufzuhalten, müsste man verhindern, dass beim Menschen mit zunehmendem Alter die Stammzellen ihre Fähigkeit verlieren, völlig intakte neue Zellen zu bilden. Es stellt sich die Frage, warum das Gewebe der Hydra im Gegensatz dazu in der Lage ist, seine Stammzellen grenzenlos unverändert zu erhalten.

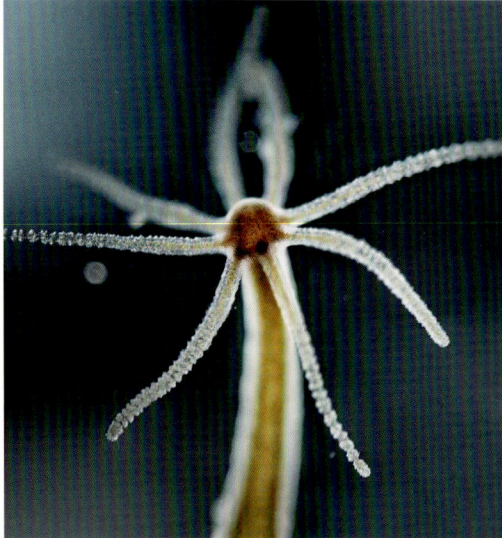

Süßwasserpolypen (Hydra) faszinieren die Wissenschaft. Sie gelten als potenziell unsterblich, da sie sich durch Zellteilung immer wieder komplett selbst erneuern.

„Auf der Suche nach dem Gen, das für die Unsterblichkeit der Hydra verantwortlich ist, sind wir unerwartet ausgerechnet auf das sogenannte FoxO-Gen gestoßen", so Anna-Marei Böhm, Autorin einer aktuellen Studie zur Langlebigkeit der Hydra. Um dieses Gen zu finden, hatten die Forscher zunächst Stammzellen isoliert und sämtliche Stammzellgene untersucht. Das sogenannte FoxO-Gen kennt man bereits seit längerer Zeit; es ist in allen Tieren und auch im Menschen nachweisbar. Allerdings wusste man bislang noch nicht, weshalb die Stammzellen des Menschen mit zunehmendem Alter ihre Aktivität verlieren und ob das FoxO-Gen dabei eine Rolle spielt.

Die Forscher untersuchten nun genetisch veränderte Polypen, also Hydren mit normal aktivem, mit ausgeschaltetem und mit verstärktem FoxO-Gen. Dabei zeigte sich, dass die Polypen ohne FoxO-Gen weniger Stammzellen besitzen und langsamer wachsen. In den Tieren mit inaktivem FoxO-Gen veränderte sich gleichzeitig auch das Immunsystem. „Ähnlich drastische Veränderungen des Immunsystems wie bei den genetisch veränderten Hydren kennen wir auch von Menschen im Alter", so der Molekularbiologe Prof. Philip Rosenstiel.

Ganz offensichtlich kann ein aktives FoxO-Gen den Alterungsprozess auch beim Menschen beeinflussen. Bei über 100-jährigen Menschen ließ sich dieses Gen ebenfalls nachweisen. So vermutet man, dass dies ein entscheidender Faktor der Langlebigkeit auch beim Menschen ist. Die Wissenschaftler wollen nun herausfinden, wie sich das Langlebigkeitsgen beim Menschen aktivieren lässt. Dies ist schwierig, denn Genexperimente beim Menschen sind verboten. Doch klar ist, dass das FoxO-Gen eine entscheidende Rolle beim Erhalt von Stammzellen spielt und die individuelle Lebensspanne des menschlichen Organismus bestimmt. Könnte man dieses Gen manipulieren, so erscheint es denkbar, Stammzellen zu schaffen, die wie bei der Hydra ewig aktiv bleiben.

Weshalb werden Menschen heutzutage immer älter?

Es ist kein Geheimnis, dass die durchschnittliche Lebenserwartung in Westeuropa stetig steigt. Wer nach den Gründen fragt, tut dies in der Hoffnung, dass sich mit einer Erklärung dieses Phänomens Strategien finden lassen, durch die man das Leben noch weiter verlängern kann.

Die Diskussion, dass alte Menschen in unserer Gesellschaft überhandnehmen, gehört mittlerweile schon zur Tagesordnung. Damit verbunden ist oft die Sorge, ob eine solche „Seniorengesellschaft" langfristig überleben kann. Als größtes Dilemma erweist sich dabei die rückläufige Geburtenrate. Dieser Gesichtspunkt steht aber in keinem direkten Zusammenhang mit der Tatsache, dass wir heutzutage immer älter werden.

Vielleicht liegt die Ursache in der Medizin, die uns fast täglich mit neuen faszinierenden Behandlungsmethoden überrascht? Ja und nein. In der Tat bietet die Medizin heute eine Unmenge an Medikamenten und Behandlungsmethoden an, um altersbedingte zelluläre und daraus resultierende Veränderungen, die zu Krankheiten führen, in den Griff zu bekommen. Teilweise bieten diese medizinischen Hilfen neue Lebensqualität, wenn beispielsweise verschlissene Gelenke durch Endoprothesen ersetzt werden. Das Operationsrisiko im höheren und hohen Alter ist durch schonende Narkose- und Nachsorgemethoden enorm vermindert. Zudem sind heute auch lebensverlängernde Eingriffe bei sehr alten Menschen möglich. Beschädigte Herzklappen können inzwischen (statt in einer großen Operation) ohne Eröffnung des Brustkorbs „minimalinvasiv" mithilfe eines Katheters über das Arteriensystem ersetzt werden. Solche Eingriffe nimmt man heute vor allem bei Patienten ab dem 80. Lebensjahr vor. Während eine offene Operation ein hohes Risiko besitzt, hat dieser schonende Eingriff allgemein eine gute Prognose.

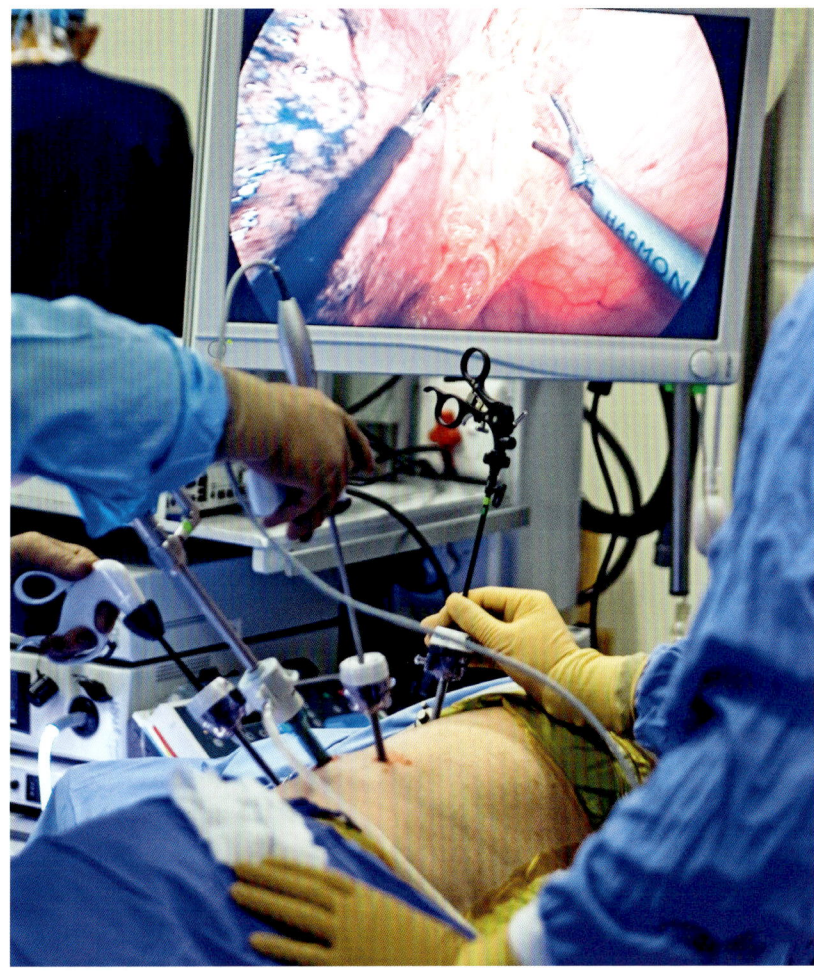

Ein Herzinfarkt führt heute auch in hohem Alter nur noch selten zum Tod. Einerseits ist das Rettungswesen bei uns derart perfektioniert, dass der Kranke in der Regel rasch in einem Herzkatheterlabor behandelt wird. Zudem sind die Methoden, das verstopfte Blutgefäß am Herzmuskel rasch und nachhaltig wieder durchgängig zu machen, immer besser geworden.

Durch moderne Operationstechniken sind schonende Eingriffe heute auch bei sehr alten Menschen möglich.

Auch schwerwiegende Lungenerkrankungen, wie die chronisch obstruktive Bronchitis, lassen sich mit modernen Medikamenten heutzutage gut beherrschen.

Die wahren Gründe für unsere Langlebigkeit

Hygiene hat einen großen Anteil daran, dass wir heute ein hohes Alter genießen können. Schwere Infektionserkrankungen, wie beispielsweise Tuberkulose, sind heutzutage weitgehend gebannt. Und wenn Epidemien hin und wieder in einzelnen Regionen Westeuropas aufflackern, können sie rasch und wirkungsvoll bekämpft werden.

Eine weitere Ursache für das Wohlergehen der Menschen liegt in der Menge und Qualität unserer Nahrung. Hunger ist in unseren Regionen heute nahezu unbekannt. Die Bundesbürger essen eher zu viel, zu fett und zu süß. Bedroht ist unsere Gesundheit daher zunehmend durch Übergewicht, das für die Medizin zu einer echten Herausforderung geworden ist.

Die Universität Osnabrück führte 2008 eine Befragung der Altersgruppen zwischen 50 und 70 Jahren für die Studie 50+ durch. Die wichtigsten Resultate zeigen, dass ältere Menschen heute sehr bewusst leben. Einerseits wird in den Medien viel über eine ungesunde Lebensweise geklagt, andererseits war das Gesundheitsbewusst-

sein zumindest bei den Älteren noch nie so groß wie heute. Der Studie nach gaben 64 % der Befragten an, Nichtraucher zu sein. Nikotin spielt als Risikofaktor im höheren Alter also eine geringere Rolle.

Alkohol wird nach wie vor getrunken, doch nur 37 % nehmen regelmäßig alkoholische Getränke zu sich. Obst, Gemüse und Salat verzehren täglich 92 %, 86 % essen täglich mindestens einen Apfel. Und nur 4 % konsumieren überwiegend Fastfood.

Besseres Einkommen und Bildung bedeuten längeres Leben

Schon seit Längerem kennt man den Zusammenhang zwischen Einkommen und Lebenserwartung. Wer über mehr Geld verfügt, muss sich nicht von Billigprodukten ernähren. Er kann zudem möglicherweise teure medizinische Leistungen bezahlen, die die Krankenkassen nicht ohne Weiteres übernehmen. Die Intellektuellen und die Leistungsträger unserer Gesellschaft sehnen sich nach Vitalität und verhalten sich auch dementsprechend.

Eine bessere Schulbildung erhöht offenbar die Chance auf ein längeres Leben. Weniger Gebildete haben eine kürzere Lebenserwartung. Die amerikanische „National Longitudinal Mortality-Studie", die vom U.S. Census Bureau und dem amerikanischen Gesundheitsministerium in Auftrag gegeben wurde, zeigte, dass die Lebenserwartung vor allem für Menschen stieg, die eine mehr als zwölfjährige Ausbildung hinter sich hatten. So kletterte die Lebenserwartung für Hochgebildete in den 80er-Jahren um 1,5 Jahre und in den 90ern um weitere 1,6 Jahre in die Höhe. Es wurde berechnet, dass ein hochgebildeter Mensch, der im Jahr 2000 25 Jahre alt war, eine durchschnittliche Lebenserwartung von 82 Jahren hat. Weniger Gebildete dagegen würden im Schnitt nur 75 Jahre alt. Ein Erklärung für diese Schere bei der Lebenszeit liefert das Rauchen und die damit verbundenen gesundheitlichen Risiken. Tatsächlich ist der Anteil der Raucher unter den Menschen mit guter Bildung stärker gesunken als unter weniger Gebildeten.

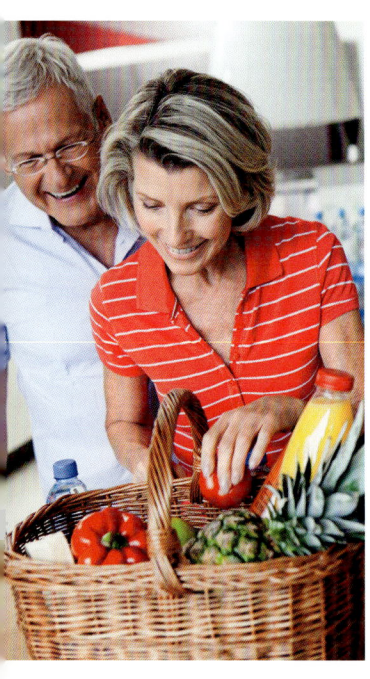

Gesunde und ausreichende Ernährung ist einer der wichtigen Faktoren, die uns vor Krankheiten schützen.

Doppeltes Risiko: Funktionsverlust und Gebrechlichkeit

Viele Menschen empfinden, dass ihr Körper sie im Alter in mancherlei Hinsicht im Stich zu lassen beginnt. Diese langsame Abnahme der Funktionsfähigkeit kann zu gefährlichen Situatonen führen, wenn man nicht rechtzeitig etwas dagegen unternimmt.

Ist das Alter ein unausweichliches Schicksal und das Leben eine Art schiefer Ebene, auf der wir unaufhörlich nach unten gleiten? Zellen und Gewebe verändern sich im Alter, Zellfunktionen sind gestört, Organe verschleißen sich. Der Alterungsprozess ist unabwendbar. Doch wir können ihn verlangsamen.

Schleichender Funktionsverlust auf verschiedenen Ebenen

Von dem zunehmenden Funktionsverlust im Alter sind nicht nur unsere Organe, sondern auch der Bewegungsapparat (Knochen, Muskeln, Gelenke) und die Sinnesorgane betroffen. Wir sehen und hören nicht mehr so gut, die Muskelkraft lässt nach, die Gelenke schmerzen und nutzen sich ab, und unsere Knochen sind von Osteoporose bedroht. Bei vielen Senioren sind auch Lungen und Herz-Kreislauf-System weniger leistungsfähig als in jungen Jahren, sodass sie bei körperlicher Anstrengung schneller außer Atem kommen und ermüden. Nachlassendes Gedächtnis und abnehmendes Konzentrationsvermögen sind weitere typische Erscheinungen eines fortgeschrittenen Lebensalters.

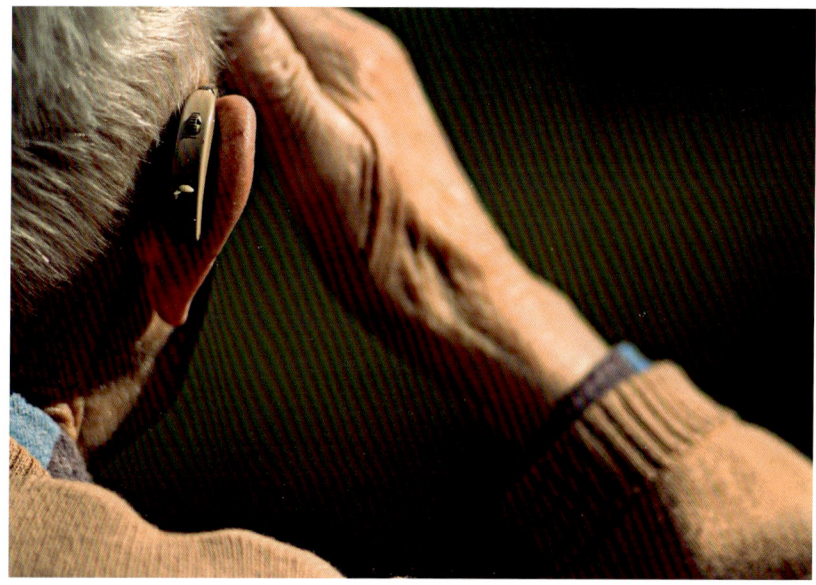

Nachlassende Körperfunktionen können heutzutage oft durch technische Hilfsmittel verbessert werden.

 Testen Sie sich: Wie gut ist Ihr Gleichgewichtssinn?

→ Versuchen Sie, zehn Sekunden lang im „Tandemstand" zu stehen (die Füße stehen in einer Linie hintereinander, die Ferse des vorderen berührt die Spitze des hinteren Fußes). Schaffen Sie das, ohne das Gleichgewicht zu verlieren?

→ Setzen Sie sich auf einen Stuhl der üblichen Höhe (ca. 45 cm), und versuchen Sie, mit über der Brust verschränkten Armen so schnell wie möglich fünfmal hintereinander aufzustehen und sich sofort wieder hinzusetzen. Gelingt Ihnen das, ohne die Arme zu Hilfe nehmen zu müssen? Sie sollten in der Lage sein, innerhalb von höchstens elf Sekunden fünfmal auf diese Weise aufzustehen.

Falls Sie beide Fragen mit Nein beantwortet haben, ist Ihr Sturzrisiko erhöht. Tun Sie etwas dagegen!

Auf Nummer sicher gehen: Hüftprotektor und Falldetektor

Falls Sie schon einmal gestürzt sind oder sich unsicher fühlen, sollten Sie lieber einen Hüftprotektor tragen. Das ist eine in eine Spezialhose eingelassene, anatomisch geformte Plastikschale, die den Knochen beim Sturz auf die Hüfte vor Brüchen schützt. Mittlerweile ist erwiesen, dass sich durch das Tragen eines Hüftprotektors bis zu 90 % aller Hüftfrakturen vermeiden lassen – und das selbst bei Menschen, die an Osteoporose leiden! Leider werden die Kosten dafür derzeit noch nicht von allen Krankenkassen erstattet.

Im Falle eines Sturzes können Hausnotrufgerät und Falldetektor dafür sorgen, dass Sie rasch Hilfe erhalten. Hausnotrufgeräte bestehen aus einem Druckschalter, den der Benutzer zu Hause stets bei sich tragen sollte (z. B. mit einer Schnur um den Hals oder als Armband): Nach dem Druck auf den roten Knopf wird automatisch die Notrufzentrale alarmiert. Der Falldetektor wird am Gürtel getragen, erkennt Positionsänderungen mit anschließendem Aufprall oder Stoß und meldet den Sturz dann über ein Rufsystem entweder an eine Zentrale oder einen bestimmten Hilfsdienst.

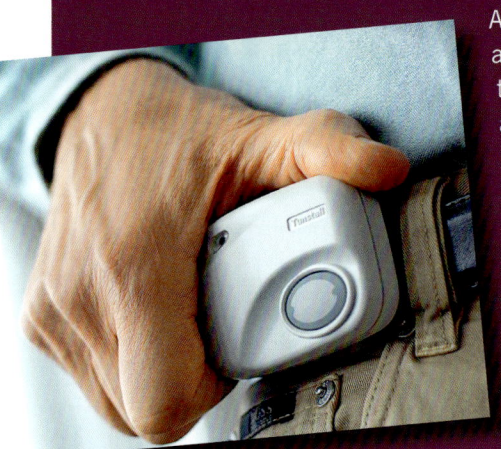

All diese Faktoren führen schließlich zu einer zunehmenden Einschränkung der Aktivitäten: Viele ältere Menschen können ihren Alltag nicht mehr so gut bewältigen wie früher; Einkaufen, Treppensteigen und Hausarbeit machen beispielsweise zunehmend mehr Mühe. Viele Senioren sind zudem auf spezielle Hilfsmittel wie Brille, Hörgerät, Gehstock oder Rollator angewiesen.

Definition der Gebrechlichkeit

Kommen mehrere solcher Funktionseinschränkungen zusammen, spricht man von Gebrechlichkeit. Gebrechlichkeit ist keine Krankheit, sondern ein mit dem natürlichen Alterungsprozess verbundenes Zusammentreffen verschiedener Funktionsstörungen. Laut Definition liegt Gebrechlichkeit dann vor, wenn ein

Mensch in fortgeschrittenem Lebensalter mindestens drei der folgenden Faktoren aufweist:

→ Muskelschwäche,
→ geistige, emotionale oder körperliche Erschöpfung,
→ schlechte Beweglichkeit, Gang- und Standunsicherheit,
→ verminderte körperliche Aktivität im Alltag,
→ ungewollter Gewichtsverlust (über 10 % innerhalb eines Jahres).

Risikofaktoren erkennen

Gebrechlichkeit stellt immer ein erhöhtes Risiko dar, im Alltag zu verunglücken. Insbesondere die Sturzgefahr nimmt zu. In Deutschland stürzen jedes Jahr vier bis fünf Millionen alte Menschen, was oft zu erheblichen Verletzungen wie Hüftfrakturen führt.

Bei einem Sturz kommen fast immer mehrere Faktoren zusammen: So erwacht man vielleicht mitten in der Nacht, weil man zur Toilette gehen muss, und fühlt sich noch etwas benommen, weil man am Vorabend ein Schlafmittel eingenommen hat. Der Flur ist schlecht ausgeleuchtet, und man stolpert über das Kabel des Staubsaugers, der immer noch an der Wand lehnt, weil man gestern keine Lust mehr hatte, ihn wegzuräumen. Aufgrund einer Bewegungsbehinderung (etwa einer Arthrose in Knien oder Hüften) kann man das Stolpern nicht mehr rechtzeitig auffangen und stürzt.

Im Alter nehmen Muskelkraft und Beweglichkeit ab, und es fällt schwerer, im Gleichgewicht zu bleiben. Solchen Beeinträchtigungen kann man gar nicht früh genug vorbeugen: Durch ein gezieltes Balance- und Krafttraining lassen sich die Beweglichkeit und Gangsicherheit verbessern. Viele Kliniken und Volkshochschulen bieten auch gezielte Sturzpräventionskurse an. Erkundigen Sie sich bei Ihrem Arzt oder Ihrer Krankenkasse nach entsprechenden Angeboten! Sehr empfehlenswert ist außerdem die Teilnahme an Tai-Chi-Kursen, da Tai-Chi die Balance verbessert.

Auch das Sehvermögen lässt im Alter nach: Die Fähigkeit des Nahsehens ist vermindert, man wird zunehmend blendempfindlich, und das Auge kann sich nicht mehr so rasch auf Hell-Dunkel-Unterschiede einstellen. So können schlecht beleuchtete Räume oder blendende Lichtquellen zu Stürzen führen.

Bestimmte Medikamente erhöhen ebenfalls die Sturzgefahr, da sie Schwindelgefühl oder Benommenheit hervorrufen: Dazu gehören z. B. bestimmte Schlafmittel, blutdrucksenkende Medikamente, Neuroleptika (Arzneimittel zur Behandlung psychischer Erkrankungen) und trizyklische Antidepressiva (Medikamente gegen Depressionen).

Vorsorge treffen

Gegen diese Risikofaktoren können Sie eine Menge tun, indem Sie z. B. einen Termin für eine Kontrolluntersuchung beim Augenarzt vereinbaren, falls Sie den Eindruck haben, eine stärkere Brille zu benötigen; und wenn Sie meinen, dass ein Medikament, das Sie einnehmen, Sie in Ihrem Reaktionsvermögen beeinträchtigt oder schwindelig macht, sprechen Sie mit

So wars bei mir

„In diesem Jahr bin ich schon dreimal gestürzt – und das, obwohl ich früher so gelenkig gewesen bin. Allerdings hatte ich da auch mehr Sport getrieben. Auf Anraten meines Arztes meldete ich mich zu einem Sturzpräventionskurs meiner Krankenkasse an, wo ich Gleichgewichtsübungen erlernte und viele gute Tipps zur Vorbeugung von Stürzen bekam."

Fritz L.

Ihrem Arzt darüber. Und vergessen Sie nicht: Viele Medikamente – beispielsweise Schlafmittel – können zu Benommenheit, Schwindelgefühl oder einer gefährlichen Beeinträchtigung des Reaktionsvermögens führen, insbesondere wenn man sie mit Alkohol kombiniert! Lesen Sie daher den Beipackzettel stets genau, und beachten Sie die entsprechenden Hinweise.

Grundsätzlich sollten Sie sich im Alltag selbst gut beobachten, damit Sie erkennen, wozu Ihre Kräfte noch reichen und bei welchen Tätigkeiten Sie zukünftig vielleicht Hilfe in Anspruch nehmen möchten.

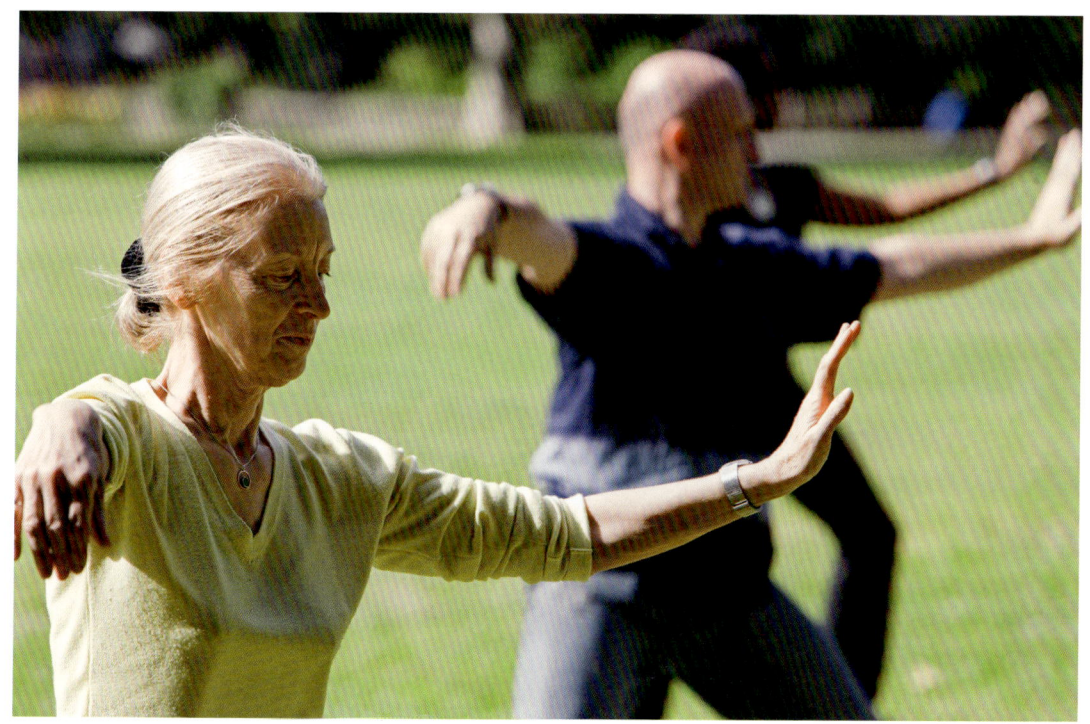

Bewegung und Fitness sind besonders im Alter wichtige Faktoren, um die Beweglichkeit und Gangsicherheit zu verbessern.

Warum werden Frauen im Durchschnitt älter als Männer?

Frauen haben eine deutlich höhere Lebenserwartung als Männer. Dies ist jedoch kein unabwendbares, genetisch bedingtes Schicksal, sondern in erster Linie darauf zurückzuführen, dass Frauen gesundheitsbewusster leben und bei Problemen eher zum Arzt gehen.

Dass Frauen in der Regel eine höhere Lebenserwartung besitzen als Männer, hängt in erster Linie mit der unterschiedlichen Lebensweise der Geschlechter zusammen.

In den meisten Industrieländern leben Frauen vier bis acht Jahre länger als Männer. In Westdeutschland beträgt dieser Vorsprung in der Lebenserwartung zurzeit fünf, in Ostdeutschland sechs Jahre.

Zum Teil ist dies wohl genetisch bedingt: Vermutlich spielt das X-Chromosom dabei eine Rolle. Frauen haben in ihrem Erbgut zwei X-Chromosomen, Männer hingegen ein X- und ein Y-Chromosom. Falls ein X-Chromosom beschädigt wird, haben Frau-

en also noch einen Ersatz parat, Männer dagegen nicht. Dies könnte Frauen vor bestimmten Krankheiten schützen und ihnen zu einer höheren Lebenserwartung verhelfen. Eindeutige wissenschaftliche Beweise hierfür gibt es allerdings noch nicht.

Ein viel ausschlaggebenderer Grund für die Langlebigkeit von Frauen ist die unterschiedliche Lebensweise der beiden Geschlechter. Männer sind weniger gesundheitsbewusst: Sie trinken mehr Alkohol, rauchen mehr (wobei die Frauen beim Nikotinkonsum – und daher auch in der Lungenkrebshäufigkeit – in den letzten Jahrzehnten leider kräftig aufgeholt haben) und suchen bei Krankheitssymptomen seltener einen Arzt auf. Und dieses ungesunde Verhalten schlägt deutlich zu Buche: Eine im Jahr 2011 veröffentlichte Studie, die Daten aus 30 europäischen Ländern untersuchte, hat ergeben, dass die unterschiedliche Lebenserwartung der beiden Geschlechter immerhin zu 40 bis 60 % auf das Rauchen und zu 10 bis 30 % auf den vermehrten Alkoholkonsum bei Männern zurückzuführen sind.

Außerdem sind Männer generell risikofreudiger als Frauen. Das zeigt sich in fast allen Lebensbereichen: beim Sport, in der Freizeitgestaltung, aber auch im Arbeitsleben. Männer üben häufiger Berufe aus, die körperlich anstrengend sind und mit Gefahren, Gesundheitsschäden oder einer hohen Stressbelastung einhergehen. Sie ernähren sich ungesünder und sind häufiger in Verkehrsunfälle verwickelt, achten weniger auf ihre Gesundheit und gehen seltener zu Vorsorgeuntersuchungen.

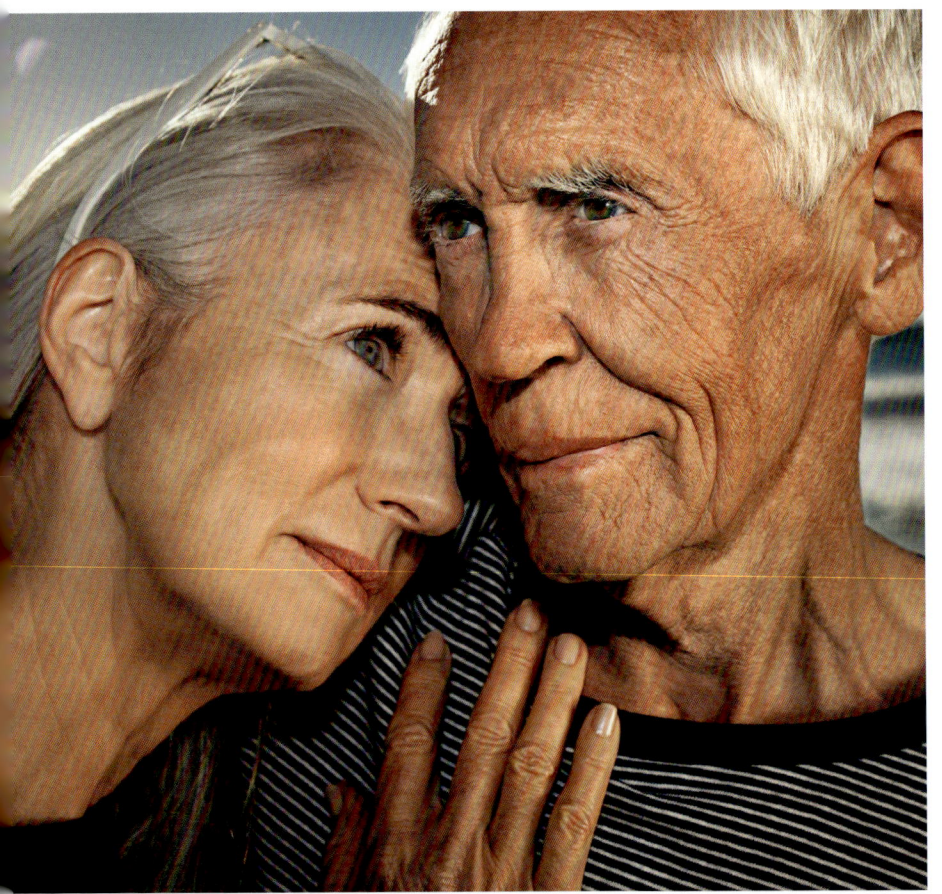

Die Klosterstudie bringt es an den Tag

Den Beweis dafür, dass die längere Lebenserwartung von Frauen tatsächlich in erster Linie auf eine gesündere Lebensweise zurückzuführen ist, verdanken wir dem Rostocker Demografen Marc Anton Luy. In seiner Deutsch-Österreichischen Klosterstudie forschte er nach dem Erfolgsgeheimnis der Langlebigen und verglich die Lebensdaten von über 10 000 Mönchen und Nonnen. Tatsächlich hatten die Mönche in der Studie im Durchschnitt eine rund viereinhalb Jahre höhere Lebenserwartung als die männliche Allgemeinbevölkerung und lebten nur ein Jahr kürzer als ihre Ordensschwestern. Diese Tatsache beweist, dass genetische und biologische Faktoren nur einen geringen Anteil am Unterschied in der Lebenserwartung von Männern und Frauen haben und dass die Lebensführung eine viel wichtigere Rolle spielt. Auf die Frage nach dem Geheimnis ihres längeren Lebens nannten die Mönche zwei Gründe: ihren geregelten Tagesablauf mit geringer Stressbelastung und dass sie nicht in den Ruhestand gehen müssen. Das Fehlen einer als ausfüllend empfundenen Tätigkeit kann genauso gesundheitsschädlich sein wie übermäßiger Stress.

Diese vermehrte Risikobereitschaft des männlichen Geschlechts zeigt sich bereits in der Jugend und kann sogar zu selbstzerstörerischem Verhalten führen: Junge Männer rauchen und trinken durchschnittlich mehr, setzen sich unter Alkoholeinfluss öfter ans Steuer und kommen häufiger bei Unfällen ums Leben. Nach Ansicht von Evolutionspsychologen war dieses ausgeprägte Risiko- und Wettkampfverhalten zur Zeit unserer Urahnen, als das Leben noch ein ständiger physischer Kampf war, ein Überlebensvorteil für die Männer; deshalb haben diese Gene sich bei ihnen durchgesetzt und sind auch heute noch spürbar. Frauen hingegen verwendeten ihre Energie überwiegend für die Pflege und Erziehung ihrer Kinder, wodurch sich bei ihnen vermutlich generell bis heute ein weitaus vorsichtigeres, gesundheitsbewussteres Verhalten herausgebildet hat.

Einfluss der Hormone

Teilweise sind die Unterschiede in Gesundheitsbewusstsein und Lebensweise von Männern und Frauen aber auch hormonell bedingt. Das männliche Geschlechtshormon Testosteron bewirkt nämlich nicht nur ein aggressiveres Verhalten und höhere Risikobereitschaft, sondern begünstigt außerdem die Entstehung von Arteriosklerose und Thrombosen. Das weibliche Sexualhormon Östrogen hingegen wirkt sich durchaus positiv auf die Gesundheit aus: Es sorgt für gute Cholesterinwerte und schützt somit vor Herz-Kreislauf-Erkrankungen. Nach den Wechseljahren nähert sich das Herz-Kreislauf-Risiko von Frauen allerdings dem der Männer an.

Männer könnten ihre Lebenserwartung durch ein verändertes Verhalten ohne großen Aufwand verlängern, indem sie sich um eine gesundheitsbewusstere Lebensweise bemühen, mehr auf ihren Körper achten, bei Beschwerden rechtzeitig zum Arzt gehen und die empfohlenen Vorsorgeuntersuchungen wahrnehmen. Oder indem sie eine passende Frau finden: Verheiratete Männer leben im Durchschnitt länger als unverheiratete – vermutlich, weil sie sich durch ihre Partnerinnen einen gesünderen Lebensstil angewöhnen.

Im Alter verändert sich das Immunsystem

Mit zunehmendem Alter funktioniert die körpereigene Abwehr nicht mehr so gut wie früher. Umso wichtiger ist es dann, auf eine gesunde, vitaminreiche Ernährung zu achten, um sich vor Infektionen und anderen Krankheiten zu schützen.

Im höheren Alter wird das Knochenmark, das für die Produktion roter und weißer Blutkörperchen zuständig ist, in zunehmendem Maß durch Fettgewebe ersetzt. Dies beeinträchtigt das Immunsystem, denn die weißen Blutkörperchen (Leukozyten) sind an der Abwehr von körperfremden Stoffen und Krankheitserregern maßgeblich beteiligt.

Hinzu kommt, dass auch der Thymus sich mit zunehmendem Alter immer mehr zurückbildet. Dieses Organ, das hinter dem Brustbein oberhalb des Herzens liegt, spielt für unser Immunsystem ebenfalls eine wichtige Rolle: Es produziert Hormone, die die Reifung der Immunzellen in den Lymphknoten steuern. Die Menge dieser Thymushormone nimmt bereits nach der Pubertät ab und ist um das 50. Lebensjahr nur noch verschwindend gering.

Neuere Untersuchungen zeigen, dass im Alter auch die Kommunikation des Immunsystems nicht mehr so gut funktioniert: Bestimmte Fresszellen (Granulozyten) reagieren jetzt nicht mehr so schnell auf Nachrichten, die ihnen die körpereigenen Botenstoffe übermitteln. Granulozyten sind vor allem für die Abwehr von Infektionen zuständig, die durch Bakterien, Viren, Pilze oder Parasiten verursacht werden. Dadurch, dass sie im Alter länger inaktiv bleiben,

Je älter wir werden, umso mehr steigt das Risiko, an einer Infektion zu erkranken, da sich die natürliche Immunabwehr des Körpers abschwächt.

ehe sie sich auf diese unwillkommenen Eindringlinge stürzen, können Infektionen sich leichter ausbreiten.

Auch typische Alterskrankheiten können das Immunsystem schwächen. So wird Typ-II-Diabetes beispielsweise mit zunehmendem Alter immer häufiger. Diese Stoffwechselerkrankung macht uns anfälliger für Pilz- und Harnwegsinfektionen und Wundheilungsstörungen.

Aus all diesen Gründen nimmt die Häufigkeit von Infektionen bei älteren Menschen zu: Sie werden anfälliger für Infekte, Grippe, Lungenentzündungen und Krankenhausinfektionen. Gürtelrose tritt im höheren Lebensalter ebenfalls häufiger auf. An dieser sehr schmerzhaften Infektion können alle Menschen erkranken, die früher einmal Windpocken hatten. Nach Abheilung dieser an sich harmlosen Kinderkrankheit verbleiben die Windpocken-Viren nämlich lebenslang im Körper und können bei geschwächter Immunabwehr wieder aktiv werden. Dann verursachen sie aber keine Windpocken mehr, sondern Gürtelrose.

Typische Symptome sind heftige, brennende Schmerzen, meist in einem gürtelförmigen Hautareal im Bereich des Brustkorbs, manchmal auch an Bauch, Rücken, Armen oder Beinen. Oft erst ein paar Tage später bilden sich an dieser Stelle kleine Bläschen auf gerötetem Grund, die dann eintrocknen oder platzen. Diese Erkrankung kann zu gefährlichen Komplikationen führen, wenn sie auf Augen oder Ohren übergreift. Deshalb sollte man bei den oben beschriebenen Symptomen auf jeden

Fall einen Arzt aufsuchen. Bei Hautausschlägen im Gesicht ist dringend ärztliche Hilfe notwendig.

Impfungen schützen vor gefährlichen Infektionen

Wegen ihres weniger leistungsstarken Immunsystems werden für Senioren bestimmte Impfungen gegen potenziell gefährliche Infektionserkrankungen empfohlen. Ältere Menschen über 60 Jahre sollten sich alljährlich gegen Grippe impfen lassen. Bei bestimmten schweren oder chronischen Krankheiten (z.B. chronisch obstruktiver Bronchitis [COPD], Herz-Kreislauf-Erkrankungen, Diabetes, Leber- und Nierenkrankheiten) ist eine solche Impfung auch in jüngeren Jahren anzuraten. Ferner sollten alle über 60-Jährigen (insbesondere Menschen mit chronischen Erkrankungen) sich gegen Pneumokokken impfen lassen. Diese Impfung schützt vor einer bakteriellen Lungenentzündung, die bei Senioren und Menschen mit Vorerkrankungen gefährlich werden kann. In der Regel muss diese Impfung nur einmal durchgeführt werden.

So stärken Sie Ihr Immunsystem

Gerade im Alter sollte man seine körpereigene Abwehr fördern. Vor allem, wenn Sie mehrmals im Jahr Erkältungen oder grippale Infekte bekommen, die vielleicht auch nur schwer wieder abklingen, ist das ein warnendes Zeichen dafür, dass Ihr Im-

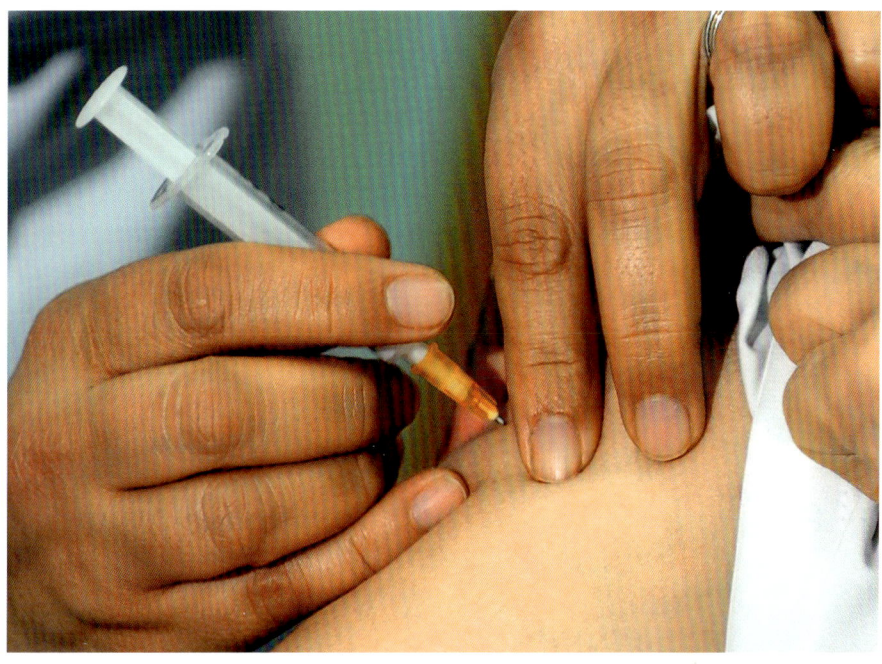

munsystem geschwächt ist. Durch eine gesunde Ernährung mit viel frischem Obst und Gemüse können Sie Ihrem Körper alle Vitamine und wertvollen Pflanzenstoffe zuführen, die für Ihre Abwehrkräfte wichtig sind. Und vor allem: Treiben Sie regelmäßig Sport, am besten an der frischen Luft! Das härtet ab und stärkt das Immunsystem. Außerdem empfiehlt es sich, einmal pro Woche in die Sauna zu gehen, und zwar regelmäßig – auch im Sommer. Auf das Rauchen sollten Sie nach Möglichkeit verzichten und Alkohol nur in Maßen genießen, denn beides schwächt die körpereigene Abwehr.

Eine Impfung empfiehlt sich besonders in fortgeschrittenem Alter, um den Körper vor gefährlichen Infektionskrankheiten zu schützen.

 ## So schützen Sie sich vor Infektionskrankheiten

→ Meiden Sie in Zeiten grassierender Infektionskrankheiten Ansammlungen vieler Menschen auf engem Raum (z.B. Gaststätten, Theater, Kino, öffentliche Verkehrsmittel).
→ Geben Sie anderen Menschen möglichst nicht die Hand.
→ Fassen Sie in der Öffentlichkeit möglichst wenige Gegenstände an, die Erkältungs- oder Grippe-Infizierte berührt haben könnten (Türklinken, Telefonhörer etc.).
→ Waschen Sie sich oft die Hände, und desinfizieren Sie sie regelmäßig.
→ Fassen Sie sich nicht mit den Händen ins Gesicht! Viren dringen nämlich auch über Schleimhäute in den Körper ein, z.B. wenn die Finger mit dem Mund in Berührung kommen oder man sich die Augen reibt.

Umweltfaktoren wirken sich auf den Alterungsprozess aus

Bis zu einem gewissen Grad ist der Alterungsprozess unvermeidbar. Es gibt jedoch auch schädliche Einflüsse, denen wir uns entziehen können. Durch eine gesunde Ernährung lässt sich viel dafür tun, die negativen Auswirkungen schädlicher Umweltfaktoren zu neutralisieren.

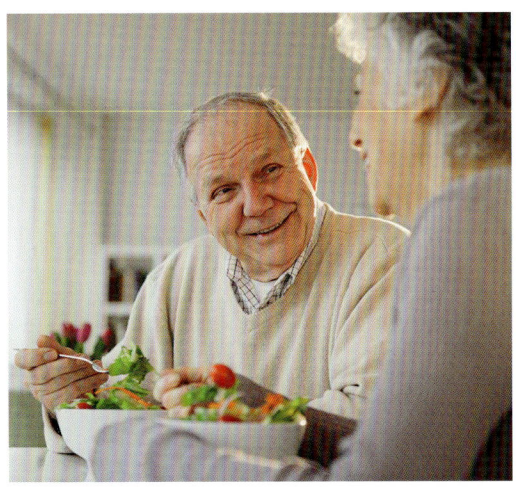

Durch eine ausgewogene und abwechslungsreiche Ernährung können Sie den Alterungsprozess positiv beeinflussen.

Es gibt unterschiedliche Theorien, die das Altern des Menschen erklären. Der gängigste Erklärungsansatz beruht auf der Tatsache, dass sich bei jeder Zellteilung Schutzkappen (Telomere) der Chromosomen verkürzen. Sobald diese Telomere eine bestimmte Kürze erreicht haben, teilt sich die Zelle nicht mehr weiter. Somit können alte Zellen letztlich nicht mehr durch neue ersetzt werden, was sich in Form verschiedener Alterserscheinungen bemerkbar macht.

Die Wirkung der freien Radikale

Eine weitere Theorie zum Alterungsprozess stellte im Jahr 1956 der Biogerontologe Denham Harman auf. Danach liegt eine weitere wichtige Ursache für den Alterungsprozess in der Wirkung der sogenannten freien Radikale. Dabei handelt es sich um sehr reaktionsfreudige, aggressive Atome oder Moleküle mit einem ungepaarten Elektron. Normalerweise sind Elektronen immer mit einem anderen Elektron verbunden. Die freien Radikale versuchen daher, das ihnen fehlende Elektron nun anderen Molekülen (z. B. Fettsäuremolekülen in der Membran einer Körperzelle) zu entreißen. Chemisch betrachtet, handelt es sich hierbei um eine Oxidation; die negativen Auswirkungen dieser Vorgänge werden auch als „oxidativer Stress" bezeichnet.

Durch diesen Vorgang entstehen immer wieder neue freie Radikale, da dem angegriffenen Molekül anschließend ebenfalls ein Elektron fehlt. So kommt es zu einer Kettenreaktion, durch die verschiedene Substanzen und Verbindungen im menschlichen Organismus (vor allem Fette und Eiweiße aus den Zellwänden, aber auch Nukleinsäuren im Zellkern, die Träger unseres Erbguts) zerstört werden. Auf diese Weise lassen uns freie Radikale altern und begünstigen die Entstehung verschiedener Erkrankungen wie z. B. Krebs und Arterio-

So wars bei mir

„Über einen längeren Zeitraum kaufte ich sogenannte Nahrungsergänzungsmittel. Ich erzählte das beiläufig meinem Hausarzt. Dieser empfahl mir daraufhin, die Pillen wegzulassen und es stattdessen einfach mal mit viel Obst und Gemüse zu versuchen. Tabletten sind mitunter schon sinnvoll, vor allem wenn wir im Labor einen Mangel an einer Substanz feststellen, sagte er. Bei mir lag jedoch kein konkreter Mangel vor. Ich esse nun täglich frisches Obst und verwende mehr Gemüse zum Kochen – und es schmeckt mir richtig gut."

Ursula S.

sklerose. Außerdem schwächen sie das Immunsystem und sind an der Hautalterung beteiligt.

Wie freie Radikale entstehen

Ein großer Teil dieser freien Radikale entsteht durch Stoffwechselprozesse in unserem Körper; außerdem nehmen wir sie über die Luft und die Nahrung auf. Dagegen kann man nichts tun. Zum Glück gibt es jedoch auch vermeidbare Faktoren, die die Entstehung freier Radikale begünstigen: beispielsweise Rauchen, Stress, Umweltverschmutzung und die UV-Strahlen der Sonne. Durch eine gesunde Lebensweise können wir den Alterungsprozess also beeinflussen und bis zu einem gewissen Grad hinauszögern.

Außerdem können wir auch durch unsere Ernährung eine ganze Menge dazu beitragen, uns vor den zerstörerischen freien Radikalen zu schützen. Viele Nahrungsmittel enthalten nämlich sogenannte Antioxidanzien: Substanzen, die sich mit freien Radikalen verbinden und diese dadurch unschädlich machen. Deshalb bezeichnet man die Antioxidanzien umgangssprachlich auch als „Radikalfänger". Dazu gehören in erster Linie die Vitamine C und E sowie die Vitamin-A-Vorstufe Betakarotin. Auch die Spurenelemente Selen und Zink besitzen eine antioxidative Wirkung, ebenso manche sekundäre Pflanzenstoffe. Mit einer gesunden, ausgewogenen Ernährung, die viel Obst und Gemüse enthält, führen wir unserem Körper normalerweise genügend Antioxidanzien zu, um die Wirkung der freien Radikale zu begrenzen.

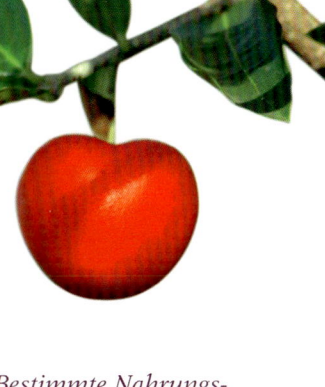

Bestimmte Nahrungsmittel enthalten Stoffe, die vor „freien Radikalen" schützen.

Diese Antioxidanzien schützen vor „freien Radikalen"

Radikalfänger	Hauptwirkung	Wo enthalten?	Besonderheiten
Vitamin C	regt die Abwehrtätigkeit der weißen Blutkörperchen an, stärkt somit das Immunsystem.	besonders in Obst und Gemüse	Bei Dauerstress oder Infektionskrankheiten hat man einen erhöhten Vitamin-C-Bedarf.
Vitamin E	beugt der Entstehung von Arteriosklerose vor	in pflanzlichen Ölen (vor allem Weizenkeimöl), Nüssen und Samen	Wer unter Fettstoffwechselstörung leidet, sollte besonders auf eine ausreichende Versorgung achten.
Zink	wichtig für die Zellerneuerung und das Immunsystem; beugt Erkältungen vor	Meeresfrüchte, Innereien, Käse, Fleisch, Hühnereier, Weizenkeime, Pinienkerne, Haferflocken und Mohnsamen	Diabetiker haben erhöhten Bedarf, da sie erniedrigte Zink-Blutwerte haben und vermehrt Zink mit dem Urin ausscheiden.
Selen	ist Bestandteil des Enzyms Glutathionperoxidase; bindet die Schwermetalle, sodass diese den Körperzellen weniger Schaden zufügen können; stärkt die Immunabwehr	Innereien, Fisch, Fleisch, Käse, Getreide, Nüssen und Samen, Hülsenfrüchte	Pflanzen aus biologischer Landwirtschaft enthalten mehr Selen, da sie nicht mit schwefelhaltigen Düngemitteln behandelt werden.

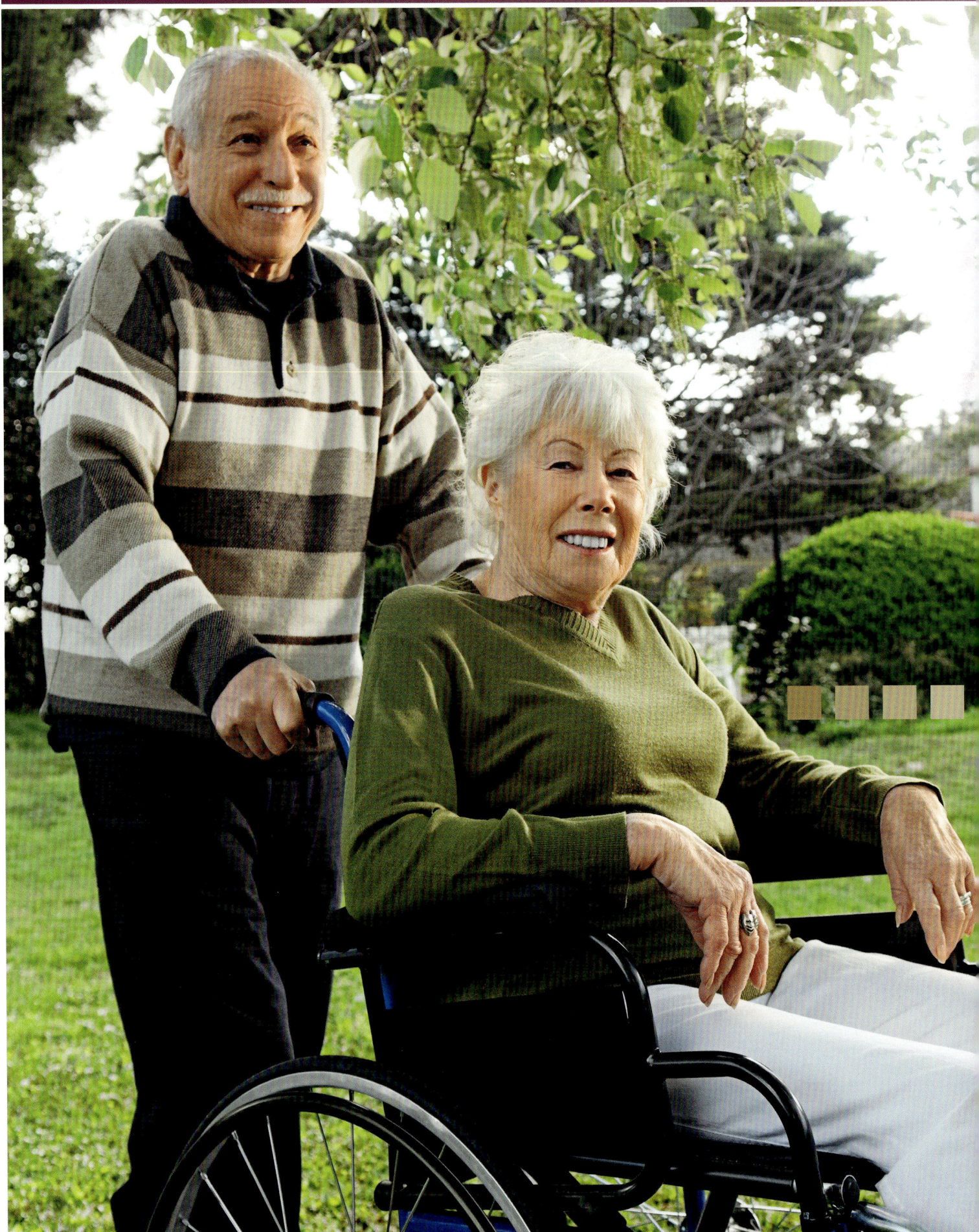

Leben mit Beschwerden

Mit zunehmendem Alter wächst die Anfälligkeit für Krankheiten. Die Ursachen sind vielfältig. Doch selbst mit chronischen Erkrankungen ist es möglich, sein Leben entsprechend einzurichten. In vielen Fällen lassen sich die Auswirkungen der Krankheiten aufhalten oder eindämmen, wenn man sich in gewissem Rahmen daran anpasst. Wer aber z. B. schon immer auf Ernährung, Gewicht und Bewegung geachtet hat und sich mit 60 aufgrund einer genetischen Veranlagung plötzlich mit der Diagnose Diabetes mellitus konfrontiert sieht, muss seinen Lebensstil unter Umständen gar nicht groß umstellen. Vielleicht reicht schon ein Medikament, das den Blutzucker wirksam senkt, um weiter sorgenfrei leben zu können.

Herz- und Kreislaufleiden vorbeugen und Symptome erkennen

Unser Herz leistet Schwerstarbeit – und das ganz ohne unser Zutun. Mit zunehmendem Alter jedoch kommt es häufiger aus dem Takt. Herz-Kreislauf-Erkrankungen wie Herzinfarkt und Schlaganfall zählen in den westlichen Industrienationen zu den häufigsten Todesursachen.

Mit jedem Schlag pumpt unser Herz von der Lunge frisch mit Sauerstoff angereichertes Blut in den Blutkreislauf, genauer: in die Arterien. Auf diese Weise gelangt das Blut selbst in die feinsten Blutgefäße, sodass alle Zellen des Körpers mit Sauerstoff und Nährstoffen versorgt werden. Die Venen schließlich transportieren das verbrauchte, mit Kohlendioxid und anderen Abbauprodukten angereicherte Blut zum Herzen zurück, das es wieder in die Lunge und anschließend erneut in den Kreislauf leitet. Auch das Herz selbst wird durch die Herzkranzgefäße, die Koronararterien, mit Blut versorgt. Ein so komplexes und kompliziertes System wie der Blutkreislauf ist natürlich störanfällig. Viele unterschiedliche Faktoren tragen dazu bei, dass Probleme auftreten können.

Gefahr für den Kreislauf

Risiken für das Herz-Kreislauf-System können aus unterschiedlichen Gründen entstehen. Dazu gehören andauernder Stress, Mangel an Bewegung, Rauchen, ungesunde Ernährung, erhöhte Blutfettwerte, Vorerkrankungen wie Diabetes mellitus, Übergewicht, aber natürlich auch eine erbliche Veranlagung und das Alter. All diese Faktoren können sich negativ auf die Blutgefäße auswirken und Probleme wie Arteriosklerose (Arterienverkalkung) und Bluthochdruck hervorrufen.

Was passiert bei der Arteriosklerose? An den Innenwänden der Arterien lagern sich sogenannte Plaques ab, die u. a. aus Fett, Kalk und Bindegewebe bestehen. Dadurch verengen und verhärten sich die Arterien. Sie verlieren an Elastizität und können sich bei stärkerem Blutfluss nicht mehr angemessen weiten. Die Folge: Der Blutdruck steigt. Dauerhafter Bluthochdruck (Hypertonie) wiederum schädigt seinerseits die Arterien und leistet der Arteriosklerose Vorschub.

Verstopft eine infolge von Arteriosklerose stark verengte Arterie – z. B. durch ein Blutgerinnsel –, werden nachfolgende Körperbereiche unter Umständen vom Blutfluss abgeschnitten. Beim Verschluss einer Koronararterie (Herzkranzarterie) kann ein Herzinfarkt die Folge sein. Das Herzgewebe, das nicht länger mit Blut versorgt wird, stirbt ab.

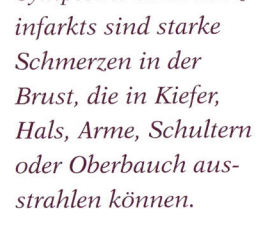

Symptome eines Herzinfarkts sind starke Schmerzen in der Brust, die in Kiefer, Hals, Arme, Schultern oder Oberbauch ausstrahlen können.

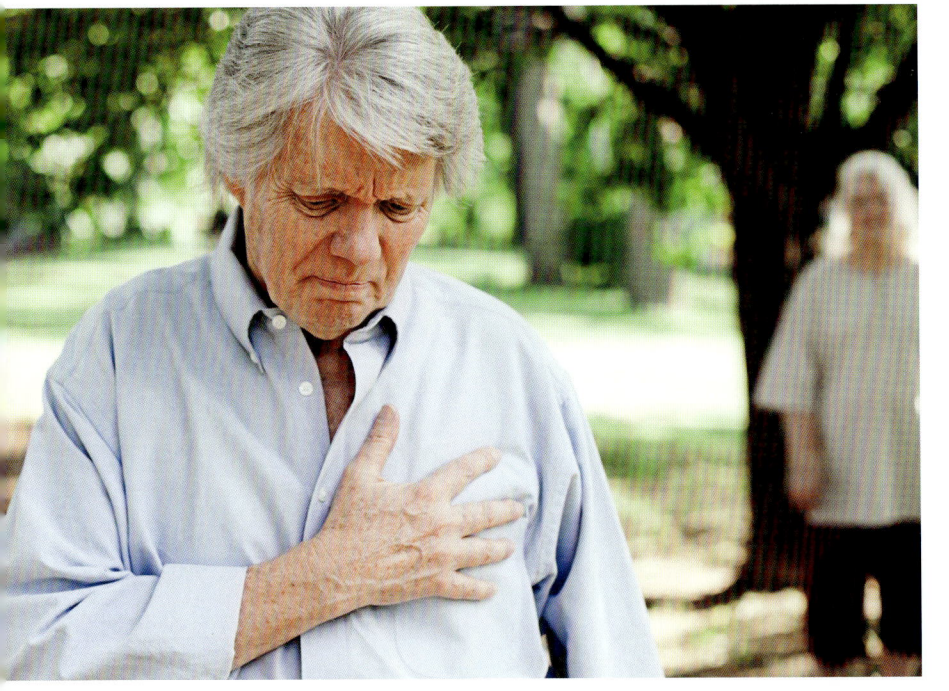

Wie man dem Fortschreiten der Arteriosklerose vorbeugt:

→ Ausreichende Bewegung: Schon tägliche Spaziergänge von wenigstens 20 Minuten sind geeignet, der Arteriosklerose entgegenzuwirken.
→ Nicht Rauchen oder damit aufhören.
→ Übergewicht vermeiden oder reduzieren.
→ Bluthochdruck behandeln lassen: Ab einem Blutdruck von 140/90 mmHG (Millimeter Quecksilbersäule) spricht man von leichtem Bluthochdruck. Ab dem Alter von 60 Jahren hat laut der Deutschen Herzstiftung jeder Zweite zu hohen Blutdruck, der oft unbemerkt bleibt.
→ Starken, vor allem jedoch länger andauernden Stress möglichst vermeiden oder individuell geeignete Methoden zum Stressabbau finden (Entspannungsübungen, Sport).
→ Auf eine gesunde Ernährung achten (u. a. wenig tierische Fette und viele Ballaststoffe verzehren, eventuell den Salzkonsum verringern).
→ Diabetes mellitus wenn nötig behandeln lassen und Lebensweise anpassen.
→ Blutfettwerte senken, wenn nötig mithilfe von Medikamenten.

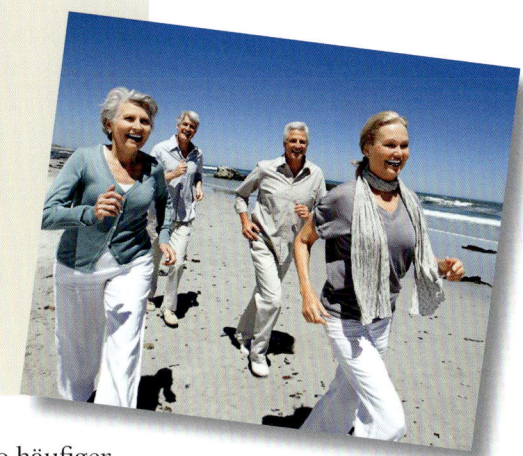

Wenn sich die Koronargefäße zusetzen

Zu den gefürchtetsten Folgen von arteriosklerotischen Veränderungen der Herzkranzgefäße gehört der Herzinfarkt. Doch oft machen sich diese Veränderungen, die besser unter der Bezeichnung koronare Herzkrankheit (KHK) bekannt sind, schon zuvor bemerkbar. Die allmähliche Verengung der Herzkranzgefäße sorgt nämlich dafür, dass Teile des Herzens nur noch mangelhaft mit Blut versorgt werden. Die Folge ist häufig eine Angina Pectoris, auf Deutsch Brustenge. Wie der Name bereits sagt, sind die Hauptsymptome der Angina Pectoris Schmerzen hinterm Brustbein und ein Engegefühl im Brustkorb. Allerdings können die Schmerzen auch in die umgebenden Körperregionen (Nacken, Unterkiefer, linker Arm) ausstrahlen. Atemnot, Herzrhythmusstörungen, Schweißausbrüche und Angst gehören ebenfalls zu den Beschwerden, die auf eine Angina Pectoris hindeuten können.

Stadien der Angina Pectoris

Sind die Koronargefäße noch halbwegs durchlässig, tritt die Angina Pectoris im Allgemeinen zunächst nur bei größeren körperlichen Anstrengungen auf. Je weiter sich die Gefäße verengen, umso häufiger kommt es bereits bei kleineren bzw. „normalen" Anstrengungen wie dem langsamen Gehen zu den typischen Symptomen.

Höchste Vorsicht ist geboten, machen sich die Beschwerden auch im Ruhezustand bemerkbar. Dann sollte man sofort den Arzt aufsuchen bzw. den Notarzt rufen. Denn es besteht akute Herzinfarktgefahr! Erkannt wird die Angina Pectoris häufig durch ein Belastungs- oder Langzeit-EKG (Elektrokardiogramm), unter Umständen ist auch eine Herzkatheteruntersuchung nötig.

Behandlung der KHK

Behandelt wird die koronare Herzkrankheit (KHK) in der Regel zunächst mit Medikamenten, die die Gerinnungsfähigkeit des Blutes herabsetzen. Sie sollen verhindern, dass sich Blutgerinnsel bilden, die die Herzkranzgefäße verschließen. Auch Medikamente, die den Sauerstoffbedarf des Herzens und/oder den Blutdruck senken, sowie Mittel, die die Blutfettwerte verringern, kommen zum Einsatz. Daneben gibt es Notfallmedikamente, die kurzfristig den Sauerstoffverbrauch des Herzens reduzieren und den Angina-Pectoris-Symptomen rasch entgegenwirken. Bei stark verengten

Symptome eines Herzinfarkts:

→ Starke, oft anhaltende Schmerzen im Brustbereich, die auch in die benachbarten Körperteile (Kiefer, Hals, Arme, Schultern, Oberbauch) ausstrahlen können.
→ Brustenge: Manche Menschen haben das Gefühl, als lege sich ein enger Ring um ihre Brust, andere verspüren Schmerzen hinter dem Brustbein, ähnlich wie beim Sodbrennen.
→ Plötzlich auftretende Angst bis hin zu Todesangst.
→ Schweißausbrüche, Atemnot, Übelkeit, Schwindel bis hin zu Bewusstlosigkeit.
→ Wichtig: Auch untypische oder weniger heftige Symptome können auf einen Herzinfarkt hindeuten. Bei Frauen äußert er sich z. B. oft mit Schmerzen im Rücken und im Oberbauch sowie mit Übelkeit und Luftnot.
→ Bei einem Herzinfarkt ist rasche Hilfe lebensrettend. Das Blutgerinnsel muss schnellstmöglich medikamentös aufgelöst werden. Besteht Verdacht auf einen Infarkt, sollten sofort Notarzt und Rettungswagen (Notrufnummer 112) gerufen werden.

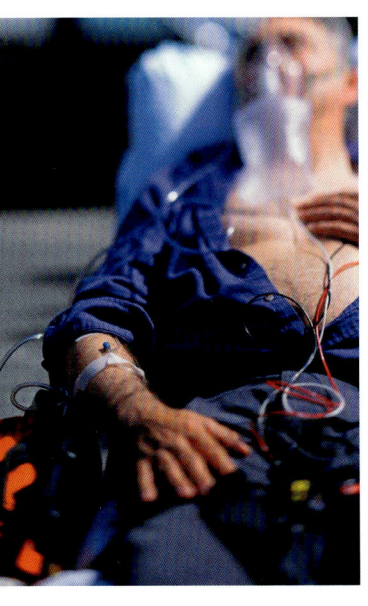

Gibt es Anzeichen für einen Herzinfarkt oder einen Schlaganfall, sollte sofort der Notarzt gerufen werden.

Herzkranzgefäßen – also einem erhöhten Herzinfarktrisiko – kann das Setzen eines Stents (eines kleinen, in die Arterie eingesetzten Gittergerüsts, das das Gefäß offen halten soll) oder eine Bypass-Operation notwendig sein. Bei der Bypass-Operation wird dem Patienten zunächst meist eine andere Vene oder Arterie entnommen und vor und nach der Engstelle ans Herzkranzgefäß angeschlossen. Nach dem Eingriff wird das Blut durch den Bypass statt durch die Engstelle geleitet.

Das schwache Herz

Eine Herzschwäche (Herzinsuffizienz) entsteht oft durch einen schleichenden Prozess. Das Herz schlägt über einen längeren Zeitraum stärker und häufiger als normal, um die angemessene Versorgung aller Körperzellen mit Blut sicherzustellen. Diese Mehrarbeit führt schließlich zu einer Verdickung und Vergrößerung des Herzmuskels. Aufgrund dieser Veränderungen kann das Herz nicht mehr richtig arbeiten.

Ist die rechte Herzhälfte, die das verbrauchte Blut in die Lunge pumpt, von den Veränderungen betroffen, kommt es in den Venen zu einem Rückstau des zum Herzen fließenden Bluts. Als Folge treten häufig Wassereinlagerungen im Gewebe (Ödeme) auf, vor allem in den Beinen.

Bei einer sogenannten Linksherzinsuffizienz ist die Pumpleistung der linken Herzhälfte unzureichend. Es gelingt dem Herz ab einem bestimmten Zeitpunkt dann nicht mehr, alles aus dem Lungenkreislauf kommende Blut in den Körperkreislauf zu pumpen. Mögliche Folgen: Atemnot zunächst bei körperlichen Anstrengungen, bei fortschreitender Herzschwäche auch im Ruhezustand, verringerte Belastbarkeit, unter Umständen auch Herzrhythmusstörungen und die Entstehung eines Lungenödems (umgangssprachlich: Wasser in der Lunge).

Ursachen der Herzschwäche

Ursachen für eine Herzschwäche gibt es viele. So kann bei Infektionskrankheiten, z. B. einer Bronchitis, der Herzmuskel geschädigt werden. Die Folge: Das Herz pumpt pro Kontraktion weniger Blut in den Kreislauf als zuvor. Den verringerten Blutausstoß versucht es deshalb, durch Mehrarbeit auszugleichen. Ein anhaltender Bluthochdruck kann das Herz ebenfalls schwächen, da es ständig gegen den hohen Druck in den Gefäßen anarbeiten muss.

Aber auch infolge von Herzrhythmusstörungen, defekter Herzklappen oder eines überstandenen Herzinfarkts kann sich eine Herzinsuffizienz entwickeln. Da es in der Regel einige Zeit dauert, bis sich die Veränderungen am Herzen bemerkbar machen, steigt mit zunehmendem Alter die Wahrscheinlichkeit für die Diagnose Herzschwäche.

Therapie der Herzinsuffizienz

Die Behandlung ist abhängig davon, wie stark die Herzinsuffizienz ausgeprägt ist. Der Arzt wird zunächst ein oder mehrere Medikamente verordnen, die das Herz stärken (z. B. nach einem Infarkt), seinen Rhythmus ins Lot bringen (bei Herzrhythmusstörungen) oder ihm seine Tätigkeit erleichtern (z. B. bei Bluthochdruck). Bei Wassereinlagerungen kommen zusätzlich entwässernde Medikamente hinzu.

Schlägt das Herz nicht mehr im normalen Rhythmus oder setzt es gar manchmal aus, muss möglicherweise auch über einen Herzschrittmacher oder einen implantierten Kardioverter-Defibrillator nachgedacht werden. Dabei handelt es sich um ein Gerät, das beim sogenannten Herzkammerflimmern (die Herzkammer kontrahiert in extrem rascher Folge, pumpt dabei jedoch kaum Blut in den Kreislauf) einen elektronischen Impuls abgibt, der das Herz wieder „in Takt" bringt. Die letzte Möglichkeit zur Behandlung einer Herzinsuffizienz besteht schließlich in einer Herztransplantation.

Ähnliches wie bei der Arteriosklerose gilt im Übrigen auch für die Behandlung der Herzinsuffizienz: An die Herzschwäche angepasste Bewegung (mit dem Arzt absprechen!), eine gesunde Ernährung sowie der Abbau von Übergewicht tragen dazu bei, dass sich der körperliche Zustand verbessert oder zumindest stabil bleibt.

Der Schlaganfall

Zu den Herz-Kreislauf-Erkrankungen zählt auch der Schlaganfall. Dabei werden Teile des Gehirns von der Blutzufuhr abgeschnitten, ausgelöst entweder – wie beim Herzinfarkt – durch die Verstopfung einer Arterie oder durch eine Gehirnblutung. Zu den Hauptursachen für einen Schlaganfall zählt unbehandelter Bluthochdruck.

Zu den Beschwerden, die auf einen Schlaganfall hindeuten können, gehören:

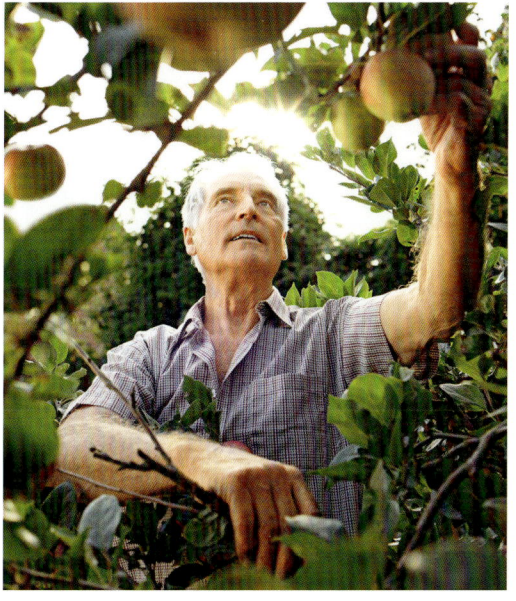

Frische Luft, gesunde Ernährung, wenig Stress und viel Bewegung – wer darauf achtet, senkt das Risiko von Herz-Kreislauf-Erkrankungen und lebt zufriedener.

Schwindelgefühle, Sehstörungen auf einem oder beiden Augen (z. B. Doppelbildsehen), plötzliche Lähmungserscheinungen, die auch vorübergehend sein können, Probleme mit der Artikulation von Sätzen und Wörtern, sehr starke Kopfschmerzen, Taubheitsgefühle, fehlende Wahrnehmung von Teilen der Umwelt oder des eigenen Körpers. Beim geringsten Verdacht müssen sofort Notarzt und Rettungswagen gerufen werden. Jede Minute zählt bei der Behandlung eines Schlaganfalls!

Einen Schlaganfall feststellen

Selbst medizinische Laien können mit drei einfachen Tests (F-A-S-T-Schnelltest genannt) recht genau feststellen, ob ihr Gegenüber einen Schlaganfall erlitten hat:

1. Bitten Sie Ihr Gegenüber zu lächeln. Bei einem Schlaganfall verzieht sich das Gesicht einseitig.
2. Bitten Sie den anderen, die Arme zu heben, die Handflächen sollen dabei nach oben zeigen. Bei einem Schlaganfall kann er die Arme häufig nicht heben, sie sinken hinab oder drehen sich.
3. Lassen Sie den anderen einen nicht zu komplizierten Satz nachsprechen (z. B. „Ich brauche keinen Arzt"). Klingt die Sprache verwaschen oder fallen andere Besonderheiten auf, deutet dies auf einen Schlaganfall hin.

Besteht der Befragte auch nur einen dieser Tests nicht, ist unverzüglich der Rettungsdienst zu alarmieren!

Den Stütz- und Bewegungs-apparat stärken

Zum Stütz- und Bewegungsapparat gehört alles, was für die Beweglich-keit des Körpers zuständig ist: Knochen, Muskeln, Gelenke, Bänder und Sehnen. Diese werden täglich – teilweise stark – beansprucht. Verschleißerscheinungen sind daher mit zunehmendem Alter häufig.

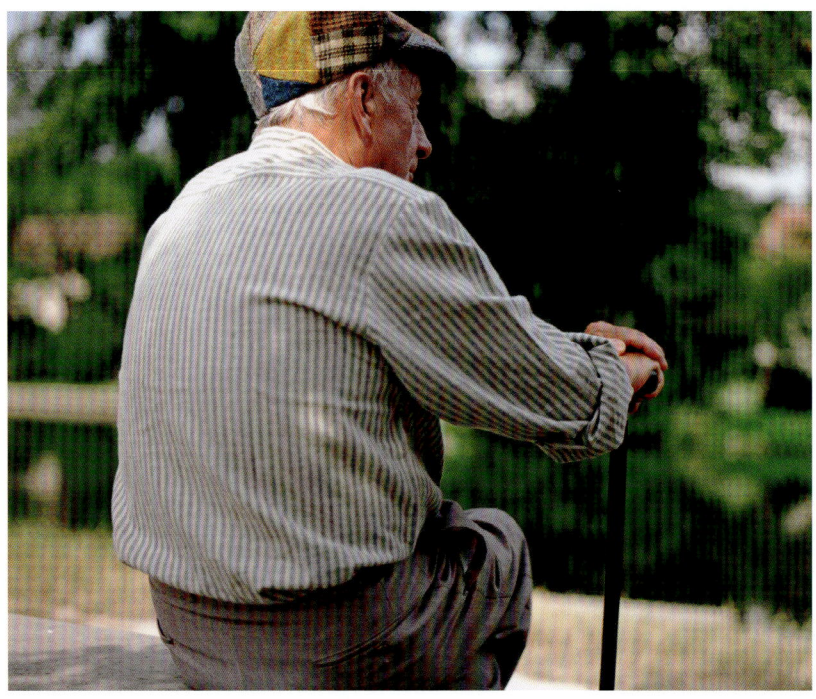

Bewegung und Sonnen-licht sind wichtig, um Osteoporose und Stürzen vorzubeugen – Pausen dürfen selbst-verständlich dabei sein.

Zu den Erkrankungen, die sich oft in der zweiten Lebenshälfte bemerkbar machen, zählen rheumatische Erkrankungen wie die Arthritis (entzündliche Gelenker-krankung) sowie Arthrose (Gelenkver-schleiß), aber auch die Osteoporose (Kno-chenschwund). Gemeinsam ist all diesen Krankheiten, dass sie oft mit Bewegungs-einschränkungen einhergehen. Die Osteo-porose ist im Alter zudem die häufigste Ursache für eine Schenkelhalsfraktur, ge-meinhin Oberschenkelhalsbruch genannt.

Arthritis und Arthrose

Arthritis und Arthrose bezeichnen jeweils schmerzhafte Gelenkerkrankungen, die al-lerdings unterschiedliche Ursachen haben.

Bei rheumatoider Arthritis – von der Frau-en etwa dreimal so häufig betroffen sind wie Männer – sind entzündliche Prozesse im Gelenk für die damit oft verbundenen starken Schmerzen verantwortlich. Bei Ar-throse kommt es u. a. durch zu hohe Belas-tungen (z. B. infolge Übergewicht) sowie durch Fehlstellungen zum Abrieb der Knor-pelschicht im Gelenk. Diese Knorpelschicht sorgt dafür, dass sich die beiden Knochen des Gelenks problemlos gegeneinander be-wegen können. Ist sie defekt, kann dies zu Schmerzen, Deformierungen der Knochen sowie Bewegungseinschränkungen führen.

Bei der Therapie von Arthritis und Ar-throse steht die Schmerzfreiheit im Vorder-grund. Daneben soll eine Behandlung auch Bewegungseinschränkungen auf ein erträg-liches Maß reduzieren. Bei der Arthritis kommen oft entzündungshemmende Medi-kamente zum Einsatz, um ein Fortschreiten der Krankheit zu verhindern. Krankengym-nastik, andere physiotherapeutische Thera-pieformen (z. B. Wärme) und orthopädische Hilfsmittel (z. B. Einlagen, Gehhilfen) kön-nen bei einer Arthrose unter Umständen sinnvoll sein. Je nach Zustand des Gelenks kommen sowohl bei Arthritis als auch bei Arthrose zudem verschiedene erhaltende Operationen oder der Ersatz durch eine Prothese infrage.

Frauenleiden Osteoporose

Die Osteoporose, der übermäßige Abbau von Knochensubstanz, betrifft in 80 % der Fälle Frauen nach den Wechseljahren. Ver-antwortlich für die Abnahme der Kno-chendichte ist in vielen Fällen ein Mangel

Sturzprävention im Alltag:

➡ Lose Teppiche, Läufer und lose Kabel sind Stolperfallen. Verzichten Sie darauf!

➡ Bauen Sie Türschwellen ab.

➡ Im Bad sollten Haltegriffe an der Dusche, der Badewanne und der Toilette montiert werden. In Badewanne und Dusche gehören Antirutschmatten.

➡ Zwischen den einzelnen Möbelstücken in der Wohnung sollte ein ausreichend großer Durchgang gelassen werden.

➡ Nachtlichter erleichtern die Orientierung im Dunkeln.

der weiblichen Sexualhormone. Doch obwohl Osteoporose vor allem ein Frauenleiden ist, können auch Männer daran erkranken. Die Folge: Die Knochen brechen leichter. Oft ist eine Osteoporose letztlich die Ursache der im Alter häufig vorkommenden Schenkelhalsfraktur, einem Bruch des Oberarmkopfs oder von sogenannten Wirbelkörpereinbrüchen. Die Osteoporose verläuft in der Regel schleichend und unbemerkt. Das Gefährliche an dieser Krankheit: Die Knochenbrüche ziehen häufig nicht nur chronische Schmerzen, sondern auch bleibende Behinderungen sowie Pflegebedürftigkeit nach sich.

Osteoporose und Stürzen vorbeugen

Zwar wird bereits in der Jugend der Grundstein für eine starke Knochensubstanz gelegt, doch auch im Alter kann man noch einiges dafür tun, dass die Knochen möglichst stark und gesund bleiben. Wie in der Jugend spielen dabei gesunde Ernährung und ausreichend Bewegung die Hauptrolle. Wichtig für die Knochengesundheit ist in erster Linie der Knochenbaustoff Kalzium. Mediziner raten, täglich mindestens ein Gramm Kalzium mit der Nahrung aufzunehmen. Kalziumreiche Nahrungsmittel sind u. a. Milch und Milchprodukte. Daneben benötigt der Körper Vitamin D, um das Kalzium in den Knochen einzulagern. Vitamin D wird weniger über die Nahrung aufgenommen, vielmehr stellt es der menschliche Organismus unter Einfluss des Sonnenlichts selbst her. Deshalb ist es so wichtig, möglichst einmal täglich

vor die Tür zu gehen. Der Körper stellt bereits dann Vitamin D her, wenn nur das Gesicht dem Tageslicht ausgesetzt ist – 30 Minuten im Freien reichen aus. Ist ein täglicher Aufenthalt im Freien nicht möglich, empfiehlt der Dachverband Osteologie (DVO) die Einnahme von täglich 800 bis 2000 I. E. (Internationale Einheiten) Vitamin D_3.

Bewegung sollte in jedem Alter Bestandteil des Tagesablaufs sein, denn sie stärkt die Knochen. Gezieltes Training schützt zudem vor Stürzen und damit vor Knochenbrüchen. Wichtig ist dem DVO zufolge in erster Linie die Stärkung der Muskelkraft und der Koordination, also der Balance. Schon ein paar Minuten Training pro Tag verringern die Sturzgefahr. Für alle, die im Stehen Schwierigkeiten haben, gibt es auch geeignete Übungen, die man im Sitzen absolvieren kann.

Bewegung bei Arthritis und Arthrose

Sowohl bei Arthritis als auch bei Arthrose nehmen viele Betroffene aufgrund der zum Teil starken Schmerzen Schonhaltungen ein oder vermeiden Bewegungen. Dabei ist gerade bei diesen Gelenkerkrankungen Bewegung wichtig, um die umgebende Muskulatur zu stärken und möglichst lange beweglich zu bleiben. Eine besonders geeignete Sportart für Betroffene ist Schwimmen, denn im Wasser werden die Gelenke entlastet.

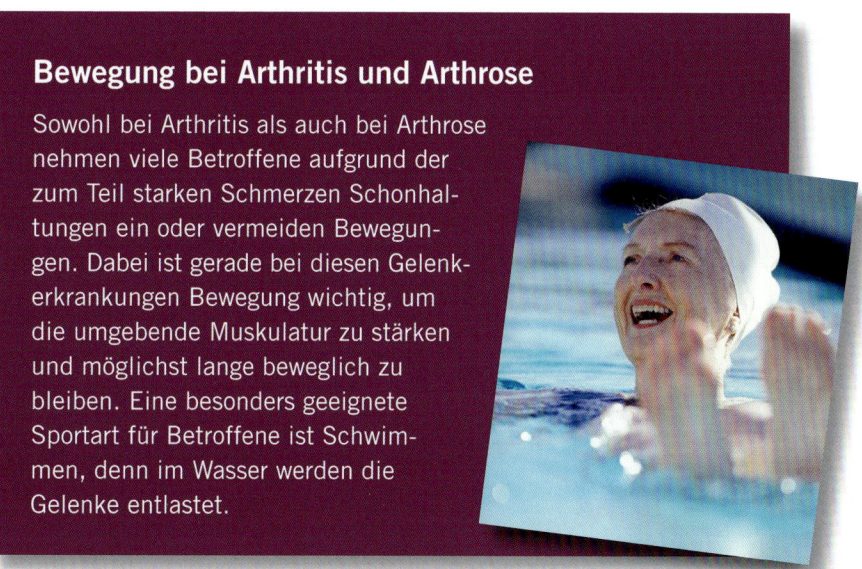

Diabetes – Ursachen und Behandlungsmöglichkeiten

Diabetes mellitus gilt in Deutschland mittlerweile als Volkskrankheit. Während unter den Frauen und Männern zwischen 40 und 49 Jahren noch höchstens 5 % betroffen sind, steigt die Krankheitshäufigkeit mit zunehmendem Alter beständig an.

In der Altersgruppe der 50- bis 59-Jährigen ist dem Robert Koch-Institut zufolge bereits jeder Elfte an Diabetes erkrankt, zwischen 60 und 69 Jahren jeder Siebte und ab dem Alter von 70 Jahren jeder Fünfte. Da Diabetes die Blutgefäße schädigen und schwere Komplikationen wie Herz- und Augenerkrankungen nach sich ziehen kann, sollte er schnellstmöglich behandelt werden. Bei richtiger Behandlung kann man mit der Krankheit gut und ohne größere Einschränkungen leben.

Wenn ein Diabetes diagnostiziert wird, müssen die Betroffenen häufig zunächst ihre Lebensweise umstellen. Erst wenn das nicht hilft, kommen Medikamente ins Spiel.

Gestörte Regulation des Blutzuckerspiegels

Im Blut befindet sich ständig eine gewisse Menge Glukose. Diese Zuckerart liefert den Körperzellen die Energie, die sie für ihre Tätigkeit benötigen. Das von der Bauchspeicheldrüse hergestellte Hormon Insulin sorgt dafür, dass die Glukose in die Zellen gelangt. Daher besitzt jede Zelle Rezeptoren für Insulin. Dockt das Insulin dort an, nimmt die Zelle Glukose aus dem Blut auf. Gleichzeitig sorgt Insulin dafür, dass der Körper überschüssige Glukose speichern kann, z. B. nach einem reichhaltigen Essen. Insulin senkt also den Blutzuckerspiegel – es ist das einzige Hormon des Körpers, das dies vermag.

Beim Typ-II-Diabetes, der im Alter häufigsten Form dieser Krankheit, reagieren die Zellen weniger gut auf das Insulin als bei Gesunden – man spricht davon, dass sie resistent gegen Insulin geworden sind. Als Folge nehmen sie weniger Glukose aus dem Blut auf, der Blutzuckerspiegel steigt. Bleibt er anhaltend auf einem hohen Niveau, kann die im Blut frei vorhandene Glukose die Blutgefäße schädigen.

Diabetes-Ursachen

Zu den Hauptursachen für einen Typ-II-Diabetes gehören, soweit man bislang weiß, eine erbliche Veranlagung sowie Übergewicht und Überernährung. Bei einer dauerhaft zu reichhaltigen Ernährung muss die Bauchspeicheldrüse ständig größere Mengen Insulin herstellen. Die Körperzellen gewöhnen sich schließlich an den hohen Insulinspiegel, bei kleineren Mengen Insulin lassen sie – vereinfacht ausgedrückt – die Glukose nicht mehr ins Zellinnere.

Der Typ-II-Diabetes verursacht zunächst häufig keine Beschwerden. Oft wird er

Vorsicht bei verschiedenen Insulinen!

Wer zwei verschiedene Formen Insulin spritzen muss, sollte dafür unbedingt zwei verschiedenfarbige oder verschiedenfarbig markierte Insulinpens verwenden. Denn sonst besteht leicht die Gefahr, dass man die Medikamente verwechselt.

nur zufällig bei einem ärztlichen Gesundheitscheck entdeckt. Mögliche Symptome für einen Diabetes können z. B. vermehrtes Wasserlassen, häufiger Durst und eventuell eine unerklärliche Gewichtsabnahme sein.

Wie sieht die Behandlung aus?

Die Therapie ist abhängig von der Höhe des Blutzuckers sowie vom Fortschritt des Diabetes (z. B. beim Vorliegen von Folgeschäden). In vielen Fällen verordnet der Arzt direkt nach der Diagnose noch kein Medikament. Die Betroffenen sollen zunächst ihre Ernährung umstellen, bestehendes Übergewicht verringern und mehr Bewegung in ihren Alltag bringen. Stellt sich jedoch nach spätestens drei Monaten heraus, dass die Lebensumstellung keine ausreichende Wirkung zeigt oder der Betroffene Probleme damit hat, erhalten die Patienten in der Regel zunächst ein Diabetesmedikament in Tablettenform. Senkt auch dieses den Blutzuckerspiegel nicht angemessen, kann es nach einiger Zeit mit einem weiteren Arzneimittel kombiniert werden. Unter Umständen muss auch eine Insulintherapie in Betracht gezogen werden, bei der sich der Patient selbst Insulin injiziert. Abhängig davon, wie stark ausgeprägt der Diabetes ist, wann sich die erhöhten Blutzuckerwerte vor allem zeigen und zu welchem Zeitpunkt der Körper hauptsächlich Insulin benötigt, verordnet der Arzt verschiedene Insuline: Kurz wirkende, die zu den Mahlzeiten gespritzt werden, lang wirkende, die den Grund-

bedarf decken, oder auch Mischinsuline, die vor bestimmten Mahlzeiten genommen werden. Die verschiedenen Insulinarten können auch mit Tabletten und anderen Insulinen kombiniert werden.

Die richtige Ernährung ist das A und O der Diabetesbehandlung. Die Krankheit lässt sich dadurch besser in den Griff bekommen. Sich gesund zu ernähren fällt jedoch vielen Menschen schwer. Sie nehmen zu viel Fett, zu viel Zucker und zu viele Kalorien mit den Mahlzeiten zu sich. Deshalb sollte jeder Diabetiker wenigstens einmal nach der Diagnose an einer Ernährungsschulung teilnehmen. Mit der richtigen Ernährung und der Reduzierung von Übergewicht lassen sich hohe Blutzuckerwerte senken. Auch regelmäßige Bewegung – bereits tägliche Spaziergänge von ca. 20 Minuten reichen aus – sollten Diabetiker in ihren Tagesablauf integrieren.

Keine Angst vor Kohlenhydraten

Viele Diabetiker fürchten einen raschen Anstieg des Blutzuckerspiegels, falls sie Kohlenhydrate (Kartoffeln, Nudeln, Reis, Getreide und seine Produkte, aber auch Obst und Gemüse) zu sich nehmen. Das ist so jedoch nicht richtig: Wie bei Gesunden sollten auch bei Diabetikern Kohlenhydrate den größten Anteil der Nahrung ausmachen – es müssen nur die richtigen Kohlenhydrate sein, nämlich die, die den Blutzuckerspiegel langsam erhöhen. Dazu gehören Obst und Gemüse, aber auch Vollkornprodukte, Hülsenfrüchte sowie Vollkornnudeln. Dagegen lassen z. B. Süßigkeiten und zuckerhaltige Getränke den Blutzuckerspiegel sehr rasch ansteigen und sollten deshalb weitgehend gemieden werden. Grundsätzlich gilt: Kohlenhydrate, die viele Ballaststoffe enthalten, sind besser als verarbeitete Produkte wie Weißbrot.

Was die anderen Nahrungsbestandteile Fett und Eiweiße (z. B. in Milch und Milchprodukten und Fleisch) anbelangt: Diese sollten in Maßen genossen werden, wobei fettarme Produkte den fettreicheren, pflanzliche tierischen Fetten vorzuziehen sind.

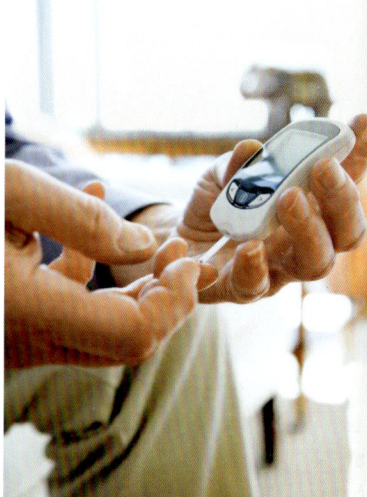

Diabetes erfordert die regelmäßige Kontrolle des Blutzuckerspiegels. Auf diese Weise lassen sich schlechte Werte vermeiden – und damit Folgeerkrankungen.

Umgang mit Schlafstörungen

Wer älter als 65 ist und nicht über Schlafstörungen klagt, hat es gut. Denn fast jeder Zweite aus dieser Altersgruppe leidet unter Problemen mit dem Ein- und Durchschlafen. Viele greifen deshalb regelmäßig zu Schlafmitteln. Doch dies ist nicht der beste Weg.

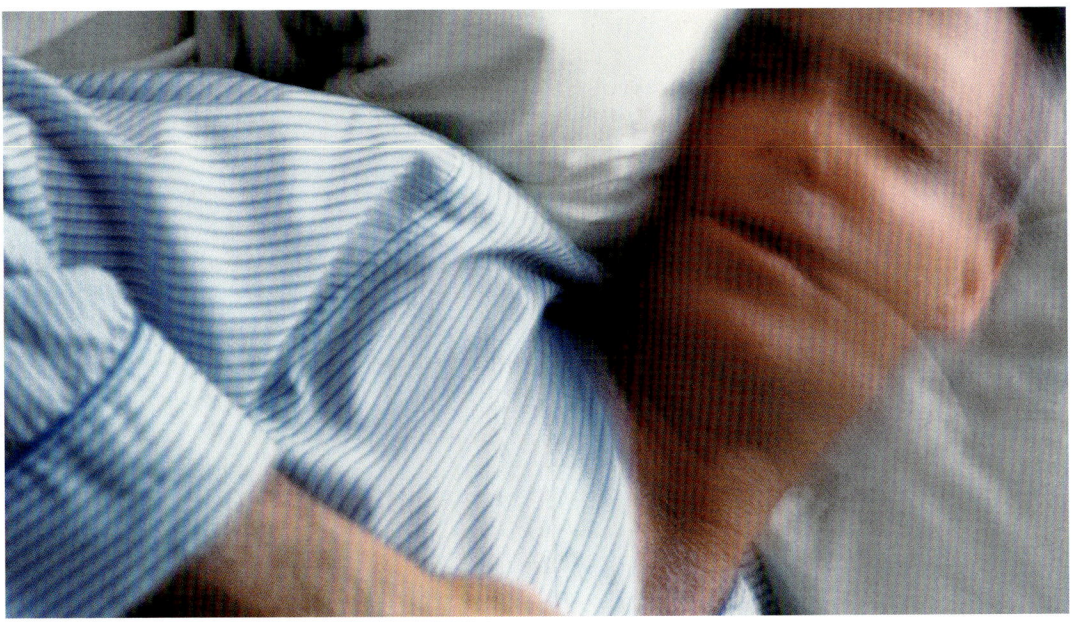

Schlafprobleme sollten nicht mit der regelmäßigen Einnahme von Schlafmitteln bekämpft werden. Diese können abhängig machen.

Schlafstörungen im Alter lassen sich häufig auf die Tatsache zurückführen, dass sich mit den Jahren der Schlaf verändert, es dem Einzelnen jedoch schwerfällt, sich daran anzupassen. So haben die meisten Menschen im Alter einen leichteren Schlaf – die Dauer der Tiefschlafphasen verringert sich. Schon kleinste Geräusche können dann den Schlaf stören. Der Betroffene wacht vielleicht mehrmals nachts auf (manchmal, ohne dass er es merkt) und fühlt sich am Morgen wie gerädert. Der leichtere Nachtschlaf bringt es dann oft mit sich, dass der vermeintlich schlechte Schläfer tagsüber Ruhepausen braucht, z.B. einen Mittagsschlaf macht und vielleicht gar bei Tätigkeiten wie dem Lesen oder dem Fernsehen einnickt. Und das verkürzt wiederum den erholsamen Nachtschlaf, denn der Schlafbedarf insgesamt verändert sich im Alter nicht wesentlich.

Schlafmittel nur gezielt einsetzen

Wer schlecht schläft, fühlt sich am Folgetag oft miserabel. Viele Menschen mit Schlafproblemen lassen sich deshalb ein Schlafmittel verschreiben, wenn sie nicht ein- oder durchschlafen können. In besonderen Situationen kann ein Schlafmittel durchaus hilfreich sein, wenn man durch äußere Umstände (z.B. nach dem Tod eines Angehörigen) in einer schwierigen Lebensphase nicht zur Ruhe findet. Doch regelmäßig und häufig genommen, können viele Schlafmittel zur Abhängigkeit führen. Bei manchen Medikamenten hält die Müdigkeit auch noch am Folgetag an. Deshalb sollte die Einnahme eines Schlafmittels die Ausnahme und nicht die Regel sein. Bei Schmerzen, die Schlafstörungen hervorrufen, hilft eher ein Schmerzmittel und natürlich die Behandlung der Schmerzursache.

Schlafstörungen

Bestimmte Schlafstörungen treten im Alter häufiger auf. Dazu gehören Schlafapnoe (krankhaftes Schnarchen mit Atemaussetzern) und die Krankheit der „unruhigen Beine" (Restless-Legs-Syndrom).

Während des Schlafs lässt unsere Muskelspannung natürlicherweise nach. Auch die Muskeln im Rachen und der Zungenmuskel, der unsere Zunge nach vorne zieht, erschlaffen. Im Normalfall reicht die Muskelspannung trotzdem immer noch aus, um den Rachen nachts weit genug offen zu halten, sodass die Luft ungehindert hindurchströmen kann.

Nicht so beim Schnarcher: Bei ihm verengen sich die oberen Atemwege während des Schlafs. Im Bereich dieser Engstellen strömt die Luft beim Einatmen schneller. Der beschleunigte Luftstrom bringt die Weichteile im Rachen zum Vibrieren – so entsteht das Schnarchgeräusch. Denn im Nasen-Rachen-Raum von Schnarchern herrschen oft besondere anatomische Verhältnisse: So können z. B. die Zunge oder das Zäpfchen zu groß oder dick sein und die hinteren Gaumenbögen zu tief in den Rachen hineinragen.

Mögliche Folgen der Schlafapnoe

Manche Menschen schnarchen vollkommen regelmäßig ohne Unterbrechung; bei anderen wird heftiges, oft sehr lautes Schnarchen immer wieder durch längere Atempausen unterbrochen – gefolgt von explosionsartigen Atemzügen, bei denen der Schläfer mit einem lauten prustenden oder röchelnden Geräusch nach Luft schnappt. Dies ist ein Zeichen für gefährliches Schnarchen, bei dem sich die oberen Atemwege nicht nur verengen, sondern völlig verschließen. Zu den möglichen Ursachen gehört neben den bereits erwähnten vergrößerten Strukturen im mittleren Rachenbereich möglicherweise auch Übergewicht, denn dabei setzen sich Fettpölsterchen auch an Hals und Zunge an und begünstigen die nächtliche Verengung der Atemwege.

Mit zunehmendem Alter wird Schlafapnoe häufiger, da sich unsere Muskelspannung (Muskeltonus) dann im Allgemeinen verringert – mit dem Effekt, dass auch die Gewebeteile im Rachenraum schlaffer werden. Durch das ständige Aufwachen aufgrund der Atemaussetzer wird der Schlaf unterbrochen und ist daher wenig erholsam: Wer an einer Schlafapnoe leidet, kommt morgens oft schwer „in die Gänge", fühlt sich unausgeschlafen und wie zerschlagen. Bei vielen Betroffenen hält diese Schläfrigkeit den ganzen Tag über an und beeinträchtigt Wohlbefinden, Konzentrationsvermögen und Leistungsfähigkeit.

Die nächtlichen Atemstillstände und Weckreaktionen bedeuten zudem Stress für Herz und Kreislauf, was zu erhöhtem Blutdruck führen kann. Schlafapnoiker besitzen ein erhöhtes Herzinfarkt- oder Schlaganfallrisiko und erkranken häufiger an Herzschwäche oder Herzrhythmusstörungen.

 ### Was den Schlaf noch stört:

→ Chronische Krankheiten, die mit Schmerzen oder anderen Beschwerden einhergehen, sorgen im Alter für häufigeres nächtliches Aufwachen.

→ Seelische Probleme, aber auch ernste Erkrankungen wie Depressionen können am Ein- und Durchschlafen hindern.

→ Vermehrter Harndrang zwingt viele Menschen im Alter nachts zum Aufstehen.

→ Alkohol und die Einnahme bestimmter Medikamente stören den Schlaf in jedem Alter.

→ Das Trinken von Kaffee oder anderen koffeinhaltigen Getränken (auch manche Teesorten enthalten Koffein) kann das Einschlafen genauso erschweren wie körperliche Anstrengung direkt vor dem Schlafengehen.

Tipps für einen erholsamen Nachtschlaf:

→ Tagsüber möglichst wenig schlafen, eventuell eine zusätzliche Schlafphase (Mittagsschlaf) einlegen, jedoch nicht mehr.
→ In Bewegung bleiben, aktiv sein. Wer Sport treibt und etwas unternimmt, leidet seltener unter Schlafstörungen.
→ Koffeinhaltige Getränke und Alkohol nicht direkt vor dem Schlafengehen trinken.
→ Sorgen möglichst aus dem Schlafzimmer vertreiben – wer im Bett noch grübelt, schläft schlechter ein und durch.
→ Den Fernseher aus dem Schlafzimmer verbannen.
→ Die Temperatur im Schlafzimmer zwischen 16 und 18 ˚C halten.

Was im Schlaflabor passiert

Bei Verdacht auf eine Schlafapnoe wird der Hausarzt Sie zunächst an einen niedergelassenen Lungenfacharzt überweisen, der eine ambulante Voruntersuchung Ihres Schlafs (Polygrafie) durchführt. Dazu erhalten Sie ein Schlafapnoe-Screening-Gerät zur Untersuchung Ihres nächtlichen Schlafablaufs mit nach Hause.

Erhärtet sich der Verdacht, so steht als Nächstes eine gründlichere Untersuchung an, bei der Sie die Nacht im Schlaflabor verbringen. Nach Auswertung der Untersuchungsergebnisse kann der Arzt Ihnen genau sagen, ob Sie an einer Schlafapnoe leiden oder nicht.

Bei einer leichten Schlafapnoe kann bereits eine Anpassung Ihrer Lebensweise helfen. Am wichtigsten ist Abnehmen, das manchmal schon ausreicht, um eine Schlafapnoe zu beheben. Abendlicher Alkoholkonsum und bestimmte Schlafmittel sind wegen ihrer muskelentspannenden Wirkung zu meiden. Bei Patienten, die nur in Rückenlage Atemstillstände haben, kann eine Rückenlageverhinderungsweste helfen, bei der ein ins Rückenteil der Weste eingesetztes Polster den Patienten davon abhält, auf dem Rücken zu schlafen.

Wenn das alles nichts hilft (oder bei einer schwereren Schlafapnoe), stehen verschiedene Therapien zur Verfügung – von Schienen, die im Mund getragen werden und den Unterkiefer vorverlagern, über HNO-ärztliche Eingriffe, die die oberen Atemwege erweitern, bis hin zu einer Beatmungstherapie. Bei dieser nasalen Überdruckbeatmung (nCPAP) wird dem Patienten über eine Nasenmaske mit Druck Luft in die Atemwege geblasen. Dieser Druck hält die Atemwege offen, sodass sie im Schlaf nicht mehr zusammenfallen und keine Atemstillstände verursachen können.

Ruhelose Beine

Das Restless-Legs-Syndrom (RLS) ist immer noch wenig bekannt, obwohl es zu einer der am meisten verbreiteten Schlafstörungen gehört: Besonders Frauen über 50 leiden unter der Krankheit der „unruhigen Beine", deren Häufigkeit im Alter zunimmt. Typisch für diese Erkrankung sind quälende Missempfindungen in den Beinen. Hinzu kommt ein nahezu unwiderstehlicher Bewegungsdrang. Sofern man herumläuft oder die Beine massiert, bessern sich die Beschwerden vorübergehend – nur ist ein erholsamer Nachtschlaf auf diese Weise natürlich kaum möglich. Mit einem solchen Problem sollte man unbedingt den Arzt aufsuchen. Inzwischen gibt es nämlich medikamentöse Behandlungsmöglichkeiten, mit denen man das Problem in der Regel gut in den Griff bekommt.

Möglicherweise wird das Restless-Legs-Syndrom auch durch bestimmte Erkrankungen (z. B. Eisenmangel oder eine gestörte Nierenfunktion) verursacht. Zudem gibt es Medikamente, die RLS auslösen oder verschlimmern können. Hier kann der Arzt häufig helfen, indem er das betreffende Arzneimittel durch ein anderes ersetzt.

Veränderungen der Prostata

Männer, die nachts zur Toilette müssen, haben häufig eine gutartige Prostatavergrößerung (benigne Prostatahyperplasie, BPH). Im sechsten Lebensjahrzehnt sind 50 % aller Männer davon betroffen, mit über 90 sogar 90 %. Auch das Risiko für Prostatakrebs steigt mit den Jahren.

Die Prostata oder Vorsteherdrüse ist ein Organ, über die Mann sich normalerweise keine Gedanken macht, bis sie Probleme bereitet. Die Prostata liegt unterhalb der Blase. Sie stellt ein Sekret her, das die Beweglichkeit der Spermien fördert und einen Großteil des Ejakulats ausmacht. Durch sie hindurch verläuft die Harnröhre. Bei einer Prostatavergrößerung drückt die Drüse auf die Harnröhre, wodurch sich die Harnblase schwerer entleeren lässt. Charakteristisch für eine benigne Prostatahyperplasie (BPH) ist deshalb u. a. häufigeres und vermehrt auch nächtliches Wasserlassen.

Ursache und Symptome der Prostatavergrößerung

Die BPH scheint wegen ihres häufigen Vorkommens mehr oder weniger Teil des Alterungsprozesses zu sein. Hervorgerufen wird sie vermutlich durch altersbedingte hormonelle Veränderungen. Als Folge vermehren sich bestimmte Zellen der Prostata – in der Regel vor allem die Drüsenanteile, die in der Nähe der Harnröhre liegen. Die Prostata vergrößert und verhärtet sich, wodurch das restliche Prostatagewebe verdrängt und die Harnröhre eingeengt wird.

Als Auswirkung der Harnröhrenverengung fällt zunächst oft das Wasserlassen schwer. Auch der Harnstrahl schwächt sich ab, die Betroffenen müssen häufiger zur Toilette. Ab einem bestimmten Zeitpunkt entleert sich die Harnblase beim Toilettengang nicht mehr vollständig – in ihr sammelt sich eine gewisse Menge Restharn. Schreitet die BPH weiter voran, kann es passieren, dass der Verschluss der Harnblase nicht mehr vollständig gewähr-

Eine vergrößerte Prostata zwingt viele Männer im fortgeschrittenen Alter nachts auf die Toilette. Mittel zur Verbesserung des Harnflusses können helfen.

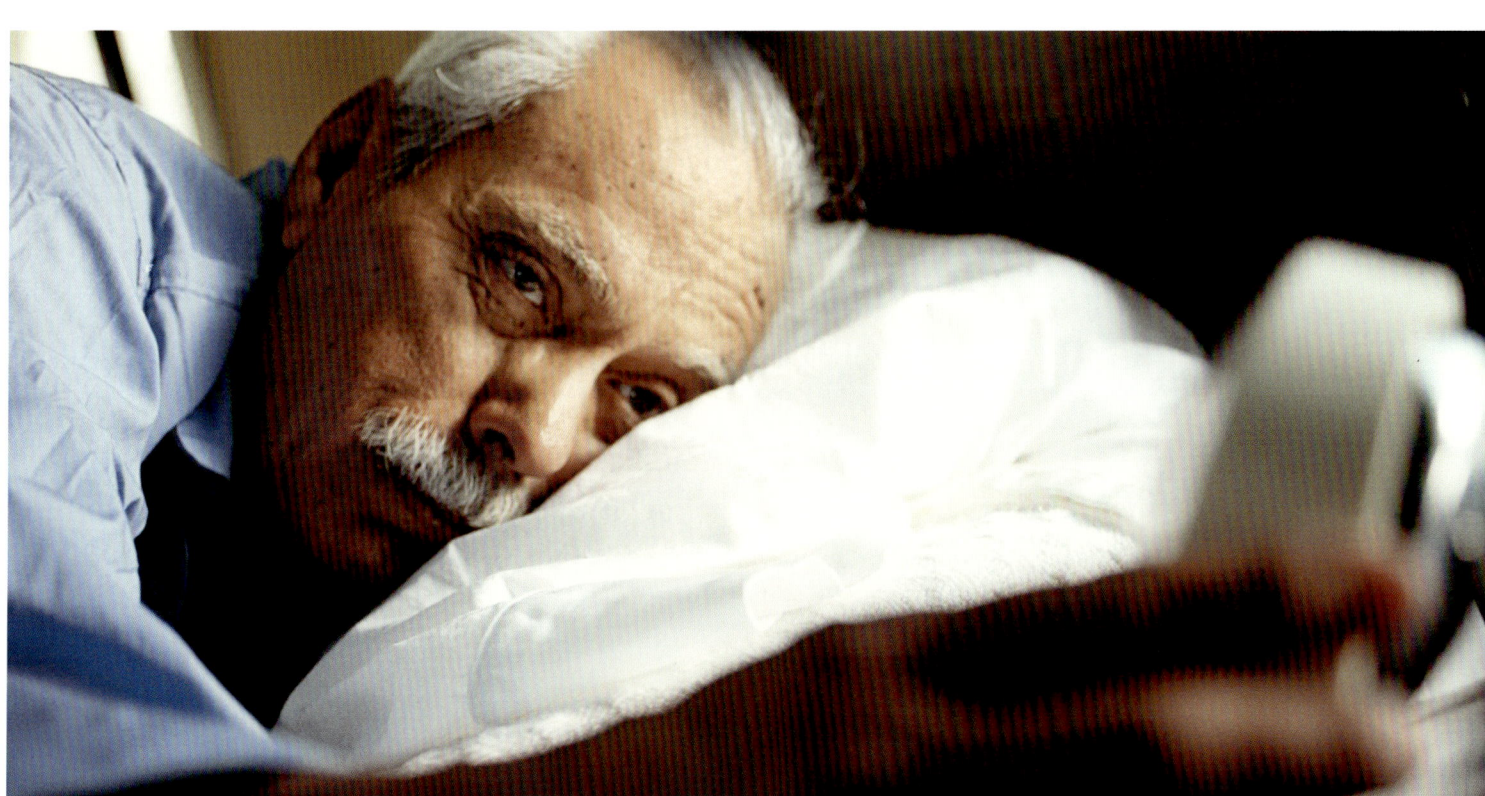

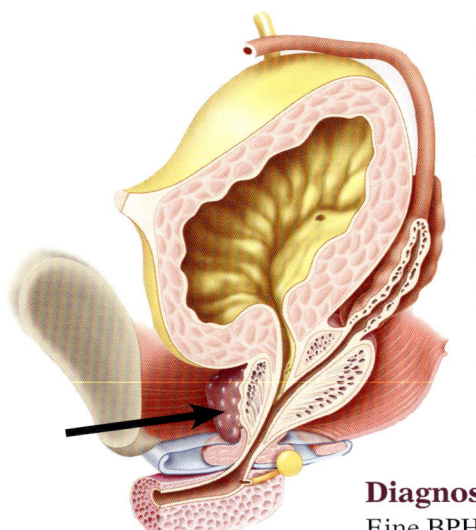

Unterhalb der Blase liegt die Prostata. Wenn sie vergrößert ist, drückt sie auf die Harnröhre und macht so Probleme.

leistet ist und unwillentlich Urin abgeht. Außerdem kann sich unter Umständen Urin bis zu den Nieren hin hochstauen, wodurch die Nieren anhaltenden Schaden nehmen können. Bereits in den ersten Stadien der BPH können das Sexualleben und Allgemeinbefinden der Betroffenen Einschränkungen unterworfen sein. Grund genug, bei Verdacht auf eine BPH den Arzt aufzusuchen.

Diagnose der BPH

Eine BPH wird häufig bei einer Tastuntersuchung diagnostiziert, die die gesetzlichen Krankenkassen in Deutschland jährlich für Männer ab 45 Jahren zur Prostatakrebsvorsorge bezahlen. Stellt der Arzt eine Vergrößerung der Vorsteherdrüse fest, schließt sich meistens eine Ultraschalluntersuchung an, um die Größe der Drüse genauer zu beurteilen. Bei weiteren auffälligen Befunden wird durch zusätzliche Untersuchungen geklärt, ob es sich wirklich um eine gutartige Prostatavergrößerung und nicht um Prostatakrebs handelt. Unter Umständen folgen weitere Untersuchungen, mit denen u. a. festgestellt werden kann, wie stark die Harnröhre verengt ist oder ob sich bereits Restharn bildet.

Muss die BPH behandelt werden?

Die Behandlung der BPH ist abhängig von der Größe der Prostata und den Beschwerden, die sie verursacht. Im Anfangsstadium reicht oft eine medikamentöse Therapie, um das Wachstum der Drüse

einzudämmen. Vielfach werden dabei pflanzliche Medikamente (z. B. Sägepalmen- oder Kürbiskernextrakt) eingesetzt. Daneben gibt es Mittel, die den Harnfluss verbessern und den Betroffenen die Last nehmen, häufig zur Toilette zu müssen.

Zeigen die Medikamente jedoch keine oder nur eine unzureichende Wirkung, kommt es aufgrund von Restharnbildung zu häufigen Harnwegsinfektionen oder werden die Nieren in Mitleidenschaft gezogen, ist eine Operation angezeigt. In den meisten Fällen wird die Prostata bei einem endoskopischen Eingriff ausgeschält (sogenannte transurethrale Prostataresektion). Andere Verfahren kommen u. a. zum Einsatz, wenn der Allgemeinzustand des Patienten eine solche Operation nicht erlaubt.

Prostatakrebs

Prostatakrebs ist in Deutschland die häufigste Krebserkrankung von Männern. Hauptsächlich betroffen sind Männer in fortgeschrittenem Alter. Um Prostatakrebs rechtzeitig festzustellen, ist der Besuch der jährlichen Vorsorgeuntersuchung (ab 45 Jahren) zu empfehlen. Denn vor allem in den Anfangsstadien bereitet der Krebs oft zunächst keine Beschwerden und wird daher von den Betroffenen nicht bemerkt. Treten Symptome auf, ähneln diese in der Regel denen der gutartigen Prostatavergrößerung.

Die Behandlung ist einerseits von der Ausbreitung des Karzinoms abhängig sowie von der Einschätzung, wie schnell der Prostatakrebs voranschreitet. Andererseits spielen aber auch das Alter und der Allgemeinzustand des Patienten eine Rolle. Ist der Krebs auf die Vorsteherdrüse begrenzt, erfolgt in der Regel entweder eine Entfernung der Prostata, der nebenliegenden Samenbläschen und Lymphknoten oder eine auf die Prostata begrenzte Strahlentherapie, um die Krebszellen zu bekämpfen. Haben sich bereits Metastasen gebildet, kann eine Hormontherapie erwogen werden. Unter Umständen kommt bei einer Metastasenbildung auch eine Chemotherapie infrage.

Abwarten als „Therapie" des Prostatakrebses

Prostatakrebs wird nicht selten erst in höherem Alter diagnostiziert. Oft schreitet der Krebs dann so langsam voran, dass kein akuter Handlungsbedarf besteht. In diesen Fällen kann die Behandlung des Prostatakarzinoms einfach darin bestehen, abzuwarten und zu beobachten, wie sich die Krankheit entwickelt. Nur wenn der Tumor rascher wächst als erwartet, erfolgt eine weitere Therapie.

Der Hormonhaushalt beeinflusst den weiblichen Körper

Mit den sogenannten Wechseljahren (Klimakterium) verändert sich der weibliche Hormonhaushalt. Der Östrogenspiegel im Blut sinkt drastisch. Das hat zahlreiche Auswirkungen auf den weiblichen Körper, die von Frauen aber sehr unterschiedlich empfunden werden.

Beim Klimakterium handelt es sich selbstverständlich nicht um eine Erkrankung, sondern um einen natürlichen Umstellungsprozess, der von Frauen individuell sehr unterschiedlich empfunden wird. Da die Eierstöcke die Produktion des weiblichen Sexualhormons Östrogen einstellen, steigt infolge der weiblichen Wechseljahre das Risiko altersbedingter Erkrankungen wie Osteoporose (Knochenschwund) und Herz-Kreislauf-Erkrankungen. Daneben treten unter Umständen Beschwerden wie Scheidentrockenheit und Blasenschwäche auf. Mit zunehmendem Alter werden zudem Brust-, Gebärmutterhals-, Eierstockkrebs häufiger diagnostiziert als in jungen Jahren. Deshalb ist es für jede Frau empfehlenswert, auch nach den Wechseljahren die jährlichen Vorsorgetermine beim Frauenarzt wahrzunehmen.

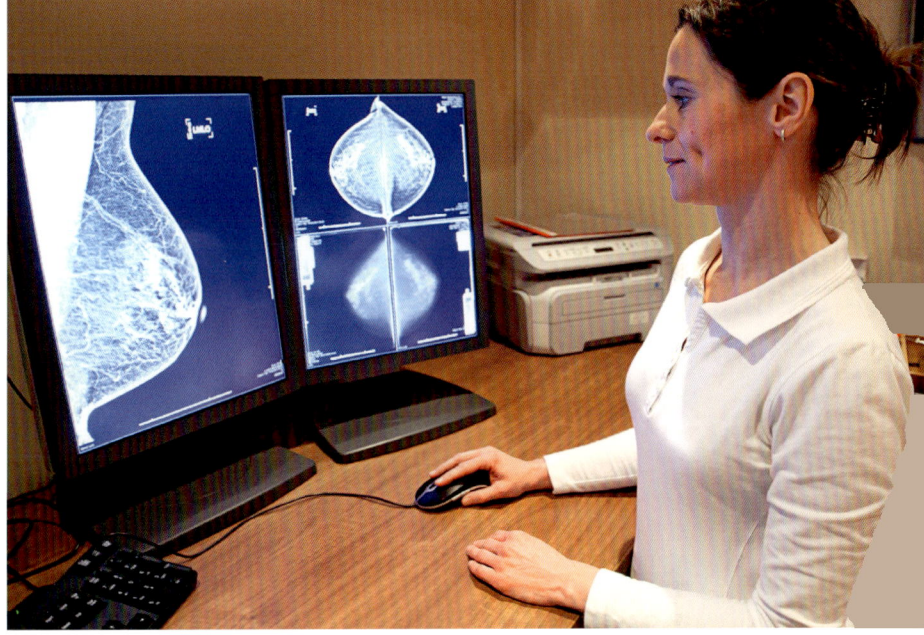

Blasenschwäche

Blasenschwäche ist ein Problem, das viele Frauen betrifft. Häufig ist die Ursache eine Schwächung des Beckenbodens, z. B. durch Geburten, aber auch hormonelle Veränderungen. Um die Gründe für die Blasenschwäche zu ermitteln und eine erfolgreiche Behandlung einzuleiten, dürfen Betroffene sich nicht scheuen, das – zugegeben – unangenehme Thema mit dem Arzt zu besprechen.

Oft reichen bereits einfache Maßnahmen wie Gewichtsabnahme oder Beckenbodentraining, um die Blasenschwäche in den Griff zu bekommen. Beim Beckenbodentraining wird die Beckenbodenmuskulatur durch gezielte Übungen gestärkt. Aber auch Medikamente können Abhilfe schaffen. Wenn beides nicht zur gewünschten Verbesserung führt, kann eine Operation erwogen werden. Mit der sogenannten Schlingenoperation wird z. B. die Harnröhre abgestützt, wodurch sich der Verschluss der Blase verbessert.

Gebärmuttersenkung

Auch der Halteapparat aus Bändern, Sehnen und Muskeln, der die Gebärmutter an ihrem Platz hält, ist nach den Wechseljahren häufig geschwächt. Unter Umständen sinkt deshalb die Gebärmutter ab. Eine Gebärmuttersenkung macht sich u. a. durch Rückenschmerzen, einem Druckgefühl im Bauchraum oder Schmerzen beim Geschlechtsverkehr bemerkbar.

Bei einer leichten Senkung helfen oft schon – wie bei der Blasenschwäche – die

Die Mammografie ist eine radiologische Untersuchung, um Brustkrebs in einem frühen Stadium zu erkennen.

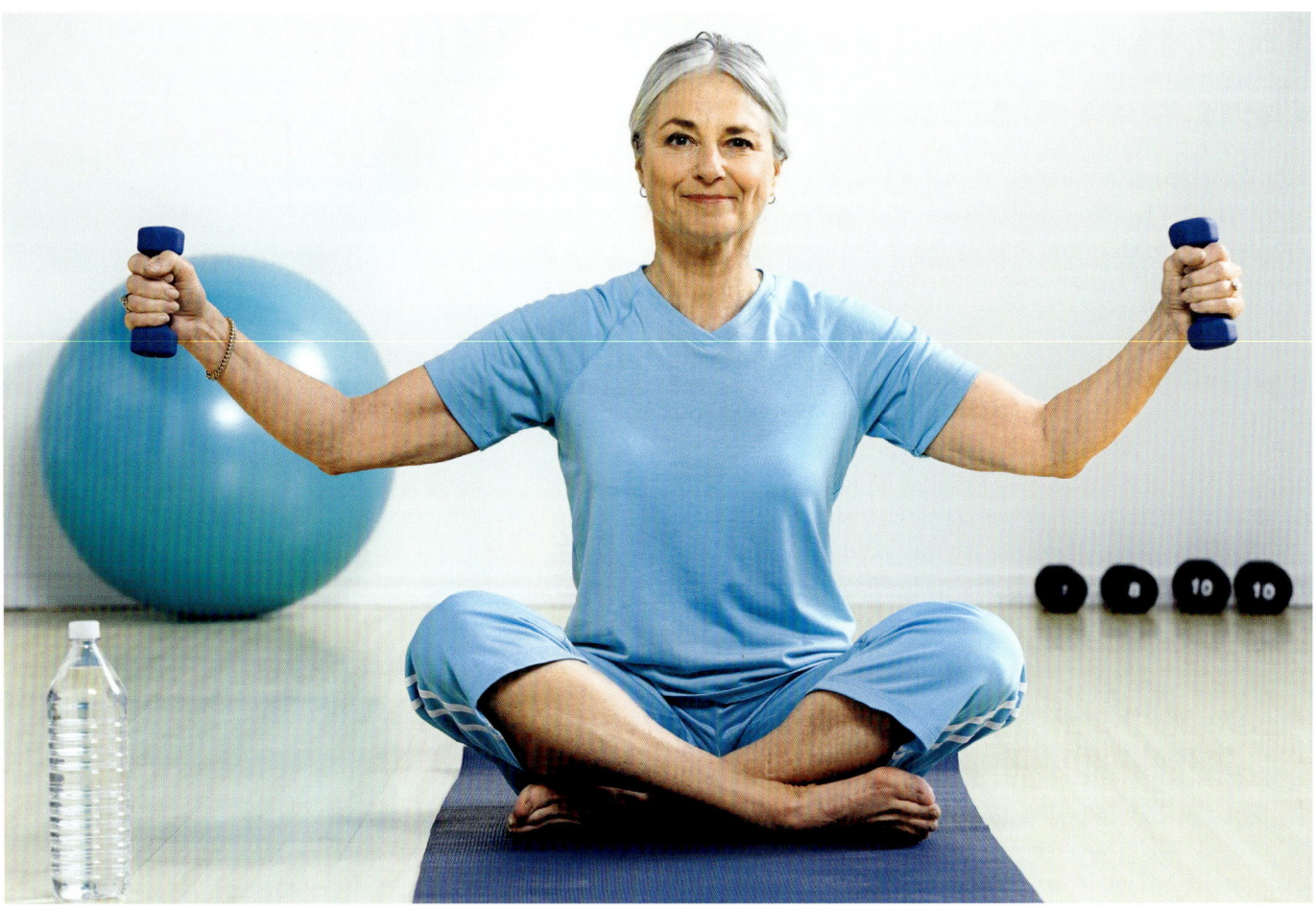

Körperliche Fitness und Bewegung wirken sich positiv auf das allgemeine Wohlbefinden aus. Durch regelmäßiges Training helfen Sie Ihrem Körper, mit dem natürlichen Alterungsprozess besser zurechtzukommen.

Verringerung von Übergewicht und gezieltes Beckenbodentraining. Auch operative Maßnahmen können Abhilfe schaffen, z. B. durch Fixierung der Scheide oder durch das Einsetzen von Gewebenetzen, die den Unterleibsorganen Halt geben. Frauen nach den Wechseljahren wird nicht selten auch die Entfernung der Gebärmutter empfohlen. Eine mögliche Folge einer solchen Totaloperation ist jedoch Harninkontinenz. Vor- und Nachteile jeder Operation sollten daher stets vor einer Entscheidung gegeneinander abgewogen werden.

Brustkrebs

In Deutschland ist Brustkrebs, auch Mammakarzinom genannt, die häufigste Krebserkrankung von Frauen. Zur Früherkennung gehört deshalb für Frauen ab 30 die jährliche Tastuntersuchung der Brust zu

den von den gesetzlichen Krankenkassen gezahlten Vorsorgeleistungen. Frauen zwischen 50 und 69 Jahren werden alle zwei Jahre zur Mammografie, der Röntgenuntersuchung der Brust, eingeladen. Ob die Selbstuntersuchung der Brust zu einer verbesserten Früherkennung von Brustkrebs führt, ist hingegen wissenschaftlich eher umstritten.

Beschwerden verursacht ein Mammakarzinom anfangs in der Regel nicht. Warnsignale können neue Verhärtungen oder Knoten in der Brust, Veränderungen des Aussehens der Brüste (z. B. Form, Größe, Veränderungen der Brustwarze), Hautrötungen oder Austreten von Flüssigkeit aus einer Brust sein.

Die Therapie besteht bei Brustkrebs in aller Regel in der Operation – ob brusterhaltend oder nicht, ist abhängig von Größe und Ort des Tumors sowie von seiner Bösartigkeit. Auch Lymphknoten werden dabei mit entfernt. An die Operation schließt sich meistens eine Chemo- oder eine Strahlentherapie an, unter Umständen auch eine hormonelle Behandlung, falls der Tumor hormonabhängig wächst. Auch Metastasen können unter Umständen operativ entfernt oder mit einer Strahlen- bzw. Chemotherapie behandelt werden. Selbstverständlich orientiert sich die Behandlungsmethode am Allgemeinzustand der jeweiligen Patientin.

Gebärmutterhals- und Eierstockkrebs

Während für den Gebärmutterhalskrebs (Zervixkarzinom) mit dem jährlichen Abstrich (Pap-Test) eine Untersuchung zur Frühererkennung zur Verfügung steht, gibt es für den Eierstockkrebs (Ovarialkarzinom) keine entsprechende Vorsorgeuntersuchung. Beiden Krebsformen ist gemeinsam, dass sie anfangs keine oder nur unspezifische Beschwerden hervorrufen – beim Ovarialkarzinom kann es sich z. B. um Bauchweh handeln.

Das Zervixkarzinom wird durch eine Gewebeentnahme diagnostiziert. Die Behandlung erfolgt dann – abhängig vom Fortschritt der Krankheit – entweder durch eine Konisation, bei der der Arzt den Gebärmutterhals kegelförmig ausschneidet (bei Krebsvorstufen und Anfangsstadium), oder durch eine Entfernung des Gebärmutterhalses, der Gebärmutter selbst, Teilen der Vagina und der Lymphknoten, eventuell auch der Eierstöcke. Ob der Chirurg den Eingriff als Operation mit Bauchschnitt oder bei einer Bauchspiegelung endoskopisch durchführt, ist u. a. abhängig vom Ausmaß der Operation und vom allgemeinen gesundheitlichen Zustand der Patientin. Alternativ, z. B. weil der körperliche Zustand eine Operation nicht erlaubt, können Strahlen- und Chemotherapie miteinander kombiniert werden. Zu den Folgen des chirurgischen Eingriffs können Blasenentleerungsstörungen und Verwachsungen gehören, die möglicherweise Probleme hervorrufen.

Scheidentrockenheit

Scheidentrockenheit kann für sexuell aktive Frauen im Alter zum Problem werden. Aufgrund des Östrogenmangels wird die Vagina schlechter durchblutet, das Gewebe verliert an Elastizität und es wird weniger Vaginalsekret abgesondert, Infektionen werden häufiger. Abhilfe können östrogenhaltige Cremes oder Scheidenzäpfchen schaffen. Frauen, die lieber auf Hormone verzichten – selbst wenn sie nur lokal angewendet werden –, können beim Sex auf Gleitmittel aus dem Drogeriemarkt zurückgreifen.

Beim Eierstockkrebs ist die Operation mit anschließender Chemotherapie eine mögliche Behandlung. Auch hier entfernt der Arzt neben den Eierstöcken die Gebärmutter, aber auch die Eileiter, Lymphknoten und weiteres Gewebe. Ist der Krebs bereits fortgeschritten, kommt auch eine sogenannte Antikörpertherapie infrage, die die Blutversorgung des Karzinoms und damit sein Wachstum einschränken soll.

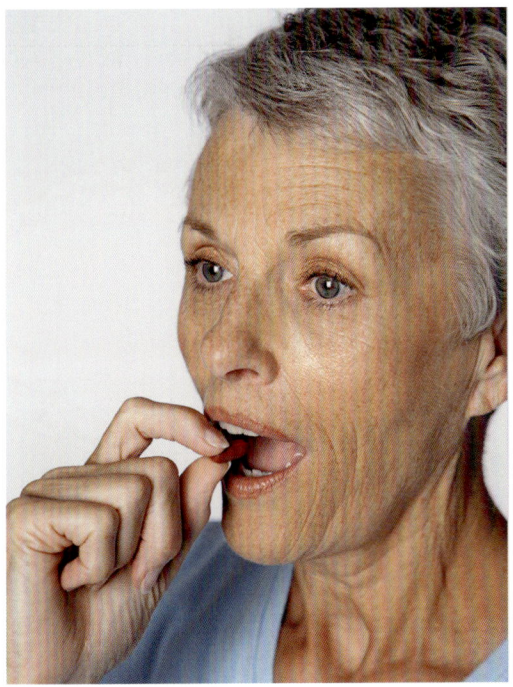

Bei Beschwerden in den Wechseljahren kann eine Hormontherapie helfen. Die Anwendung von Hormonpräparaten ist jedoch nicht ohne Risiko.

Umgang mit Demenz

Zu den gefürchtetsten Erkrankungen im Alter gehört die Demenz. Vergesslichkeit, Aufmerksamkeitsstörungen und eine veränderte Wahrnehmung der Umwelt gehen mit ihr einher. Auch die Gefühlswelt der Betroffenen ändert sich, und die sozialen Fähigkeiten nehmen ab.

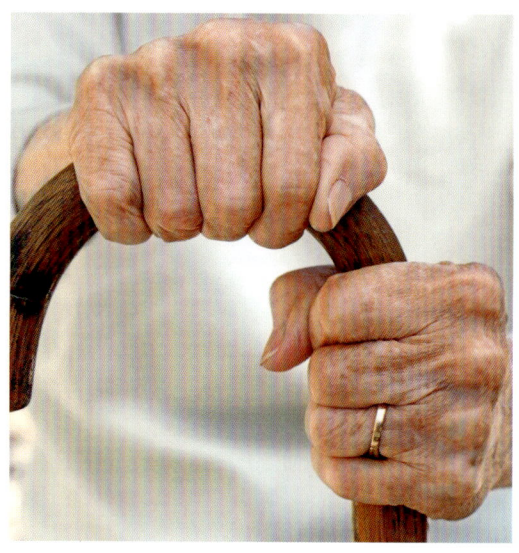

Bei einer Demenz verringert sich die Leistungsfähigleit des Gehirns. Die häufigste Form der Demenz ist die Alzheimer-Erkrankung.

Die Alzheimer-Demenz, die sich durch das Absterben von Nervenzellen kennzeichnet, ist die häufigste und bekannteste Form der Demenz. Daneben gibt es jedoch noch die vaskuläre Demenz, als Folge einer Unterversorgung von Gehirnabschnitten mit Blut, sowie eine Vielzahl von Demenzen anderer Ursache. Eine Heilung gibt es bislang für keine dieser Formen der Demenz. Allerdings kann man das Fortschreiten der Krankheit durch eine Kombination geeigneter Maßnahmen zumindest etwas hinauszögern.

Was sich ändert

Da sich eine Demenz im Allgemeinen nach und nach entwickelt, ändert sich auch das Verhalten der Betroffenen ganz allmählich. Deuten anfangs vielleicht nur kleinere Vergesslichkeiten auf die Erkrankung hin, ändert sich nach und nach auch das Verhalten. Viele Betroffene merken, dass mit ihnen etwas nicht stimmt, und meiden aus Scham schließlich die Gesellschaft anderer Menschen. Gereiztheit, zunehmende Apathie, Schlafstörungen und Angstzustände gehören ebenfalls zum Krankheitsbild. Manche Demenzkranke verlieren zu einem gewissen Zeitpunkt die räumliche und zeitliche Orientierung, erkennen Angehörige und Freunde nicht mehr, üben geliebte Tätigkeiten nicht mehr aus, können einfache Handgriffe (z. B. Jacke zuknöpfen, Kaffee kochen) nicht mehr durchführen. Betroffene fühlen sich oft missverstanden und reagieren deshalb verärgert und machen andere für die eigene Vergesslichkeit verantwortlich („Wo hast du das hingelegt?"). In der Regel geschieht dies jedoch aus Unwissenheit, nicht aus bösem Willen.

Auf andere angewiesen sein

Ab einem bestimmten Zeitpunkt können Demenzkranke kein eigenständiges Leben mehr führen. Sei es, weil sie alltägliche Dinge nicht mehr allein erledigen können,

So wars bei mir

„Ich habe in der eigenen Familie erlebt, was Demenz bedeutet. Mein Vater hatte Alzheimer. Er hat sich dafür geschämt und die Krankheit geleugnet. Ich bin jetzt Anfang 60, und vor zwei Jahre hat mein Arzt auch mir beginnenden Alzheimer diagnostiziert. Ich versuche, so offen wie möglich damit umzugehen. Ich bin in einer Selbsthilfegruppe und nehme an einem Forschungsprojekt der Uni teil. Das tut mir gut – und bestimmt auch unserer Gesellschaft. Es gibt immer mehr Alte und deshalb auch Demente. Mit dieser Situation müssen wir umzugehen lernen."

Franz-Josef T.

Woran erkennt man eine Demenz?

Exakt diagnostizieren lässt sich z. B. die Alzheimer-Krankheit erst nach dem Tod. Charakteristisch für diese Demenz sind Ablagerungen im Gehirn, sogenannte senile Plaques. Doch es gibt Signale dafür, dass ein Mensch an Demenz erkrankt ist:

→ Er wiederholt die gleichen Fragen und Geschichten immer wieder.

→ Er kann sich an Namen und Termine schlecht erinnern oder vergisst sie rasch wieder.

→ Alltagshandlungen fallen ihm schwer, z. B. die Bedienung des Telefons oder das Kochen. Er vergisst oft die einfachsten Handgriffe.

→ Es fällt ihm schwer, die richtigen Worte zu finden, sich verständlich auszudrücken.

→ Er hat den Umgang mit den Finanzen nicht mehr im Griff, rechnen fällt ihm schwer, er weiß mit Rechnungen nichts mehr anzufangen.

→ Er vergisst oft, wo er bestimmte Gegenstände hingelegt hat.

→ Es zeigt sich ein Trend zur Verwahrlosung: Der Betroffene achtet nicht mehr richtig auf seine Körperhygiene und seine Kleidung, streitet dies jedoch ab.

sei es, weil sie sich nicht mehr orientieren können oder wichtige Dinge (z. B. den Herd auszuschalten) zu schnell vergessen. In der Regel übernehmen dann entweder der Lebenspartner oder die Kinder die Pflege, oder der Betroffene wird in einer Pflegeeinrichtung untergebracht. Angehörige sollten sich dabei sehr genau überlegen, ob sie körperlich und seelisch in der Lage sind, die Pflege zu übernehmen. Denn während manche Betroffene sehr unruhig werden und dadurch schwer zu betreuen sind, werden andere irgendwann bettlägerig, womöglich auch inkontinent, und müssen speziell versorgt werden. Wer sich dafür entscheidet, seinen dementen Angehörigen zu pflegen, sollte sich daher unbedingt professionell anleiten lassen und Hilfsangebote (z. B. von Pflegediensten) in Anspruch nehmen. Denn eine solche Pflege ist in der Regel sehr anstrengend und nervenaufreibend, allein weil die starken Veränderungen einen geliebten Menschen betreffen. Wichtig ist vor allem, dass die Pflegenden Geduld aufbringen.

Demenz verzögern

Medikamente, die eine Demenz aufhalten können, gibt es bislang nicht. Es stehen jedoch einige Mittel zur Verfügung, die unter Umständen das Fortschreiten der Krankheit verzögern. Dazu zählen die sogenannten Cholinesterasehemmer, die dafür sorgen sollen, dass der für die Hirnfunktion wichtige Botenstoff Acetylcholin langsamer abgebaut wird. Spezielles Gedächtnistraining in den Anfangsstadien der Demenz kann ebenso sinnvoll sein. Allerdings ist es für manche Betroffene möglicherweise kontraproduktiv, weil sie dadurch zu sehr auf ihre Krankheit und die möglichen Folgen hingewiesen werden.

Demenz vorbeugen

Wer sich geistig fit hält, regelmäßig bewegt, gesund ernährt und aufs Rauchen verzichtet, tut sein Bestes, um einer Demenz vorzubeugen. Ausschalten lässt sich das Risiko für eine Demenz jedoch nie vollständig. Allerdings scheint es bestimmte Faktoren zu geben, die vor allem die Alzheimer-Demenz begünstigen. Dazu zählen Diabetes mellitus, Übergewicht, Bluthochdruck und frühere Schädelverletzungen.

Mit Gedächtnisübungen wie etwa Rätseln kann man etwas gegen die alltägliche Vergesslichkeit tun – und einer Demenzerkrankung vorbeugen.

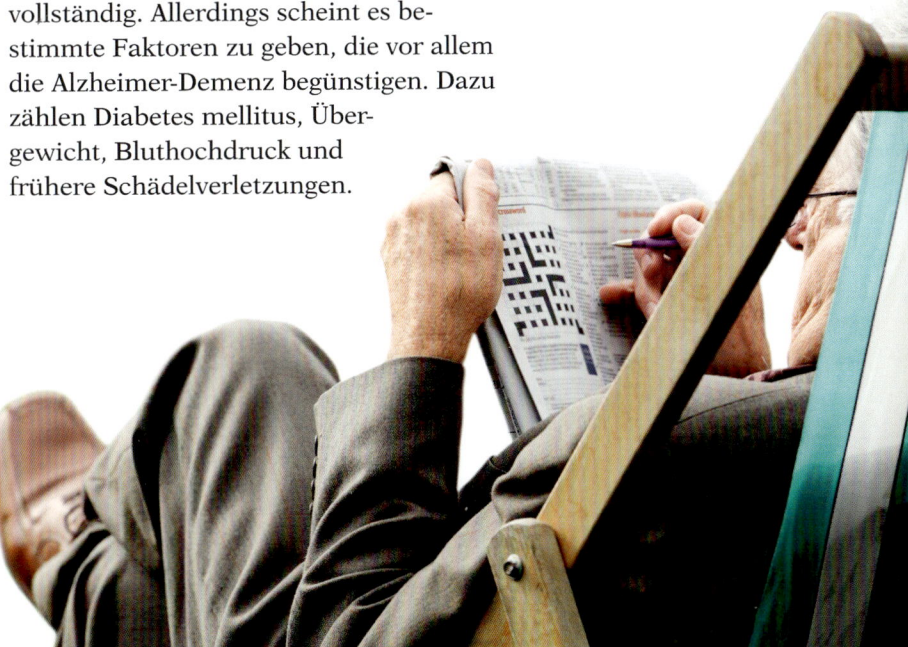

Die Lunge – empfindliches und lebenswichtiges Organ

Die Lunge nimmt Sauerstoff auf, gibt ihn an das Blut weiter und befreit das verbrauchte Blut von Kohlenstoffdioxid. Mit den Jahren wird sie anfälliger für Krankheiten – u. a., weil sie durch die Atmung ständig Umweltgiften ausgesetzt ist. Außerdem sinken die Abwehrkräfte.

Mit dem Alter steigt das Risiko, als Folge einer Bronchitis oder Grippe eine Lungenentzündung zu entwickeln. Gewissen Schutz davor bieten Impfungen. Eine jährliche Impfung gegen Grippe wird allen Personen ab 60 Jahren, eine Impfung gegen Pneumokokken (Bakterien, die Lungenentzündung verursachen) all jenen empfohlen, deren Immunsystem geschwächt ist.

Behandlung von Infektionen

Leider lässt es sich nicht immer verhindern, dass sich eine Erkältung zur Bronchitis (Entzündung der Atemwege) oder gar zur Lungenentzündung auswächst. Doch sollte man gut auf die Alarmzeichen für eine solche Komplikation achten, denn je rascher man etwas dagegen unternimmt, umso besser kann sie behandelt werden.

Anhaltender Husten mit Schmerzen in der Brust z. B. deutet auf eine Bronchitis hin, Fieber und Gliederschmerzen kommen meistens noch dazu. Eine Lungenentzündung äußert sich typischerweise ebenfalls mit Fieber, oft auch mit Schüttelfrost und Atemnot. Im Blut sind Nachweise für eine Entzündung zu finden. Doch es gibt auch Lungenentzündungen mit atypischem Verlauf, d. h. mit anhaltenden Gliederschmerzen, mäßigem Fieber, Husten und leichten Atemproblemen. Während eine Bronchitis nur bei nachweislicher Infektion mit Bakterien durch ein Antibiotikum und ansonsten vor allem durch Ruhe und schleimlösende Mittel behandelt werden sollte, besteht die Therapie bei einer Lungenentzündung stets in der Gabe eines Antibiotikums. Bei beiden Krankheiten sollten die Betroffenen viel trinken, das Fieber muss gesenkt werden, unter Umständen sind auch eine Atemtherapie und ein Krankenhausaufenthalt notwendig.

Chronisch obstruktive Lungenerkrankungen

Unter der Bezeichnung chronisch obstruktive Lungenerkrankungen (COPD) sind Krankheiten zusammengefasst, bei der die Luftwege, vereinfacht gesagt, dauerhaft verengt sind. Dazu gehören Atemnot, Schwierigkeiten beim Ausatmen, Husten und Auswurf. Häufig ist im Alter vor allem die chronisch obstruktive Bronchitis.

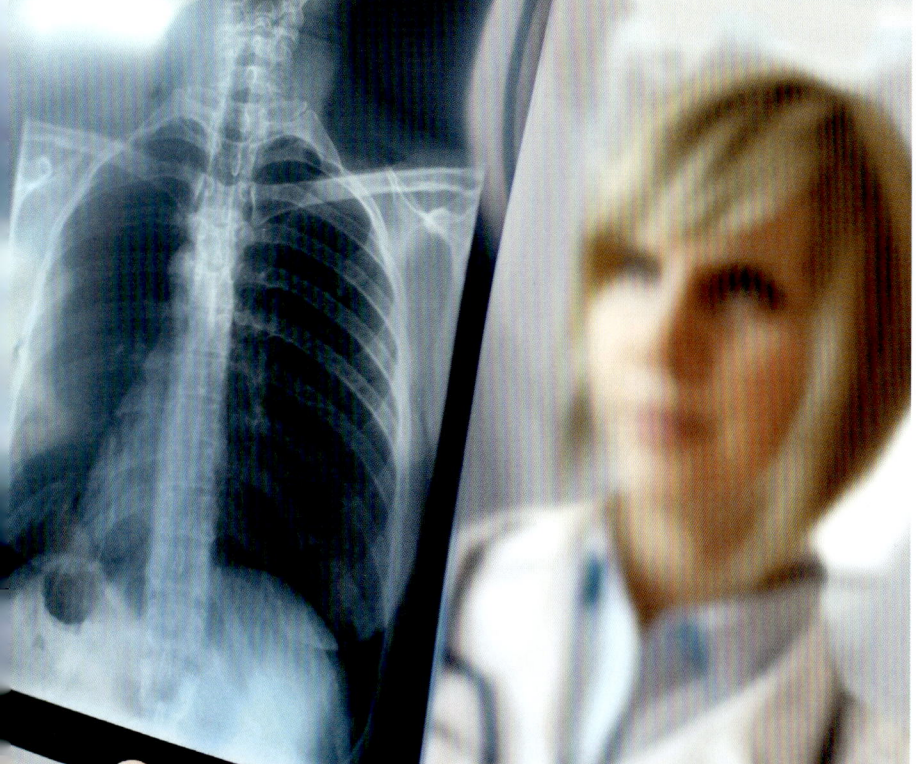

Eine Röntgenaufnahme des Brustkorbs ist u. a. dazu geeignet, eine Lungenentzündung abzuklären bzw. auszuschließen.

Endstadium aller COPD ist das Lungenemphysem, bei der das Lungengewebe unumkehrbar schrumpft. Als Folge ist der Austausch von Sauerstoff und Kohlenstoffdioxid zwischen Blut und Lunge nicht länger ausreichend gewährleistet.

Als Hauptursache für alle COPD benennen Mediziner das Rauchen, aber auch Schadstoffe aus der Umwelt und häufige Infektionen tragen zur Entstehung bei. Die Behandlung besteht in erster Linie darin, den Betroffenen das Atmen zu erleichtern und das Fortschreiten der Krankheit zu bremsen. Betroffene sollten daher unbedingt das Rauchen aufgeben und schädliche Umwelteinflüsse meiden. Bei großen Atemproblemen ist die Gabe von Sauerstoff, manchmal sogar eine Dauerbeatmung notwendig.

Lungenödem

Als Lungenödem bezeichnet man die Ansammlung von Flüssigkeit in der Lunge. Es äußert sich durch Atemnot und rasselnde oder brodelnde Atemgeräusche. Ein Lungenödem ist ein medizinischer Notfall, Rettungswagen und Notarzt müssen alarmiert werden, Betroffene sollten sofort ins Krankenhaus eingeliefert werden.

Vor allem im Alter ist eine Herzschwäche (Herzinsuffizienz) die Hauptursache für die Entstehung eines Lungenödems. Die linke Herzhälfte schafft es nicht mehr, genug Blut in den Kreislauf zu pumpen. Als Folge staut sich Blut in der Lunge zurück, es entwickelt sich ein Ödem. Die Therapie des Lungenödems besteht in der Behandlung der Grunderkrankung, also der Herzschwäche. Als Erste-Hilfe-Medikamente stehen dem Notarzt u. a. gefäßerweiternde und entwässernde Mittel zur Verfügung, die einerseits das Herz entlasten, andererseits für einen Rückgang des Ödems sorgen sollen.

Lungenkrebs

Die Hauptursache für Lungenkrebs (auch Bronchialkarzinom) ist das Rauchen, u. a. werden aber auch das in der Natur vorkommende Edelgas Radon sowie Schadstoffe aus der Umwelt für die Erkrankung verantwortlich gemacht. Das Tückische am Lungenkrebs ist, dass seine Symptome denen von Infektionen der Atemwege (Husten, Schmerzen in der Brust, Atemprobleme) ähneln und er deshalb oft erst spät erkannt wird. Je nachdem, von welchem Gewebe der Lunge der Krebs ausgeht, unterscheidet man zwischen verschiedenen Tumoren (u. a. Bronchial-, Adeno-, Plattenepithelkarzinom). Diagnostiziert wird Lungenkrebs in erster Linie durch bildgebende Untersuchungen (z. B. Röntgen, Computertomografie) und die Entnahme einer Gewebeprobe bei einer Bronchoskopie.

Soweit es die Größe des Tumors und der Allgemeinzustand des Betroffenen erlauben, werden der Tumor und ein Teil des Lungengewebes bei den nicht kleinzelligen Bronchialkarzinomen entfernt. Ist dies nicht möglich, kommt in der Regel die Strahlentherapie zum Einsatz. Bei bestimmten Tumoren erfolgt vor der Operation eine Chemo- oder Strahlentherapie, um das Wachstum des Karzinoms zu bremsen. Beim sogenannten kleinzelligen Bronchialkarzinom ist in der Regel eine Chemotherapie die Behandlung der Wahl.

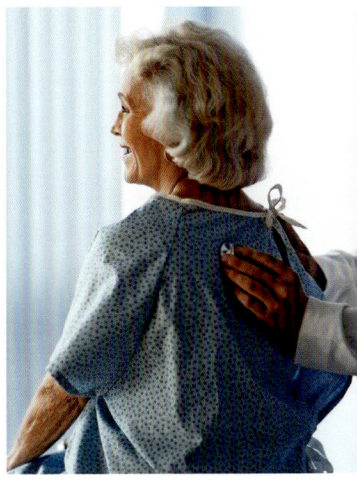

Das Abhören der Lunge mit dem Stethoskop gehört zu den klassischen Untersuchungsmethoden. Mit dieser sogenannten Auskultation kann der Arzt krankhafte Geräusche feststellen.

 So schützt man sich vor Erkältungskrankheiten:

➜ Regelmäßig die Hände mit Seife waschen.
➜ In der Erkältungssaison so selten wie möglich mit den Händen das Gesicht berühren.
➜ Hautkontakt (z. B. Händeschütteln) mit erkrankten Personen vermeiden.
➜ Durch regelmäßige Bewegung, gesunde Ernährung und den Verzicht aufs Rauchen die Körperabwehr gegen Infektionen stärken.
➜ Stress weitgehend vermeiden – er erhöht die Anfälligkeit für Infektionen.

Sexuelle Störungen und körperliche Liebe

Für viele Menschen im fortgeschrittenen Alter ist der Sex erfüllender als in jungen Jahren. Die Angst vor einer Schwangerschaft fällt weg, die meisten kennen ihren Körper und wissen, was ihnen gefällt. Auch die Erfahrung, die das Alter mit sich bringt, ist nicht zu unterschätzen.

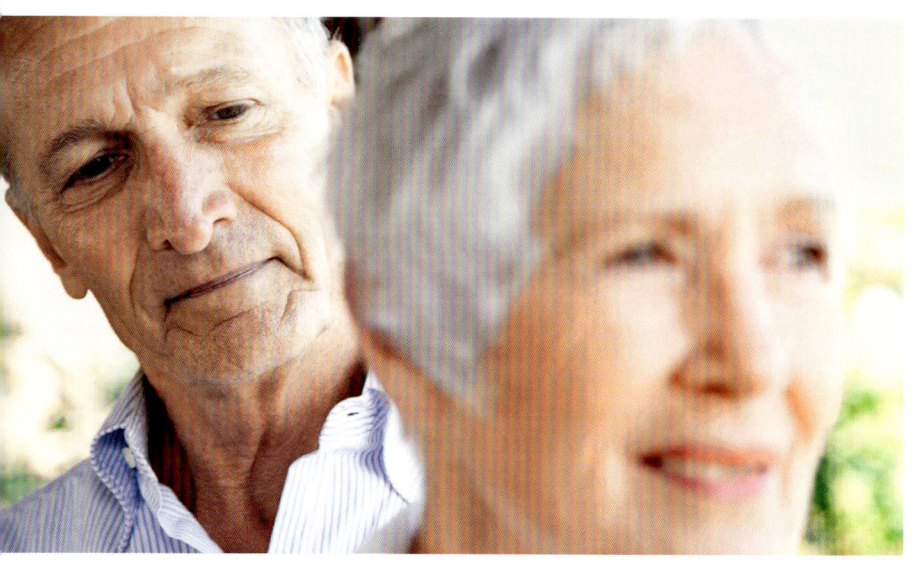

Reden hilft: Auch wenn man sich selbst und den Partner gut kennt, bleibt es wichtig, über Sexualität zu sprechen. Vielleicht hat der andere ein Problem, das mit dem Alter zu tun hat.

Sexualität kann in jeder Lebensphase mit Schwierigkeiten verbunden sein. Im Alter gibt es spezielle Fragestellungen, z.B. durch nachlassende Potenz des Mannes, ungewollten Harnabgang oder ganz allgemein einem Nachlassen der Libido (Sexualtrieb). Ein Besuch beim Arzt kann jedoch in vielen Fällen Abhilfe schaffen. Oft hilft bereits ein wenig Gelassenheit. Wer sagt denn, dass der Sex genauso ablaufen muss wie in jungen Jahren?

Nachlassen der Libido

Es ist durchaus normal, dass die Lust mit dem Alter nachlässt. Wer jedoch in einer Beziehung lebt, in der sich ein Partner häufiger Sex wünscht als der andere, für den kann das zum Problem werden. Nicht selten gibt es körperliche Ursachen für den Rückgang der Libido. So können z.B. Herz-Kreislauf-Probleme, Diabetes mellitus oder bei Frauen auch Schmerzen beim Ge-

schlechtsverkehr und Infektionen der Vagina die Lust verringern. Aber auch psychische Probleme, wie die Angst, nicht mehr attraktiv genug für den Partner zu sein, oder depressive Verstimmungen können die Libido beeinträchtigen. Da viele dieser Ursachen medizinisch behandelt werden können, sollten Betroffene sich nicht scheuen, ihren Arzt auf ihr Problem anzusprechen. Bei seelischen Problemen kann auch der Besuch bei einem Therapeuten helfen.

Im Gespräch bleiben

Besonders wichtig ist es – übrigens in jedem Alter –, mit dem Partner offen über die eigenen Erwartungen in sexueller Hinsicht zu sprechen. Wer sich überfordert fühlt von den sexuellen Ansprüchen des Partners, sollte das genauso zur Sprache bringen wie jemand, der sich häufiger Sex wünscht. Wer offen über seine Wünsche und Probleme redet, findet in den meisten Fällen gemeinsam mit dem Partner Lösungen, die für beide akzeptabel sind. Falls nötig, kann dabei auch ein Paartherapeut helfen.

Frauenprobleme

Frauen mit zunehmendem Alter haben häufiger Schmerzen beim Sex, weil ihre Scheide zu trocken ist. Abhilfe schaffen hier Gleitmittel mit oder ohne Hormone. Hat eine Frau Schwierigkeiten, zum Höhepunkt zu kommen, sollte sie das ihrem Partner sagen und zudem bei Bedarf zeigen, was er tun kann, um sie zu erregen. Beckenbodenübungen können die Orgasmusfähigkeit zusätzlich steigern.

Viele Frauen können die Sexualität nicht mehr genießen, weil sie Angst vor unge-

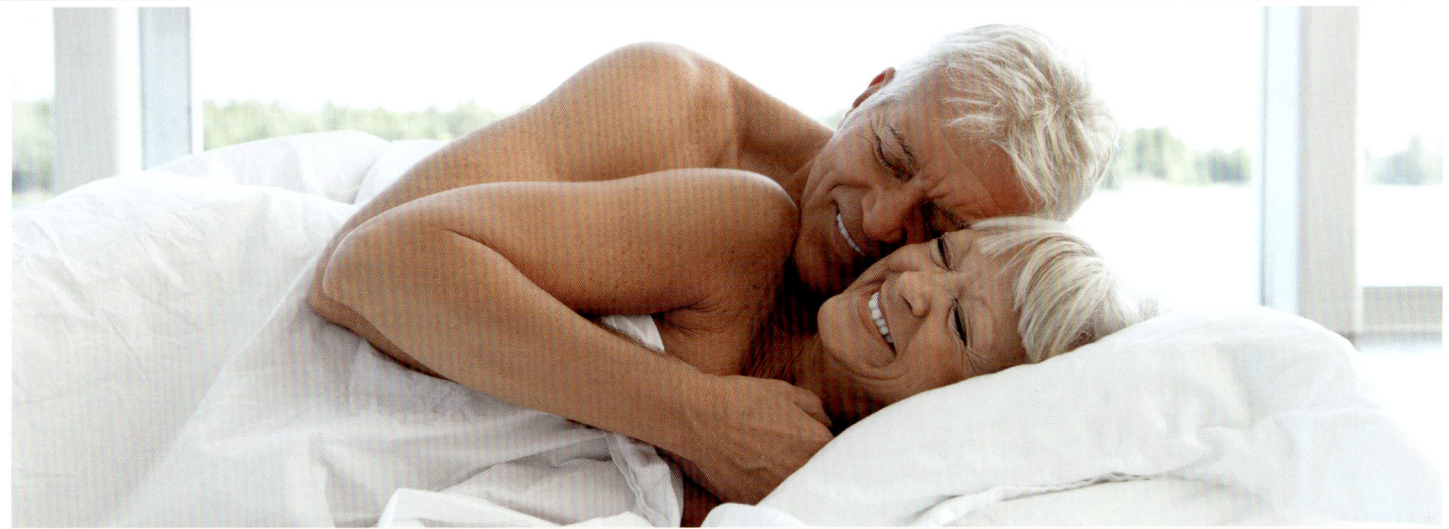

wolltem Harnabgang haben. In diesem Fall ist die Behandlung der Blasenschwäche Voraussetzung für ein erfülltes Liebesleben. Geht die Inkontinenz auf eine Beckenbodenschwäche zurück, hilft womöglich bereits regelmäßiges Beckenbodentraining, das unter Anleitung eines Physiotherapeuten erlernt werden sollte. Aber auch medikamentös oder operativ lässt sich die Inkontinenz in vielen Fällen beheben.

Männerschwierigkeiten

Männer sind zwar prinzipiell bis ins hohe Alter zeugungsfähig, doch im Allgemeinen sinkt bei ihnen mit den Jahren der Testosteronspiegel. Ein niedriger Gehalt an diesem Sexualhormon im Blut kann – neben anderen körperlichen Ursachen (z. B. Bluthochdruck, Diabetes mellitus, Einnahme bestimmter Medikamente) – Erektionsprobleme hervorrufen. Man spricht von einer erektilen Dysfunktion, wenn ein Mann Schwierigkeiten hat, eine Erektion zu bekommen oder zu halten. Vor einer symptomatischen Therapie der erektilen Dysfunktion sollte stets zunächst die Ursache gesucht und – wenn möglich – behandelt werden. Besteht sie dennoch weiterhin, gibt es eine Reihe von Behandlungsmöglichkeiten.

Medikamente gegen Erektionsprobleme

Der bekannteste Wirkstoff zur Behebung von Potenzstörungen ist Sildenafil, ein Mittel, das die Durchblutung des Penis erhöht und damit eine Erektion begünstigt. Dieses Medikament ist jedoch verschreibungspflichtig und hilft nicht in allen Fällen erektiler Dysfunktion. Hinzukommt: Bei bestimmten Vorerkrankungen (z. B. bei koronarer Herzkrankheit) darf es nur genommen werden, wenn der Arzt zustimmt. Zusammen mit Nitraten zur Behandlung der Angina Pectoris darf es nicht eingesetzt werden, denn der Blutdruck könnte im Einzelfall lebensgefährlich absinken.

Neben den oral einzunehmenden Wirkstoffen gibt es die Möglichkeit, sich kurz vor dem Geschlechtsverkehr ein Medikament in den Schwellkörper des Penis zu injizieren. Dies sorgt ebenfalls für eine vermehrte Blutzufuhr in den Penis und damit für eine Erektion.

Lust und Erotik sind auch im Leben vieler älterer Menschen wichtig – entgegen der Vorstellung der meisten jüngeren.

Vorsicht vor Wechselwirkungen

Seitdem wirksame Medikamente gegen die erektile Dysfunktion zur Verfügung stehen, kommen diese immer häufiger zum Einsatz. Vor einer Einnahme sollten Sie aber in jedem Fall Ihren Arzt konsultieren, insbesondere, weil es zu gefährlichen Wechselwirkungen mit anderen Medikamenten kommen kann. Falls die vorhandenen Arzneimittel nicht wirken oder wegen einer Erkrankung nicht genommen werden dürfen, kann eine Erektion auch durch mechanische Hilfsmittel erreicht werden.

Hilfen bei Hör- und Sehschwäche

Wenn die Arme zu kurz fürs Lesen werden, weiß man: Jetzt beginnen die von der Werbung angepriesenen besten Jahre. Ab 40 geht die Fähigkeit des Auges zur Naheinstellung zurück. Altersweitsichtigkeit ist die Folge. Auch das Hörvermögen lässt mit den Jahren häufig nach.

Vor Altersweitsichtigkeit kann sich niemand schützen. Bei allen Menschen lässt die Elastizität der Augenlinse nach, das Auge kann sich schlechter an verschiedene Entfernungen anpassen. Bis etwa zur Mitte des sechsten Lebensjahrzehnts steigt die Fehlsichtigkeit an. Bei drei Dioptrien plus ist meistens Schluss.

Brillen und Kontaktlinsen

Die einfachste Möglichkeit, die Fehlsichtigkeit auszugleichen, besteht in der Anschaffung einer Lesebrille. Da nicht immer beide Augen gleich stark betroffen sind, sollte man zunächst den Arzt für einen Sehtest aufsuchen. Dieser kann zudem feststellen, ob Erkrankungen des Auges vorliegen. Verschlechtert sich die Sehstärke weiter, reicht später oft der Sehtest beim Optiker, um die Brille anzupassen.

Abhängig davon, ob gleichzeitig Kurzsichtigkeit vorliegt, brauchen Altersweitsichtige eine oder zwei Brillen, eine für die Nähe (Korrektur der Weitsichtigkeit) und

Zunehmende Altersweitsichtigkeit ist ein ganz normaler Prozess. Meist ist spätestens mit Mitte 40 scharfes Sehen im Nahbereich ohne Korrektur nicht mehr möglich.

eine für die Ferne (Kurzsichtigkeit). Daneben gibt es Zweistärkenbrillen mit einem Glasabschnitt für die Ferne und einen für die Nähe, die allerdings das Sehen in der Entfernung von einem halben bis zu zwei Metern nicht abdecken. Letzteres ist nur mit einer Gleitsichtbrille möglich, die für den fließenden Übergang zwischen den Sehstärken ausgelegt ist. Nicht alle Betroffenen kommen jedoch mit einer Gleitsichtbrille zurecht, manchen wird schwindelig beim Tragen, andere bekommen Kopfschmerzen. Deshalb sollte man testen, welche Brille(n) am besten geeignet ist/sind. Gleitsichtbrillen können häufig zur Probe getragen werden. Neben den Brillen gibt es auch Gleitsichtkontaktlinsen für Kurz- als auch Weitsichtige. Kurzsichtige Kontaktlinsenträger können jedoch auch ihre Kontaktlinsen mit einer Lesebrille kombinieren.

Operationen

Die Altersweitsichtigkeit kann auch mithilfe von Laseroperationen behandelt werden, deren Kosten allerdings von den gesetzlichen Krankenkassen nicht erstattet werden. So wird bei einer Form der Behandlung z. B. das eine Auge so korrigiert, dass damit das Sehen in der Nähe möglich ist, das andere wird für das Sehen in der Ferne optimiert. Nach dem Eingriff kann es unter Umständen jedoch zu Problemen mit dem räumlichen Sehen kommen. Bei einer anderen Form der Laseroperation wird die starre Linse weich gemacht, sodass sie sich wieder anpassen kann. Daneben existiert noch die Möglichkeit, mithilfe des Lasers aufeinander abgestimmte Ringe in der Mitte der Hornhaut einzubringen und so die Fehlsichtigkeit zu korrigieren.

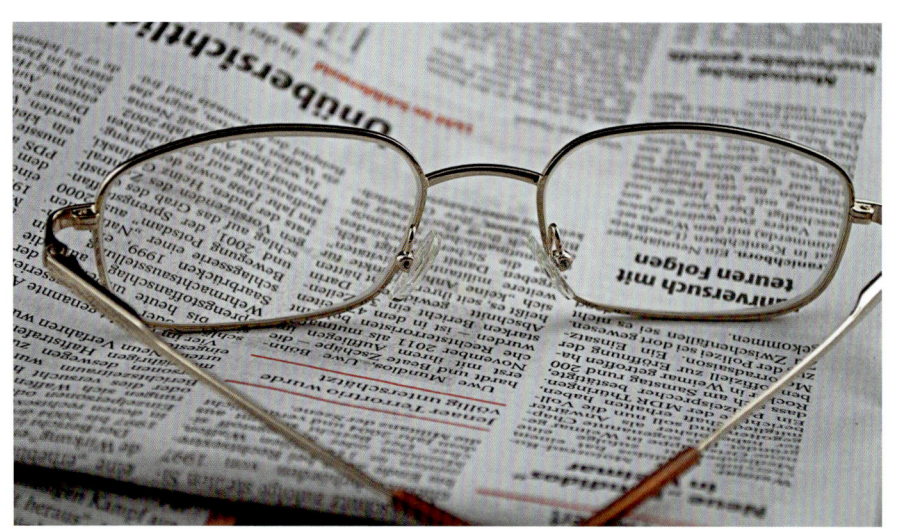

Schwerhörigkeit behandeln

Schwerhörigkeit kann zwar viele Ursachen haben, für die Schwerhörigkeit im Alter sind jedoch meistens Schäden an den Sinneszellen im Innenohr verantwortlich. Daran sind wiederum meistens äußere Einflüsse, vor allem Lärm, aber auch Stress, Durchblutungsstörungen oder Krankheiten wie Diabetes mellitus schuld. Diese sogenannte Altersschwerhörigkeit lässt sich bislang weder mit Medikamenten noch mit einer Operation, sondern nur mit Hörgeräten behandeln. Da es mittlerweile eine große Auswahl verschiedener Geräte gibt, findet sich unter Garantie für jeden das passende. Damit sein Träger es akzeptiert und keine Probleme beim Tragen auftreten, muss ein Hörgerät individuell angepasst werden. Das erfordert oft mehrere Sitzungen beim Hörgeräteakustiker. Auch ein anschließendes Training fürs Gehör kann sinnvoll sein, z. B. um sich besser auf ein Gespräch konzentrieren und Hintergrundgeräusche ausschalten zu können.

Hörgerättypen

Unterschieden wird zwischen Hinter-dem-Ohr- und In-Ohr-Hörgeräten. Hinter dem Ohr getragene Geräte haben den Vorteil, dass sie der Technik größeren Raum bieten. Sie eignen sich daher für leichte bis starke Schwerhörigkeit. Neben dem eigentlichen Gerät, das den Schall verstärkt und hinter dem Ohr sitzt, befindet sich im Ohr ein sogenanntes Ohrpassstück, das mit dem Gerät über einen dünnen Schlauch verbunden ist und den Schall zum Trommelfell weiterleitet. Das Tragen des Ohrpassstücks kann anfangs etwas unangenehm sein, u. a., weil Geräusche wie das Kauen stärker wahrgenommen werden.

In-Ohr-Geräte sind kleiner, sitzen im Ohr und eignen sich nur für leichte bis mittlere Schwerhörigkeit. Sie haben den Vorteil, dass sie durch ihren Sitz im Gehörgang unauffälliger sind, den Nachteil, dass es häufiger zu Irritationen im Ohr wie Juckreiz oder Entzündungen kommen kann.

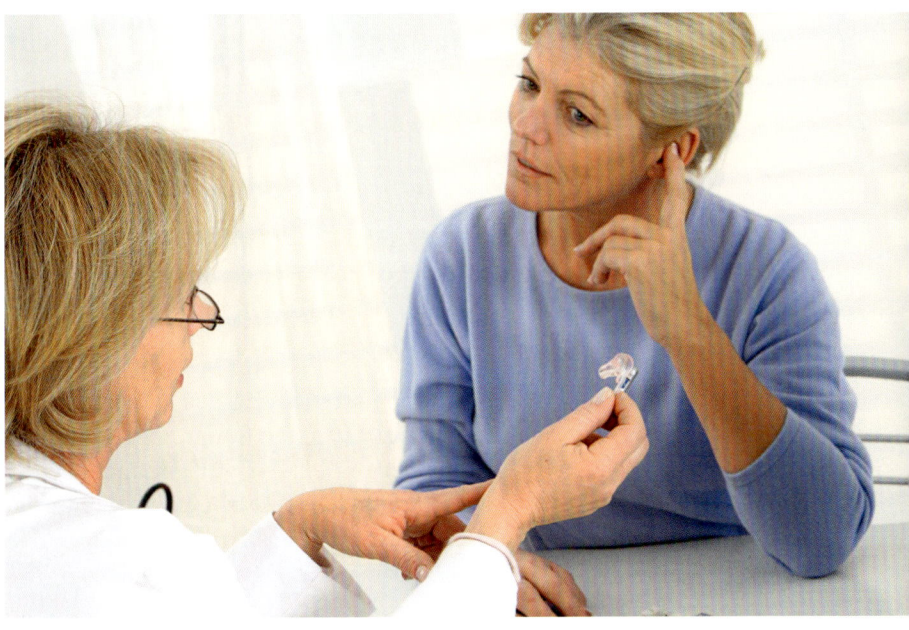

Implantate

Bei Taubheit und starker Schwerhörigkeit, die sich durch ein Hörgerät nicht mehr ausgleichen lässt, weil zu viele Sinneszellen im Innenohr geschädigt sind, kann unter Umständen ein sogenanntes Cochlea-Implantat infrage kommen. Dieses ersetzt – vereinfacht ausgedrückt – die Hörschnecke (Cochlea) im Innenohr, auf der die Sinneszellen sitzen. Die Hörschnecke bleibt dabei bestehen, der Hörnerv wird jedoch nicht mehr durch sie angeregt, sondern durch die Elektroden des Implantats. Das Cochlea-Implantat besteht aus zwei Abschnitten: einem Teil, der außen am Kopf hinter dem Ohr befestigt wird, und dem innen liegenden Teil.

Viele Menschen empfinden es zunächst als unangenehm, ein Hörgerät zu benutzen. Wichtig ist, dass es optimal angepasst wird.

Künstliche Linsen

Durch das Einsetzen einer künstlichen Linse (Intraokularlinse) können sowohl die Alters- als auch eine bereits bestehende Kurzsichtigkeit behoben werden. In zahlreichen Fällen ermöglicht eine solche Linse das Sehen ohne Brille. Auch beim grauen Star, der Trübung der Augenlinse, erhalten die Betroffenen eine künstliche Linse.

Zahnpflege, Zahnerhaltung und Zahnersatz

Vor allem Zucker, aber auch das Rauchen und der Genuss von Alkohol machen unseren Zähnen zu schaffen. Im Alter nehmen insbesondere die Karies der oft freiliegenden Zahnwurzeln und Erkrankungen des Zahnhalteapparats zu.

Durch regelmäßige Untersuchungen beim Zahnarzt werden Probleme in der Regel frühzeitg erkannt. Zudem erhöht sich dadurch der Zuschuss der gesetzlichen Krankenkassen bei Zahnersatz.

Einer Untersuchung des Robert Koch-Instituts zufolge fehlen in der Altersgruppe der 65- bis 74-Jährigen jedem Menschen durchschnittlich 14,1 Zähne. Damit ist klar: Viele Menschen dieses Alters benötigen Zahnersatz, nicht wenige schon früher. Immer häufiger bevorzugen Betroffene anstelle von herausnehmbaren Prothesen fest sitzenden Zahnersatz wie Brücken oder Implantate. Zum Schutz der verbliebenen eigenen Zähne ist es jedoch auch in fortschreitendem Alter notwendig, Erkrankungen im Bereich des Mundes durch Pflege und Vorsorge bestmöglich vorzubeugen.

Wenigstens einmal im Jahr zum Zahnarzt!

Menschen, die gerne zum Zahnarzt gehen, gibt es vermutlich wenige. Trotzdem sollte jeder Erwachsene wenigstens einmal im Kalenderjahr – noch besser einmal pro Halbjahr – den Zahnarzt aufsuchen. Und zwar nicht nur, um mögliche Probleme

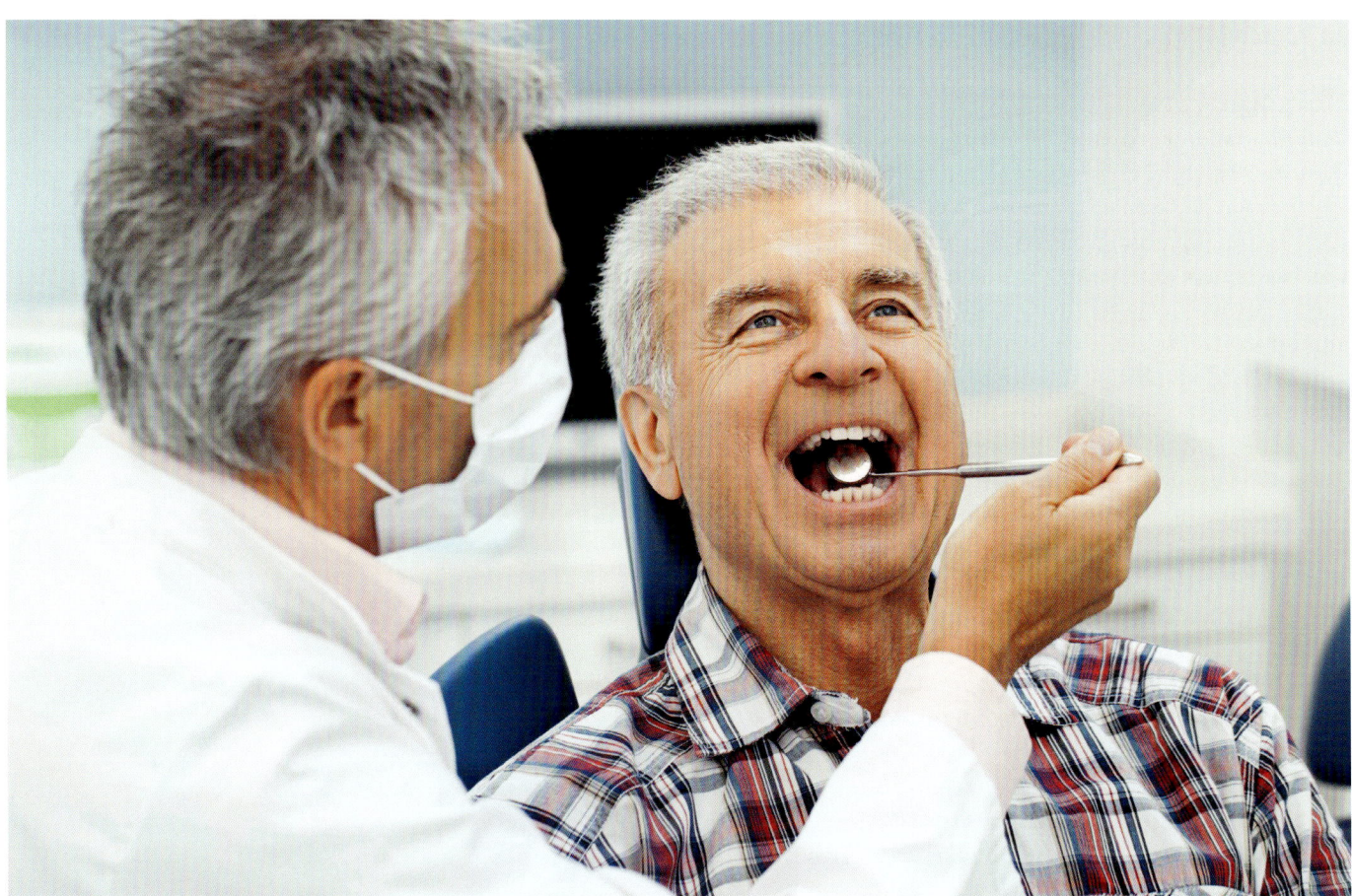

Richtige Zahnpflege

Regelmäßiges und richtiges Zähneputzen (wenigstens zweimal täglich mindestens zwei Minuten lang) ist für den Erhalt der Zähne und gesundes Zahnfleisch unglaublich wichtig – selbst dann, wenn nur noch wenige eigene Zähne verblieben sind. Fest sitzender Zahnersatz (Brücken, Kronen, Implantate) muss ebenfalls gereinigt werden, um einer Zahnfleischentzündung und damit auch einer Parodontitis vorzubeugen. Dabei gilt es, stets vom Zahnfleisch zu den Zähnen – also von Rot nach Weiß – zu bürsten und auch die Kauflächen nicht zu vergessen. Wichtig ist auch, nicht zu viel Druck auszuüben, da sonst die Gefahr von Zahnfleischverletzungen besteht, in die Bakterien eindringen können. Auch Zahnzwischenräume und der Spalt unter einer Brücke müssen gereinigt werden, mit Zahnseide oder einer Interdentalbürste. Wer möchte, kann auch zu einer elektrischen Zahnbürste greifen. Insbesondere Schallzahnbürsten reinigen oft schonender als die Handzahnbürste, da hier nicht die Gefahr besteht, zu starken Druck auszuüben.

frühzeitig zu erkennen, sondern auch, um von seiner gesetzlichen Krankenkasse höhere Zuschüsse zu eventuell notwendigem Zahnersatz zu erhalten. Wer in den letzten fünf Jahren wenigstens einmal jährlich beim Zahnarzt war und das mit seinem Bonusheft lückenlos dokumentieren kann, dessen Zuschuss zu Zahnersatz erhöht sich um 20 %, nach zehn Jahren lückenloser Versorgung sogar um 30 %. Übrigens: Die Zahnarztpraxis stempelt das Bonusheft gern auch nachträglich ab, wenn es beim Besuch der Praxis vergessen wurde oder verloren gegangen ist.

Probleme mit dem Zahnhalteapparat

Mit dem Alter geht häufig der sogenannte Zahnhalteapparat zurück, das heißt, der Knochen des Kiefers, in dem die Zähne sitzen, wird abgebaut. Die Mediziner sprechen dann von einer Parodontitis. Sie wird in vielen Fällen durch Bakterien ausgelöst, die durch mangelnde Zahnhygiene im Mund verbleiben und zum Teil zunächst eine Zahnfleischentzündung (Gingivitis) auslösen, die im schlimmsten Fall schließlich auf den Kieferknochen übergreifen kann.

Auch Zahnstein begünstigt die Entstehung einer Parodontitis. Zu den weiteren Risikofaktoren zählen eine erbliche Veranlagung, Diabetes mellitus sowie das Rauchen. Bemerkbar macht sich eine Parodontitis zunächst häufig durch Mundgeruch sowie durch den Rückgang des Zahnfleischs. Die Zähne scheinen länger zu werden, weil ein größerer Teil der davon sichtbar wird. Schließlich kann es durch Knochenabbau zu einer Lockerung der Zähne kommen.

Parodontitis-Behandlung

Zu den wichtigsten Maßnahmen der Parodontitis-Behandlung zählt eine gute Mundhygiene, um den Zahnbelag (Plaque) zu entfernen, in dem sich Bakterien befinden. Auch eine professionelle Zahnreinigung mit Entfernung des Zahnsteins ist notwendig. Eventuell muss der Zahnarzt zudem

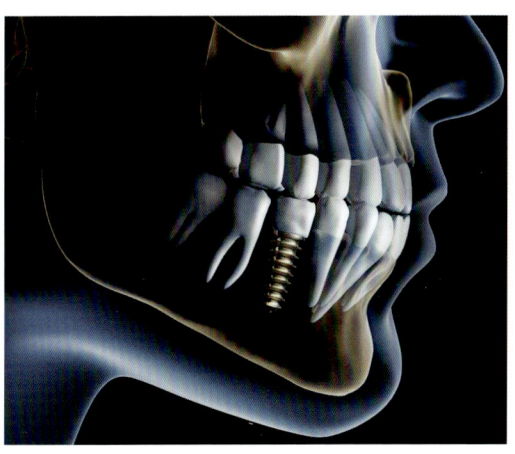

Ein Implantat ist eine künstliche Zahnwurzel, die im Kieferknochen verankert wird und als Träger für den Zahnersatz dient.

Die herausnehmbare Vollprothese ist die preiswerteste Lösung beim Zahnersatz. Sie muss gut sitzen und getragen werden, damit sich der Kieferknochen nicht abbaut.

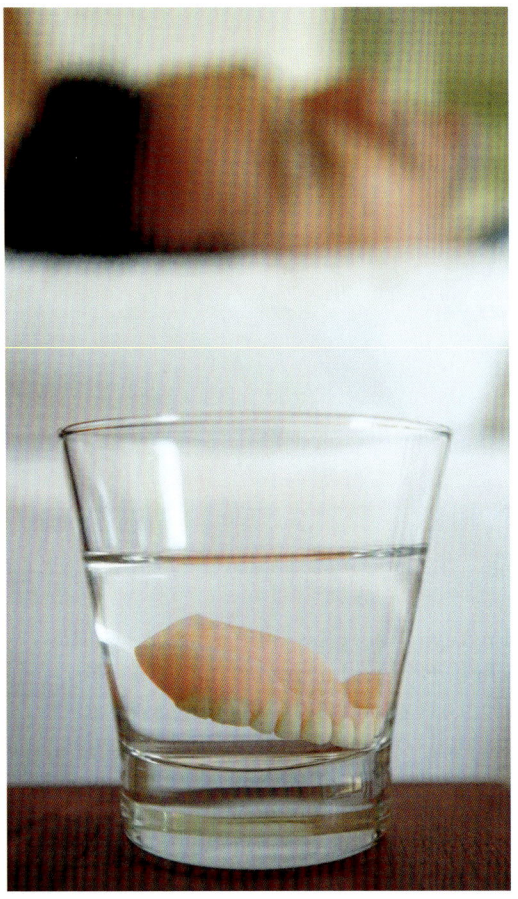

Füllungen erneuern oder Zähne ziehen, die nicht länger erhalten werden können. Mundspülungen tragen ebenfalls dazu bei, den Bakterienbefall zu reduzieren, in selteneren Fällen ist auch die Einnahme eines Antibiotikums angezeigt.

Fest sitzender Zahnersatz

Der Ersatz fehlender Zähne ist in jedem Lebensalter wichtig. Ohne gut sitzenden Zahnersatz kommt es vor allem im Alter oft zu einer Fehl- oder Mangelernährung. Der Grund: Wer nicht gut kauen kann, scheut sich davor, bestimmte Nahrungsmittel zu sich nehmen, und greift womöglich vorrangig auf eine weiche, oft wenig vitaminreiche Kost zurück.

Werden die Zähne des Ober- oder Unterkiefers vollständig durch eine Prothese ersetzt, spricht man von einer Vollprothese, sind nur einige Zähne betroffen, von einer Teilprothese. Die Frage ist nur, für welchen Zahnersatz man sich entscheidet: für fest sitzenden Zahnersatz, der oft an Implantaten verankert wird, oder eine herausnehmbare Teil- oder Vollprothese. Der Vorteil einer Prothese, die an mehreren, zuvor im Kiefer eingesetzten Implantaten verankert wird, ist offensichtlich: Sie kann nicht herausfallen, und der Prothesenträger kann alle Nahrungsmittel problemlos kauen.

Zahnimplantate werden in den Kieferknochen eingesetzt. Voraussetzung ist allerdings, dass dieser stark genug ist. Zudem benötigen Implantate etwa drei bis sechs Monate, bis sie sich mit dem Kieferknochen zu einer festen und belastbaren Einheit verbunden haben. Erst dann kann die Prothese (eine Art Brücke) darauf gesetzt werden. Diese Form des Zahnersatzes ist mit relativ hohen Kosten verbunden.

Herausnehmbare Prothese

Herausnehmbare Prothesen sind eine vergleichsweise günstige Variante des Zahnersatzes. Insbesondere Vollprothesen können aber, sofern sie perfekt angepasst sind, ebenfalls eine gute Lösung sein. Voraussetzung ist allerdings, dass der Gebissträger in der Lage ist, sie selbst richtig einzusetzen, herauszunehmen sowie zu reinigen.

Die Gaumenplatte einer Prothese wird möglicherweise zunächst als störend empfunden, u. a., weil der Geschmack von Speisen weniger gut wahrgenommen wird. Häufig kann zunächst auch das Sprechen etwas schwer fallen und die Stimme verändert klingen. Wer Probleme mit Mundtrockenheit hat, bei dem haften herausnehmbare Vollprothesen schlechter. Hinzu kommt, dass die Prothese die Speichelbildung verringert.

Probleme kann es zudem geben, wenn die Prothese nicht richtig sitzt. In diesem Fall verzichten manche Menschen sogar zeitweilig auf deren Benutzung. Das kann allerdings dazu führen, dass sich wiederum nach einiger Zeit der Kieferknochen verändert und die Prothese daraufhin noch schlechter sitzt. Fragen Sie also in jedem Fall Ihren Zahnarzt um Rat, wenn Sie Schwierigkeiten mit Ihrer Prothese haben.

Diagnose und Behandlung seelischer Störungen

Depressionen, Angst- oder Suchterkrankungen kommen zwar in jedem Alter vor, werden mit zunehmenden Lebensjahren häufig aber nicht als solche erkannt. Ein Grund: Häufig führen Ärzte seelische Probleme auf bereits bestehende körperliche Erkrankungen zurück.

Ältere Menschen und insbesondere Männer haben manchmal Hemmungen, sich seelische Probleme einzugestehen und deswegen Hilfe zu suchen. Manche denken vielleicht, sie müssten sich nur „zusammennehmen" und könnten ihre Schwierigkeiten dann schon selbst lösen, andere möchten ihrer Umgebung nicht zur Last fallen oder fürchten, für „verrückt" gehalten zu werden, wenn sie sich ihren Angehörigen oder einem Arzt mitteilen. Andere wiederum haben vielleicht auch bereits die Hoffnung auf Besserung verloren oder halten psychische Probleme fälschlicherweise für eine normale Begleiterscheinung des Älterwerdens. Doch das sind sie nicht! Jeder sollte den Arzt aufsuchen, wenn er bei sich Symptome von Depressionen, Angst oder Sucht feststellt. Eine Behandlung kann die durch die Störung eingeschränkte Lebensqualität verbessern.

Verluste im Alter

Psychische Probleme sind im Alter häufig. Untersuchungen zufolge leidet etwa ein Viertel aller über 60-Jährigen irgendwann unter ihnen. Zu den häufigsten seelischen Störungen zählt dabei, neben den Folgen von Demenz, eine Depression. Angststörungen sind weitaus seltener. Nicht immer kann die Ursache einer Depression genau ermittelt werden, oft gibt es die eine Ursache auch nicht, doch bestimmte Lebensumstände begünstigen die Entstehung einer Depression. Dazu gehören vor allem die mit dem Alter einhergehenden Verluste. So sind viele Menschen durch eine Erkrankung oder durch altersbedingten Verschleiß körperlich eingeschränkt, und nicht wenigen macht der Verlust der körperlichen Unversehrtheit schwer zu schaffen.

Auch der Abschied aus dem Arbeitsleben, eventuell die Einschränkung der eigenen Mobilität oder ein durch Krankheit bedingter Rückzug aus dem Sozialleben und natürlich der Verlust geliebter Menschen durch den im Alter allgegenwärtigen Tod werfen Probleme auf.

Wie sich Depressionen äußern

Depressionen im Alter werden oft abgetan als natürliche Begleiterscheinung von Krankheiten, als Nebenwirkung von Medikamenten, und sie werden aufgrund eines ähnlichen Beschwerdebilds nicht selten mit anderen Erkrankungen wie der Demenz verwechselt. Doch im Gegensatz zur Demenz lassen sie sich in der Regel gut behandeln – jedenfalls, wenn man sie erkennt. Zu den Symptomen, die mit einer Depression einhergehen können, zählt in erster Linie natürlich die Stimmungsänderung: Traurigkeit, Hoffnungslosigkeit oder auch ein Gefühl innerer Leere sind kennzeichnend für die Erkrankung. Auch Selbstmordgedanken können ein Hinweis auf eine Depression sein. Antriebslosigkeit, Müdigkeit, eine veränderte Wahrnehmung („Keiner mag mich"), zerfahrenes Denken, plötzliches, unkontrolliertes Weinen deuten unter Umständen ebenfalls auf die Störung hin.

Wer das Gefühl hat, an einer Depression erkrankt zu sein, sollte unbedingt einen Arzt aufsuchen und diesem seine

Ältere Menschen mit Depressionen klagen häufiger über physische als über psychische Probleme. Und sie lassen sich seltener helfen als jüngere.

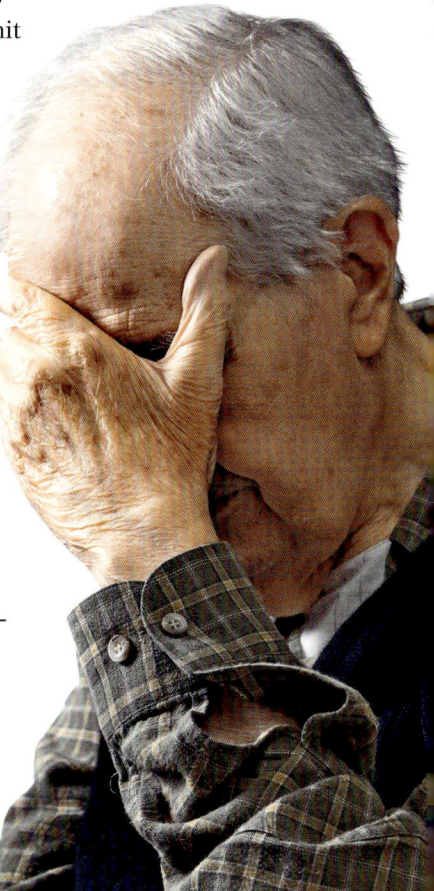

Der Depression vorbeugen:

Einer akuten Depression kann man letztlich nicht vorbeugen. Doch es gibt Mittel und Wege, aus „Stimmungslöchern" herauszukommen, in die jeder immer mal wieder fällt:
→ Wer aktiv ist und soziale Kontakte pflegt, leidet seltener unter Stimmungsschwankungen.
→ Bewegung hilft dabei, negative Gedanken zu vertreiben.
→ Entspannungsmethoden wie Yoga, Meditation oder autogenes Training helfen, Stress abzubauen, und beugen damit Stimmungstiefs vor.
→ Ausreichend Schlaf trägt dazu bei, die Geschehnisse des Tages zu verarbeiten.

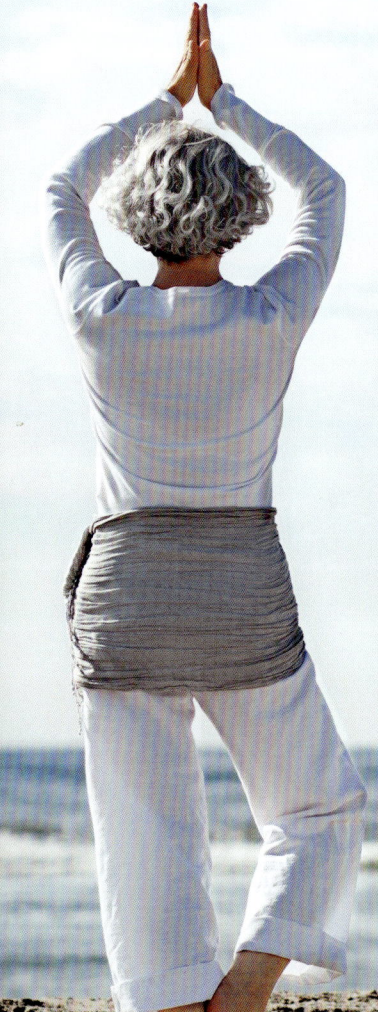

Seelische Tiefs und Angsterkrankungen lassen sich auch mithilfe von Entspannungstechniken bekämpfen – beispielsweise mit Yoga.

Befürchtung mitteilen. Da viele von Depressionen Betroffene es aus eigenem Antrieb nicht schaffen, zum Arzt zu gehen, sind hier auch Angehörige und Freunde gefragt. Der Arzt wird zunächst körperliche Ursachen ausschließen. Da auch bestimmte Medikamente im Verdacht stehen, Depressionen zu begünstigen, sollte ein Patient dem Arzt seine Medikation offenlegen.

Behandlung einer Depression

Eine Depression lässt sich heutzutage gut behandeln: mit Medikamenten (sogenannten Antidepressiva) und mit einer Psychotherapie. In zahlreichen Fällen werden beide Behandlungsformen auch erfolgreich miteinander kombiniert. Bei der sogenannten Winterdepression, deren Ursache der Lichtmangel in der dunklen Jahreszeit ist, kommt auch eine Lichttherapie infrage.

Eine stationäre Behandlung ist dann sinnvoll, wenn die äußeren Umstände im gewohnten Umfeld einer erfolgreichen Therapie entgegenstehen oder der Betroffene Selbstmordgedanken hat. Der Besuch einer Selbsthilfegruppe kann die Behandlung unterstützen, zur alleinigen Therapie eignen sich Gespräche mit Gruppenmitgliedern oder Freunden jedoch nicht.

Alkohol- und Medikamentenmissbrauch

Alkohol- und Medikamentenmissbrauch nehmen laut der Deutschen Hauptstelle für Suchtfragen bei Älteren zu. Bei etwa 13 % der über 60-Jährigen liegt ein problematischer Umgang mit Medikamenten vor, bei rund 400 000 Menschen über 60 vermutet das Bundesgesundheitsministerium ein Alkoholproblem. Einer der Gründe für den Medikamentenmissbrauch liegt vermutlich darin, dass viele Menschen dieses Alters Medikamente nehmen müssen. Oft ist der Schritt bis zur Medikamentenabhängigkeit bei bestimmten Mitteln (z. B. Schlafmitteln) nicht groß.

Doch auch die Veränderungen des Alters – körperliche Einschränkungen, Einsamkeit, Langeweile, der Verlust geliebter Menschen – können zum problematischen Umgang mit Medikamenten und Alkohol beitragen.

Bei Verdacht auf eine Alkoholsucht oder auf Medikamentenmissbrauch sollten Angehörige oder der Arzt den Betroffenen unbedingt darauf ansprechen. Zwar muss dieser immer selbst zu einer Veränderung seines Verhaltens bereit sein, doch in vielen Fällen hilft ein Anstoß von außen, um überhaupt erst einmal auf das Problem aufmerksam zu werden.

Gesundheitsvorsorge auf Reisen

Viele Ruheständler sind gerne auf Reisen, oft in weit entfernte Länder. Manche entscheiden sich sogar dafür, im Süden den Winter zu verbringen. Doch auch im Urlaub sollten sie ihre Gesundheit im Auge behalten und z. B. eine Auslandsreisekrankenversicherung abschließen.

Eine Auslandsreisekrankenversicherung zahlt sich für alle Reisenden aus, vor allem aber, wenn bereits gesundheitliche Einschränkungen bestehen. Denn die gesetzlichen Krankenkassen tragen längst nicht alle Kosten, wenn im Urlaub ein ärztlicher Notfall eintritt.

Was zahlen die Krankenkassen im Ausland?

Die gesetzlichen Krankenkassen erstatten bei einer ärztlichen oder einer Krankenhausbehandlung innerhalb der EU die Kosten maximal bis zu den in Deutschland festgelegten Sätzen. Eine Behandlung im Ausland kann diese Kosten aber durchaus überschreiten. Hinzu kommt eine weitere Regelung, die Urlauber manchmal ebenfalls teuer zu stehen kommt: Die deutschen Krankenkassen zahlen im Ausland nur den Anteil, der auch im jeweiligen Land üblich ist. Müssen die Einwohner dort z. B. einen Teil der Behandlungskosten selbst tragen, müssen das auch die Urlauber.

Unter Umständen ist es auch möglich, dass die Behandlung nicht an die in Deutschland üblichen Standards heranreicht und daher im Einzelfall ein Rücktransport nach Deutschland sinnvoll ist. Die Kosten dafür übernehmen die gesetzlichen Krankenkassen ebenfalls nicht, wohl aber die meisten Auslandsreisekrankenversicherungen. Die Police sollte vor Abschluss der Versicherung genau gelesen werden!

Für Reisen ins außereuropäische Ausland besteht über die gesetzlichen Krankenkassen oft gar kein Versicherungsschutz. Eine Auslandskrankenversicherung ist für eine solche Reise deshalb fast schon Pflicht, will man nicht selbst auf den Kosten einer eventuell notwendigen ärztlichen Behandlung sitzen bleiben. Für diejenigen Ruheständler, die längere Zeit fern des Heimatlands bleiben wollen, ist eine Auslandskrankenversicherung ebenfalls unabdingbar.

Krankenversichertenkarte nicht vergessen!

Bei Reisen ins EU-Ausland sollte man trotz allem auf keinen Fall seine Krankenversicherungskarte vergessen. Denn auf ihrer Rückseite findet sich die sogenannte Europäische Krankenversicherungskarte (EHIC), die bei einer ärztlichen Behandlung in den meisten Teilen der EU gilt. Allerdings gibt es ein paar Ausnahmen, so hat die EHIC z. B. auf den britischen Kanalinseln und auf den Färöern keine Gültigkeit. Für manche Staaten braucht man einen speziellen Auslandsreisekranken-

So wars bei mir

„Als mein Mann und ich vor drei Jahren in Rente gegangen sind, haben wir uns ein Wohnmobil gekauft. Seitdem fahren wir kreuz und quer durch Europa und sind die meiste Zeit unterwegs. Weil wir nicht ständig überlegen wollen, wo die Krankenkasse welche Leistung erbringt und wo nicht, haben wir eine zusätzliche Auslandsreiseversicherung abgeschlossen. Dann haben wir noch mit dem Hausarzt über den nötigen Impfschutz gesprochen, und seither reisen wir sorgenfrei durch die Weltgeschichte. Uns geht's bestens damit!"

Hannelore Z.

schein, der jedoch nur für ärztliche Notfallleistungen gilt, die keinerlei Aufschub dulden. In jedem Fall ist es daher sinnvoll, sich vor einer Reise bei seiner Krankenkasse zu erkundigen, wie es mit dem Krankenversicherungsschutz aussieht. Sogar die gesetzlichen Krankenkassen empfehlen im Bedarfsfall den Abschluss einer privaten Auslandskrankenversicherung.

Reisen mit chronischen Krankheiten

Auch chronisch Kranke können heute oft problemlos verreisen, jedenfalls dann, wenn der Arzt zustimmt und sie eine ausreichende Menge der Medikamente mitnehmen, auf die sie angewiesen sind. Vor Reiseantritt sollten Betroffene den Veranstalter fragen, ob es am Reiseziel möglich ist, die Arzneimittel adäquat zu lagern – manche Medikamente müssen z. B. gekühlt werden. Auf eine angemessene ärztliche Versorgung am Urlaubsort und auf die Verfügbarkeit von benötigten Arzneimitteln sollten chronisch Kranke ebenfalls im vorhinein achten.

Manche Reiseziele sind für chronisch Kranke jedoch ungeeignet. Herzkranke beispielsweise dürfen im Allgemeinen zwar ins Gebirge fahren, sollten allerdings – abhängig von ihren Herzproblemen – bestimmte Höhen (bei bestimmten Formen der Angina Pectoris z. B. 200 m) nicht überschreiten. Und Menschen mit COPD (chronisch obstruktiven Lungenerkrankungen) dürfen nur dann mit dem Flugzeug verreisen, wenn sie bestimmte gesundheitliche Voraussetzungen erfüllen (z. B. dürfen bei

Lungenemphysem keine sogenannten Emphysemblasen vorliegen), Notfallmedikamente mitnehmen, bei Bedarf Sauerstoff bei der Fluggesellschaft geordert haben und der Arzt die Erlaubnis gegeben hat. Ganz allgemein gilt: Personen mit chronischen Erkrankungen sind an einem Urlaubsort am besten aufgehoben, der eine adäquate medizinische Versorgung jederzeit gewährleistet und an dem keine extremen Umweltbedingungen herrschen.

Impfschutz auf Fernreisen

Fernreisen werden heutzutage häufig spontan gebucht. Billigangebote und die Sehnsucht nach exotischen Landschaften und malerischen Stränden verlocken dazu. Häufig macht man sich bei solchen Spontanreisen gar keine Gedanken mehr über einen ausreichenden Impfschutz. Im schlimmsten Fall kann dieser Leichtsinn fatale Folgen haben.

Vor allem die Gefahr einer Ansteckung mit Hepatitis (Gelbsucht) ist in Ländern mit niedrigerem Hygienestandard relativ hoch. Hepatitis A wird durch Speisen und Getränke hervorgerufen, die mit dem Virus verunreinigt sind. Mit Hepatitis B kann man sich nur über direkten Kontakt zu Körperflüssigkeiten oder Blut anstecken. Möglich ist eine Übertragung durch Blutkonserven, wenn diese verunreinigt sind oder nicht auf Hepatitis-B-Erreger getestet wurden. In Ländern mit mangelhaften hygienischen Verhältnissen kann es auch durch mit Viren kontaminierte Spritzen zu einer Infektion kommen.

Wie schützt man sich vor Hepatitis?

Gegen Hepatitis A und Hepatitis B gibt es eine Impfung, die schon im Kindes- bzw. Jugendalter durchgeführt werden sollte. Die Hepatitis-B-Impfung steht bei Kindern sogar auf dem Impfplan; ein Impfschutz gegen Hepatitis A ist vor allem bei Reisen nach Afrika, Asien und Südamerika zu empfehlen. Last-Minute-Reisende können sich noch kurz vor Reiseantritt impfen lassen; auch dann ist der Impfschutz bereits

Der Impfpass gehört genauso ins Gepäck wie der Reisepass. Denn wer weiß schon zweifelsfrei, wann beispielsweise die letzte Tetanusauffrischung war.

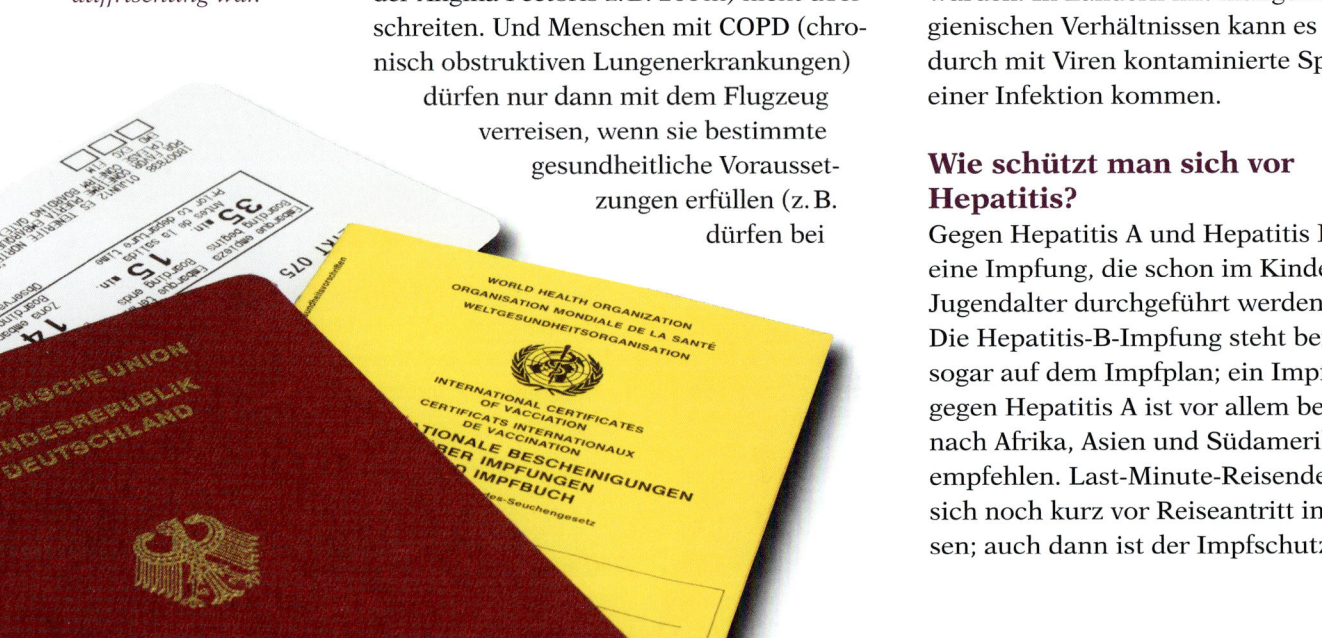

sehr hoch. Es empfiehlt sich jedoch, nach sechs bis zwölf Monaten nachimpfen zu lassen; dann besitzt man einen Impfschutz für die folgenden 15 Jahre.

Bei der Hepatitis B bietet die erste Impfung nur einen Infektionsschutz von ungefähr 60 %. Nach etwa einem Monat sollte die zweite Impfung, innerhalb von zwölf Monaten eine dritte Impfung erfolgen: Erst dann kann man sich auf vollen Impfschutz verlassen.

Gelbfieber, Typhus, Cholera, Malaria

Auch Gelbfieber, Typhus und Cholera sind schwerwiegende Erkrankungen, vor denen man sich durch Impfung schützen sollte. Immerhin verlaufen etwa 50 % aller Gelbfiebererkrankungen tödlich. Daher schreiben die inländischen Behörden bei Reisen in Gelbfiebergebiete (einige Regionen Afrikas und Südamerikas) normalerweise einen Impfnachweis vor. Gegen die Krankheit, die durch Mückenstiche übertragen wird, sollte man sich spätestens zehn Tage vor Reiseantritt impfen lassen, auf diese Weise verfügt man über einen sehr guten Impfschutz. Die Impfung ist gut verträglich; allerdings dürfen bestimmte Personengruppen (z.B. Menschen, bei denen das körpereigene Immunsystem aufgrund der Einnahme von Medikamenten nicht richtig funktioniert) nicht geimpft werden.

Gegen Typhus, eine sehr ansteckende Erkrankung des Magen-Darm-Trakts, die in Ländern mit niedrigem Hygienestandard häufig vorkommt, muss man sich ebenfalls zehn Tage vor Reiseantritt impfen lassen und hat dann einen ungefähr 70 %igen Impfschutz. Es gibt auch eine Schluckimpfung, die dreimal wiederholt werden muss, aber weniger wirksam ist und nicht mit Antibiotika und Präparaten zur Malariavorbeugung kombiniert werden darf.

Gegen Cholera existiert ebenfalls eine Impfung, die innerhalb von 14 Tagen wiederholt werden sollte. Allerdings bietet sie nur einen etwa 60 %igen Impfschutz; daher sollten Reisende in entsprechenden Ländern besonders gut auf Hygiene achten (also kein Leitungswasser trinken, kein ungeschältes Obst, keine Schalen- und Krustentiere und nichts verzehren, was mit Leitungswasser gewaschen wurde).

Gegen Malaria gibt es keine wirksame Impfung. Auch Medikamente zur Malariaprophylaxe bieten keinen 100 %igen Schutz vor der Krankheit, da viele Erreger gegen bestimmte Präparate resistent sind.

Heutzutage bieten zahlreiche Veranstalter Reisen speziell für Ältere sowie Menschen mit Behinderung an.

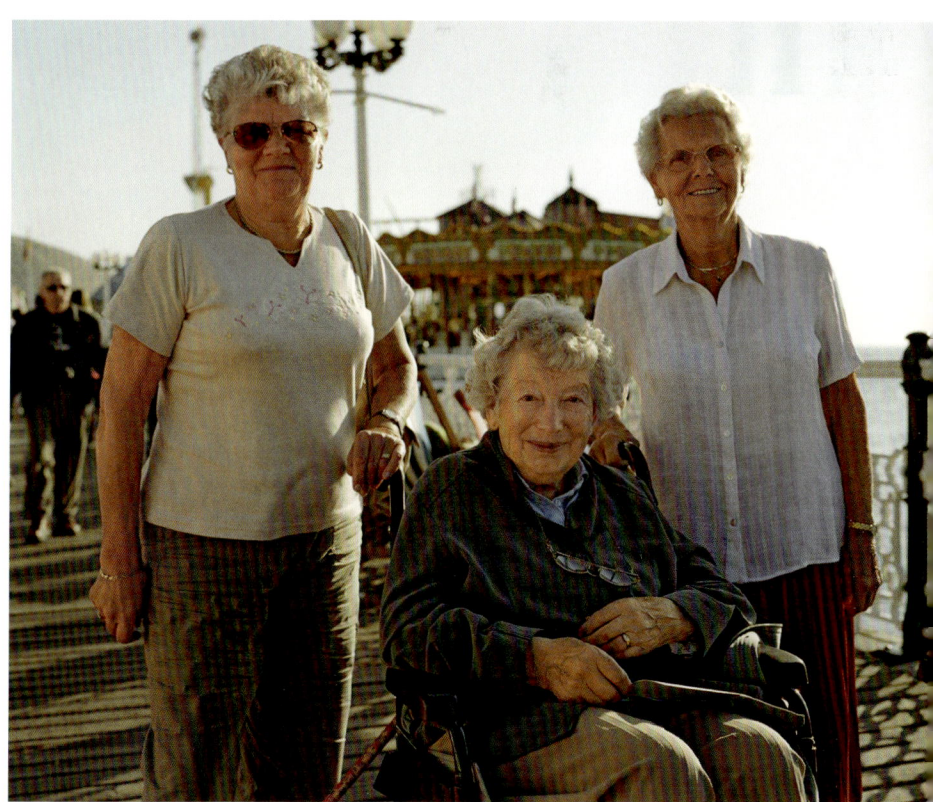

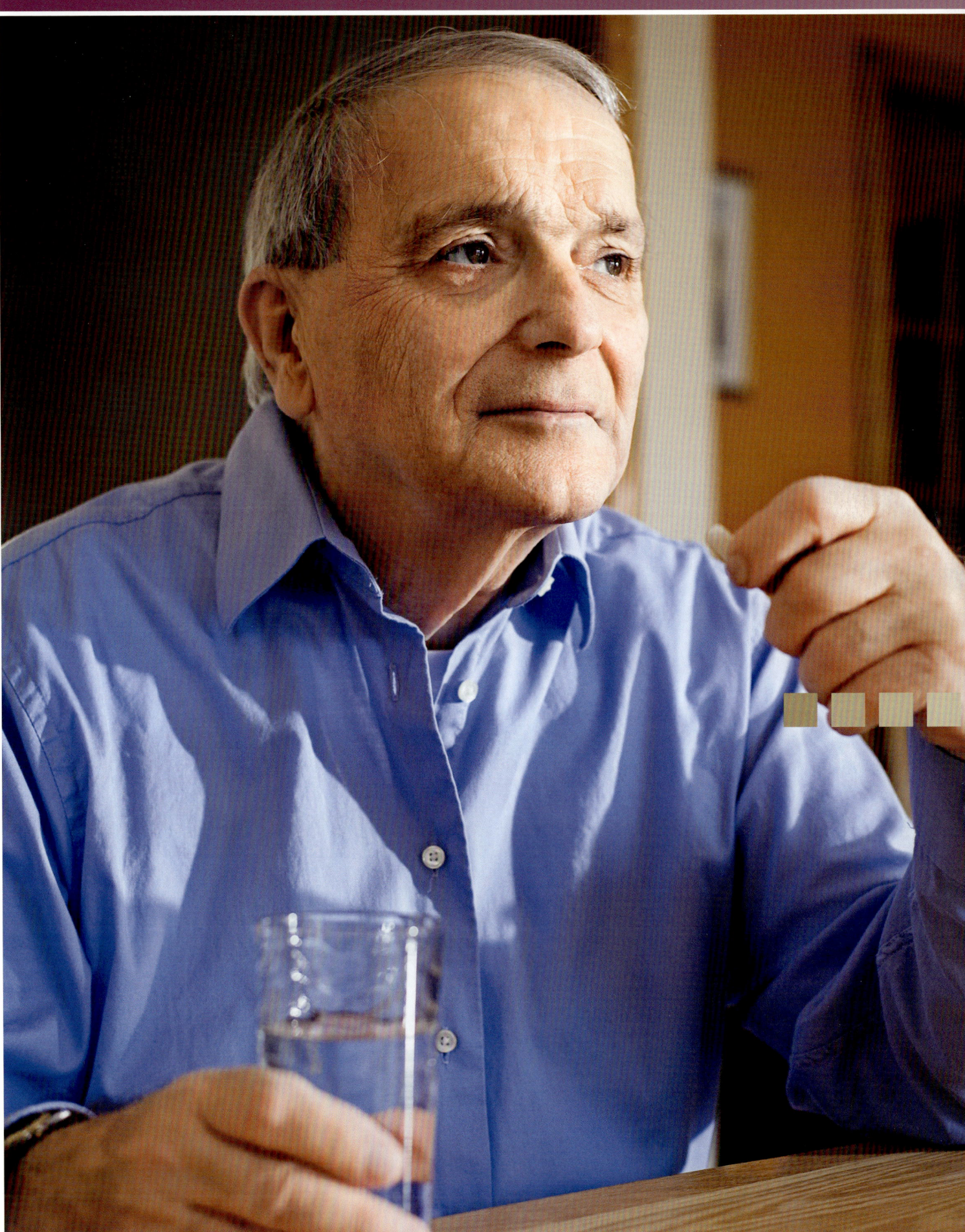

Umgang mit Medikamenten

Bei manchen Krankheiten ist es erforderlich, verschiedene Arzneimittel auf einmal einzunehmen. Doch gerade im Alter kann das ein Problem sein. Denn manche Arzneimittel verursachen aufgrund von Neben- und Wechselwirkungen Benommenheit, Schwindel oder Verwirrtheit und erhöhen dadurch die Sturzgefahr. Selbstverständlich sollte niemand ein vom Arzt verschriebenes Medikament eigenmächtig absetzen. Trotzdem ist es sinnvoll, informiert zu sein und bei unerwünschten Nebenwirkungen mit seinem Arzt zu sprechen. Zumeist findet sich dann leicht eine zufriedenstellende Lösung, z. B. eine Dosissenkung oder der Umstieg auf ein anderes Arzneimittel.

Medikamente wirken im Alter anders

Zahlreiche Senioren nehmen Arzneimittel ein, die unangenehme bis gefährliche Nebenwirkungen hervorrufen können. Das Bundesministerium für Bildung und Forschung hat daher eine Liste herausgegeben, in der alle für ältere Patienten bedenklichen Substanzen aufgeführt sind.

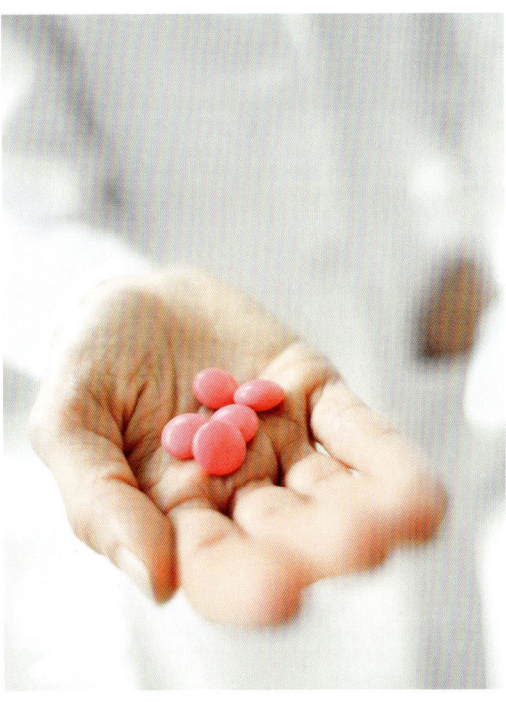

Ältere Menschen haben ihre Beschwerden – das ist selbstverständlich. Man sollte aber nicht zu viele Medikamente regelmäßig einnehmen und seinen Arzt auch ruhig fragen, ob eine Verordnung nötig ist.

Dank der Fortschritte unserer modernen Medizin werden wir immer älter. Das ist eine gute Nachricht. Mit zunehmendem Alter treten aber auch häufiger Krankheiten auf – vor allem chronische Erkrankungen wie Schmerzen, Diabetes, Bluthochdruck oder zu hohe Cholesterinwerte. Und so kommt es, dass ein älterer Mensch oft mehrere Medikamente pro Tag schlucken muss. Senioren im Alter von 60 bis 64 Jahren nehmen im Durchschnitt zwei bis drei verschiedene Arzneimittel pro Tag ein; bei den über 80-Jährigen sind es sogar vier bis fünf.

Das kann Probleme mit sich bringen, denn je mehr Arzneimittel man nimmt, umso eher können Wechselwirkungen zwischen den verschiedenen Substanzen auftreten. Auch Nebenwirkungen können sich gegenseitig verstärken.

Zudem weiß man inzwischen, dass viele Medikamente für ältere Menschen nicht geeignet sind. Das liegt u. a. daran, dass Leber und Nieren im Alter an Funktionsfähigkeit einbüßen und Arzneimittelsubstanzen daher nicht mehr so gut abbauen können. Ferner reagieren alte Menschen oft viel empfindlicher auf Medikamente, die ihre Wirkung im Gehirn oder am Nervensystem entfalten. Daher sind unerwünschte Nebenwirkungen dieser Mittel (wie Schwindelgefühl, Benommenheit, erhöhtes Sturzrisiko) bei Senioren häufig besonders ausgeprägt.

Viele Arzneimittelsubstanzen sind für ältere Menschen ungeeignet

Ein neues Arzneimittel darf nur auf den Markt kommen, wenn es vorher von der Gesundheitsbehörde des betreffenden Landes zugelassen wurde. Hierzu sind klinische Studien erforderlich, in denen die Wirksamkeit und Sicherheit der neuen Wirkstoffe an vielen Patienten getestet werden. Oft werden alte Menschen in solche Untersuchungen aber nicht eingeschlossen. Aus zahlreichen Studien für die Neuzulassung von Medikamenten werden Patienten über 70 Jahren ausgeklammert. Daher besitzt man dann keine Kenntnisse darüber, wie diese Substanzen im Körper älterer Menschen wirken. Und auch die gängigen Leitlinien zur Behandlung typischer Alterskrankheiten wie Diabetes oder Herzschwäche berücksichtigen leider oft nicht, dass viele alte Menschen an mehreren Erkrankungen gleichzeitig leiden und Medikamente gegen diese verschiedenen Leiden sich manchmal nicht miteinander vertragen.

Dieser Informationslücke hat das Bundesministerium für Bildung und Forschung (BMBF) nun abgeholfen: Um ältere Menschen und deren Ärzte beim richtigen Umgang mit Medikamenten zu unterstützen, hat es aufgrund der nationalen und internationalen Fachliteratur zum Thema Arzneimitteltherapie die sogenannte Priscus-Liste herausgegeben. Diese Liste bietet eine Übersicht über mehr als 80 verschiedene Arzneimittelsubstanzen, die für ältere Menschen ungeeignet sein können, listet deren wichtigste Nebenwirkungen auf und empfiehlt besser verträgliche Alternativen.

Die häufigsten unerwünschten Nebenwirkungen von Arzneimitteln im Alter sind Schwindel und Benommenheit, Stürze, Verwirrtheit, Verdauungsstörungen, Übelkeit, Schlafprobleme und Mundtrockenheit. Solche Probleme sollte man daher nicht einfach aufs Alter schieben, sondern bedenken, dass sie eventuell auch durch ein Medikament hervorgerufen sein könnten. Ein solcher Verdacht liegt natürlich vor allem dann nahe, wenn man ein Arzneimittel erst seit Kurzem einnimmt.

Nach Erscheinen dieser Liste untersuchte eine große Studie, welche Medikamente

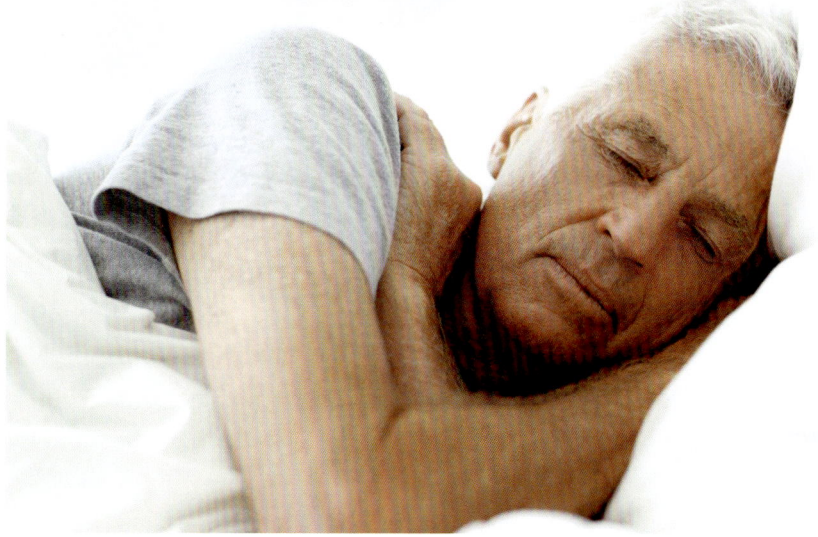

älteren Menschen in Hausarztpraxen häufig verschrieben werden, und kam zu einem bedenklichen Ergebnis: Fast jeder fünfte Patient nahm mindestens ein Medikament aus der Priscus-Liste ein. Vor allem Frauen werden offenbar häufig ungeeignete Medikamente verordnet.

Vorsicht bei Schlaf- und Beruhigungsmitteln

Besonders problematisch sind starke Schlaf- und Beruhigungsmittel – und gerade diese werden älteren Menschen leider besonders häufig verschrieben. Das Problem besteht darin, dass diese Medikamente viele Beschwerden, an denen Senioren ohnehin oft leiden, verstärken können. Das kann möglicherweise gefährlich werden.

So haben beispielsweise Schlafmittel aus der Gruppe der Benzodiazepine eine muskelentspannende Wirkung. Außerdem erzeugen sie ein Gefühl der Benommenheit, das oft auch am nächsten Tag noch anhält. Das macht die Patienten müde und lethargisch. Und beides zusammen erhöht natürlich das Sturzrisiko – vor allem, wenn man nachts erwacht und zur Toilette gehen muss. Und drittens verschlechtern solche Substanzen die Gedächtnisfunktion: Aufmerksamkeit, Konzentrationsvermögen und Bewegungskoordination sind beeinträchtigt. Das kann vor allem für Menschen, die an Gedächtnisproblemen leiden oder womöglich sogar bereits eine Demenz haben, zum Problem werden.

Ein gestörter Schlaf kann quälend sein. Doch Schlafmittel sind in keinem Fall bedenkenlos über lange Zeit einzunehmen. Besprechen Sie die Einnahme immer mit Ihrem Arzt.

Schlafmittel nicht zur Regel machen!

Ältere Menschen sollten Schlafmittel grundsätzlich nur über einen kürzeren Zeitraum (ein paar Tage, höchstens vier Wochen hintereinander) einnehmen. Das ist auch deshalb wichtig, damit keine Abhängigkeit entsteht. Außerdem sollten sie möglichst keine lang wirksamen Substanzen einnehmen, um sich nicht auch noch am nächsten Morgen müde und benommen zu fühlen.

Was tun, wenn der Arzt zu viele Pillen verschreibt?

Viele ältere Patienten verzweifeln, weil sie über den Tag verteilt einen ganzen Cocktail verschiedener Medikamente zu sich nehmen müssen. Ein paar Tipps und Tricks helfen, mit der lästigen Mehrfachmedikation besser zurechtzukommen.

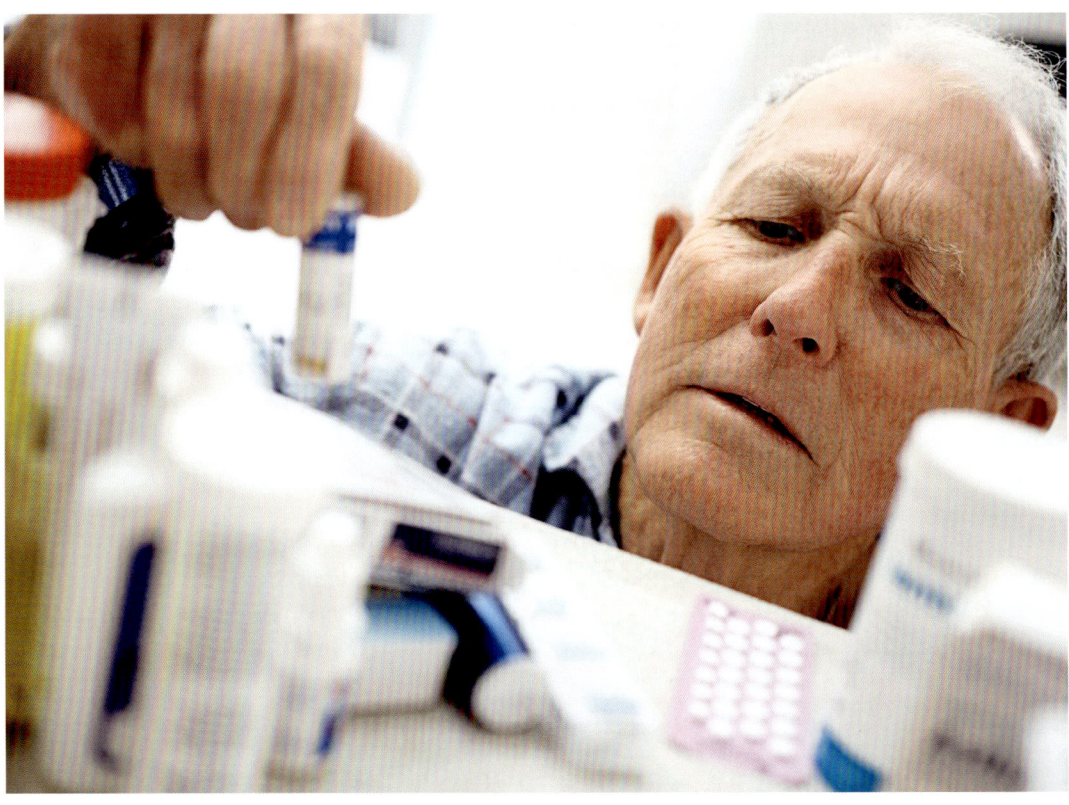

Wer zu viele Medikamente einnimmt, verliert schnell den Überblick. Fehleinnahmen können gravierende gesundheitliche Folgen haben.

Viele Senioren müssen Tag für Tag mehrere verschiedene Arzneimittel einnehmen. Oft lässt sich das nicht vermeiden. Aber man sollte schon darauf achten, dass dieser Wirrwarr an Medikationen noch überschaubar bleibt – und natürlich auch, dass man die Einnahme wichtiger Arzneimittel nicht vergisst. Ein paar einfache Vorsichtsmaßnahmen helfen dabei. Gerade ältere Menschen sind oft bei verschiedenen Ärzten in Behandlung, ohne dass der eine etwas vom anderen weiß. Wenn nun jeder dieser Ärzte seinem Patienten ein oder mehrere Medikamente verschreibt, kann es

natürlich besonders leicht zu Doppelmedikationen oder unerwünschten Wechselwirkungen kommen.

Deshalb sollten Sie einem Arzt Ihres Vertrauens – am besten Ihrem Hausarzt – eine Liste sämtlicher Arzneimittel, die Sie einnehmen, zur Verfügung stellen und diese gemeinsam mit ihm besprechen. Denn nur ein Arzt (oder Apotheker) kann beurteilen, ob diese Medikamente zueinander passen oder vielleicht Wechselwirkungen haben können, die für Sie bedenklich sind.

Immer wenn Sie ein neues Arzneimittel einnehmen müssen, sollten Sie diesen Arzt

Ihres Vertrauens unmittelbar darüber informieren. Das gilt ebenso für rezeptfreie und naturheilkundliche Mittel oder Nahrungsergänzungspräparate (Vitamine, Mineralstoffe, Spurenelemente), denn auch bei diesen besteht die Gefahr von Neben- und Wechselwirkungen!

Unbewusste Ängste

Gerade wenn ein Patient viele Arzneimittel schlucken muss, wächst in ihm manchmal eine innere Abwehrhaltung gegen die zahlreichen Pillen und Mixturen. Ängste vor Risiken und Nebenwirkungen spielen dabei eine wichtige Rolle; und sie sind natürlich auch nicht unbegründet. Andererseits werden alle Medikamente, bevor sie auf den Markt kommen, im Rahmen eines umfangreichen Studienprogramms gründlich getestet: im ersten Schritt an Zellkulturen im Reagenzglas, dann an Tieren und erst daraufhin an Patienten. Eine Arzneimittelsubstanz, die all diese verschiedenen Untersuchungen durchlaufen hat, kann im Prinzip als sicher gelten, denn bei der Zulassung von Medikamenten wird stets das Nutzen-Risiko-Verhältnis berücksichtigt, das heißt, Risiken und Nebenwirkungen müssen in einem vernünftigen Verhältnis zur Wirksamkeit des Mittels stehen.

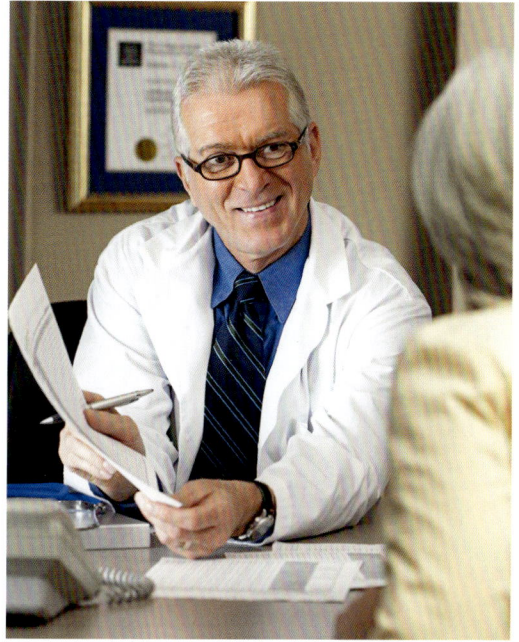

Informieren Sie Ihren Arzt regelmäßig über alle Medikamente, die Sie einnehmen. Auch nicht verschreibungspflichtige Arzneien können im Zusammenwirken mit anderen unerwünschte Nebenwirkungen haben.

Trotzdem besteht grundsätzlich natürlich immer das Risiko, dass unerwünschte Nebenwirkungen auftreten. Oft bestehen sie aber nur am Anfang und legen sich wieder, sobald Sie Ihr Mittel eine Zeit lang eingenommen haben und sich der Körper darauf eingestellt hat. Setzen Sie bei Verdacht auf eine Arzneimittelnebenwirkung das Medikament keinesfalls eigenmächtig ab, sondern sprechen Sie mit Ihrem Arzt

 So schaffen Sie sich Gedächtnisstützen:

Ältere Patienten vergessen die Einnahme ihrer Medikamente besonders leicht. Zum Glück gibt es Möglichkeiten, ihrer Erinnerung auf die Sprünge zu helfen:

➜ Lassen Sie sich von Ihrem Arzt genau aufschreiben, welche Medikamente Sie wann und in welcher Dosierung einnehmen sollen.

➜ Kleben Sie sich Merkzettel an gut sichtbare Stellen in Ihrer Wohnung.

➜ Bitten Sie den Partner, mit an die Medikamenteneinnahme zu denken.

➜ Binden Sie die Einnahme der Arzneimittel in Ihren Tagesablauf oder in bestimmte Rituale ein (z. B.: morgens vor dem Zähneputzen, beim Morgenkaffee, nach dem Abendspaziergang mit dem Hund etc.).

➜ Auch in der Apotheke gibt es „Eselsbrücken" zu kaufen, z. B. Packungen mit jeweils einem Fach pro Dosis und Zeitpunkt oder mit einer Alarmfunktion, die Sie an die Medikamenteneinnahme erinnert.

➜ Manchmal lassen sich mehrere einzelne Tabletten durch ein Kombipräparat ersetzen. Dadurch verringert sich die Anzahl der Arzneimittel, an die Sie denken müssen. Fragen Sie Ihren Arzt danach.

So wars bei mir

„Wegen Diabetes, Bluthochdruck und zu hoher Cholesterinwerte muss ich seit Langem jeden Tag ziemlich viele Tabletten schlucken. Früher hatte meine Frau darauf geachtet, dass ich nichts vergesse. Aber sie ist vor einem Jahr gestorben, und nach ihrem Tod schaffte ich es einfach nicht mehr, an die vielen Pillen zu denken. Mein Apotheker empfahl mir eine Medikamentenbox, die mich dreimal täglich mit einem Alarmton an meine Tabletteneinnahme erinnert. Seitdem habe ich keine Probleme mehr damit."

Jörg H.

Auch wenn Sie Bedenken gegen die Einnahme haben, sollten Sie vom Arzt verordnete Medikamente niemals ohne Rücksprache absetzen.

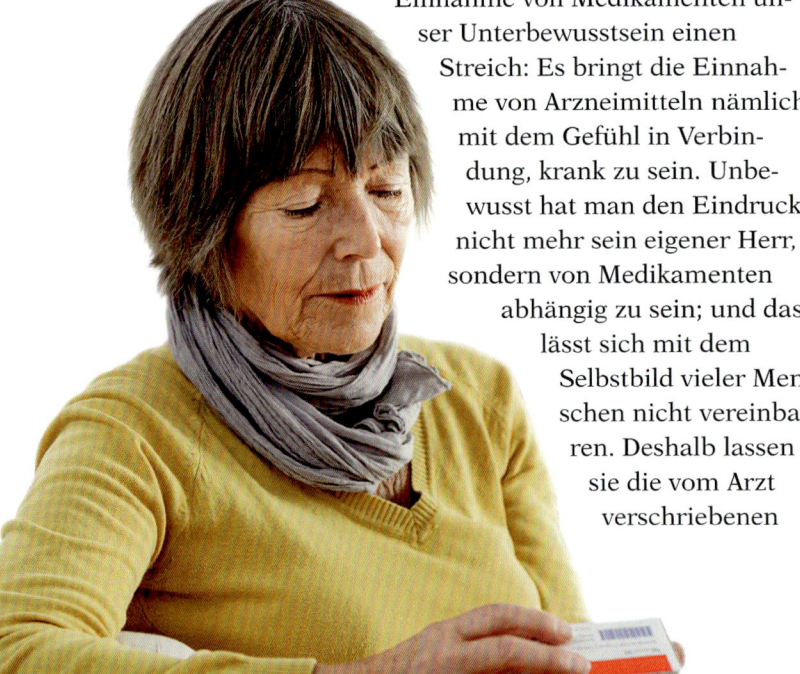

darüber. Denn für solche Probleme gibt es verschiedene Lösungsmöglichkeiten: Der Arzt kann die Dosis verringern, das Mittel durch ein anderes ersetzen oder aber eine Kombinationstherapie aus mehreren verschiedenen Medikamenten verschreiben. Solche Kombinationen haben den Vorteil, dass man die einzelnen Präparate niedriger dosieren kann. Dadurch treten weniger Nebenwirkungen auf.

Tücke des Unterbewusstseins

Oft spielt uns beim Unwillen gegen die Einnahme von Medikamenten unser Unterbewusstsein einen Streich: Es bringt die Einnahme von Arzneimitteln nämlich mit dem Gefühl in Verbindung, krank zu sein. Unbewusst hat man den Eindruck, nicht mehr sein eigener Herr, sondern von Medikamenten abhängig zu sein; und das lässt sich mit dem Selbstbild vieler Menschen nicht vereinbaren. Deshalb lassen sie die vom Arzt verschriebenen

Mittel oft einfach weg. Viele Patienten haben darüber hinaus auch Angst, mit der Zeit tatsächlich von einem Arzneimittel abhängig zu werden, wenn sie es dauerhaft einnehmen.

Vertrauen Sie sich Ihrem Arzt an

Gegen solche Sorgen und Bedenken hilft nur eines: Sprechen Sie mit Ihrem Arzt! Vertrauen Sie ihm alle Ihre Ängste und Probleme an, und notieren Sie, falls erforderlich, vor dem Arztbesuch Ihre Fragen auf ein Blatt Papier, denn in der Aufregung vergisst man manches.

Besonders groß ist die Gefahr, dass Patienten Medikamente nicht regelmäßig einnehmen oder mit der Zeit ganz absetzen. Diese Gefahr besteht vor allem bei Erkrankungen, die nicht mit unmittelbar bemerkbaren Problemen wie Schmerzen oder anderen Beeinträchtigungen verbunden sind. Und das ist bei vielen Volkskrankheiten der Fall: Bluthochdruck oder Diabetes verursachen im Anfangsstadium normalerweise keine Beschwerden, und man spürt auch keinen negativen Effekt, wenn man sein blutverdünnendes Mittel nicht regelmäßig nimmt. Aber die langfristigen Konsequenzen können verheerend sein. Viele Patienten messen, nachdem sie ihre Medikamente eine Zeit lang eingenommen haben, ihren Blutdruck oder Blutzuckerspiegel, stellen fest, dass er sich inzwischen normalisiert hat, und denken dann: „Prima – jetzt geht es mir wieder gut, also kann ich mein Medikament ja weglassen!" Doch das Ergebnis ist nur eine Momentaufnahme und kann bereits wenig später ganz anders aussehen. Gerade bei chronischen Krankheiten wie Diabetes oder Herz-Kreislauf-Erkrankungen müssen Arzneimittel in aller Regel ein Leben lang eingenommen werden, weil der Zustand des Patienten sich sonst rasch wieder verschlechtert und zu irreparablen Schädigungen z.B. an den Blutgefäßen führen kann. Deshalb kann es sehr gefährlich sein, vom Arzt verordnete Arzneimittel eigenmächtig abzusetzen.

Vorsicht vor Neben- und Wechselwirkungen

Medikamente können nicht nur unerwünschte Nebenwirkungen entfalten, sondern auch in Wechselwirkung zueinander treten. Solche unerwünschten Arzneimittelwirkungen einerseits unangenehm, aber auch manchmal gefährlich sein.

Viele ältere Menschen leiden an Schlafstörungen, Depressionen, Herz-Kreislauf-Erkrankungen und Schmerzen. Leider sind gerade von den Medikamenten gegen solche Erkrankungen viele für Senioren ungeeignet. Aber zum Glück gibt es Alternativen, die auch ältere Patienten gefahrlos schlucken dürfen. Und viele gesundheitliche Probleme lassen sich zudem mit nicht medikamentösen Maßnahmen beheben. Häufig hat das sogar Vorteile, denn solche Verfahren haben keine oder zumindest weniger Nebenwirkungen und belasten weder die Leber noch die Nieren.

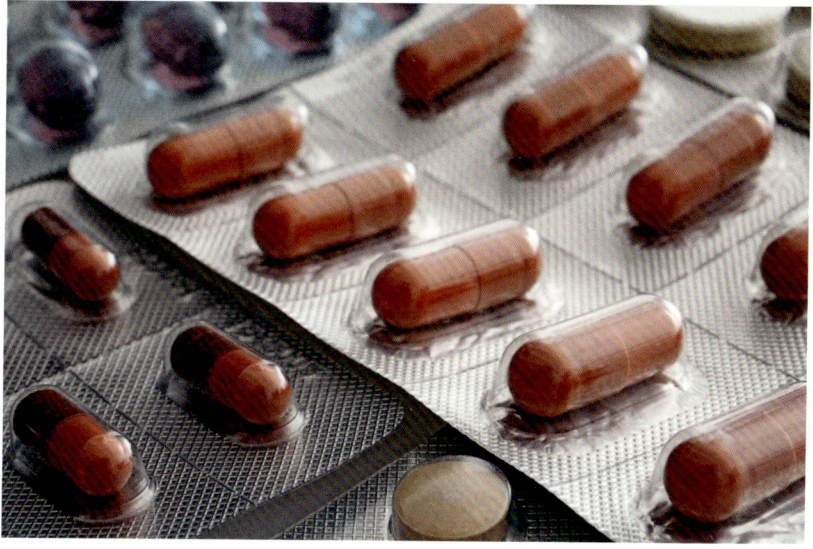

Medikamente, deren Nebenwirkungen problematisch sein können

Antidepressiva
Mögliche Nebenwirkungen: verursachen häufig Schwindel und Benommenheit, wodurch sich das Sturzrisiko erhöht. Weitere typische Nebenwirkungen sind Konzentrationsstörungen und Mundtrockenheit.
Problematische Substanzen: Amitriptylin, Clomipramin, Doxepin, Fluoxetin, Imipramin, Trimipramin, Tranylcypromin
Alternativen: Grundsätzlich sind Serotoninwiederaufnahmehemmer für ältere Menschen besser geeignet als trizyklische Antidepressiva. Empfehlenswert sind z. B. Citalopram, Escitalopram oder Sertralin.

Schlaf- und Beruhigungsmittel
Mögliche Nebenwirkungen: Solche Medikamente hemmen wichtige Hirnfunktionen wie Aufmerksamkeit, Reaktionsvermögen und Bewegungskoordination und können Benommenheit verursachen. Außerdem entspannen sie die Muskulatur, wodurch unter Umständen Stürze begünstigt werden können. Ferner können viele Schlafmittel abhängig machen.
Problematische Substanzen: vor allem lang wirksame Benzodiazepine wie Bromazepam, Diazepam, Flunitrazepam, Flurazepam, Medazepam, Prazepam
Alternativen: Man sollte grundsätzlich nur kurz wirksame Benzodiazepine in niedriger Dosierung und lediglich über eine kürzere Zeitdauer einnehmen. Empfehlenswert sind auch die sogenannten „Z-Substanzen" (Zaleplon, Zolpidem oder Zopiclon), aber ebenfalls niedrig dosiert. Eine andere Alternative sind beruhigend wirkende Antidepressiva wie z. B. Mirtazapin, pflanzliche Substanzen wie Baldrian und nicht medikamentöse Maßnahmen (z. B. das Einüben von schlaffördernden Entspannungsverfahren).

Medikamente greifen in Prozesse unseres Körpers ein. Sofern man mehrere Mittel einnehmen muss, kann es zu unerwünschten Wechselwirkungen kommen.

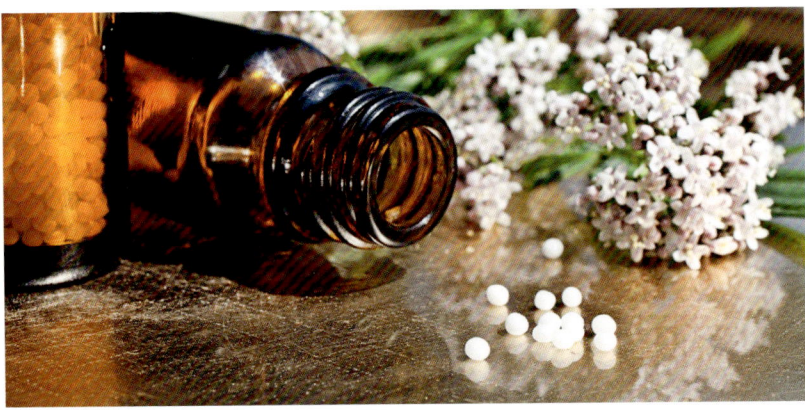

Für zahlreiche Medikamente, die für ältere Menschen problematisch sind, gibt es besser verträgliche Alternativen.

Arzneimittel gegen Herzrhythmusstörungen

Mögliche Nebenwirkungen: Betreffen vor allem Gehirn und Nervensystem; u.a. können Schwindel, Schwächegefühl, Benommenheit und Sehstörungen auftreten, was die Sturzgefahr erhöht.

Problematische Substanzen: Flecainid, Sotalol; digoxinhaltige Medikamente

Alternativen: Für ältere Patienten empfehlen sich (je nach Art der Herzrhythmusstörung) eher Betablocker, Amiodaron oder Propafenon. Manche Herzrhythmusstörungen können auch durch einen Eingriff mit dem Herzkatheter, einen Herzschrittmacher oder Defibrillator behandelt werden. Sprechen Sie mit Ihrem Kardiologen über die für Sie geeignetste Behandlungsmethode!

Medikamente gegen zu häufigen Harndrang und Inkontinenz

Mögliche Nebenwirkungen: Verdauungsprobleme, Mundtrockenheit, Schwindel, Benommenheit, Herzrasen

Problematische Substanzen: Oxybutynin, Solifenacin, Tolterodin

Alternativen: Trospium; außerdem helfen nicht medikamentöse Maßnahmen wie Beckenbodengymnastik oder Physiotherapie.

Schmerz- und Entzündungsmittel

Mögliche Nebenwirkungen: Viele „nicht steroidale Antirheumatika", die bei Rückenschmerzen und Arthrose verschrieben werden, erhöhen das Risiko für Magen- und Darmblutungen. Außerdem können sie Herz-Kreislauf-Erkrankungen verursachen und die Nieren schädigen. Solche Mittel sollten grundsätzlich nicht über einen längeren Zeitraum hinweg eingenommen werden. Patienten mit Magen- oder Darmgeschwüren und schweren Nierenfunktionsstörungen sollten sie nicht einnehmen.

Problematische Substanzen: Acemetacin, Etoricoxib, Indometacin, Ketoprofen, Meloxicam, Phenylbutazon, Piroxicam

Alternativen: andere nicht steroidale Antirheumatika (Diclofenac, Ibuprofen); Paracetamol (hierbei sind die empfohlenen Höchstdosen zu beachten, da eine Überdosierung zu Leberschäden führen kann); Opioide wie Buprenorphin, Hydromorphon, Kodein, Morphin, Oxycodon, Tilidin/Naloxon, Tramadol; eventuell Metamizol

Blutverdünnende Medikamente

Mögliche Nebenwirkungen: Grundsätzlich erhöhen alle Medikamente, die das Blut verdünnen, auch das Blutungsrisiko. Viele dieser Medikamente müssen vor Operationen abgesetzt werden.

Problematische Substanzen: Prasugrel (bei Patienten ab 75 Jahren besteht erhöhte Blutungsgefahr), Ticlopidin (kann die Leber schädigen und das Blutbild verändern)

Alternativen: Acetylsalicylsäure (ASS), Clopidogrel

Die Priscus-Liste

Priscus ist der lateinische Begriff für „alt" und „ehrwürdig". In der sogenannten Priscus-Liste sind 83 Arzneistoffe aufgeführt, die als möglicherweise unangemessen für ältere Patienten bewertet werden. Die Sozialmediziner der Universität Bremen haben dafür die Daten von mehr als 800 000 Patienten analysiert. Die Priscus-Liste führt für jedes der fragwürdigen Mittel alternative Behandlungsformen auf. Als Patient sollten Sie aber keinesfalls ein verschriebenes Medikament ohne Absprache mit Ihrem behandelnden Arzt absetzen oder die Dosierung verändern.

Homöopathie und Naturheilmittel

Viele Menschen bevorzugen homöopathische oder pflanzliche Heilmittel, weil diese als „sanfter" gelten und scheinbar weniger Nebenwirkungen haben. Doch auch rezeptfreie Naturheilmittel und Nahrungsergänzungspräparate sind keineswegs völlig ohne Risiken und Probleme.

Wer davon ausgeht, dass pflanzliche Substanzen keine Nebenwirkungen haben, befindet sich im Irrtum. Zwar ist dieses Risiko sicherlich geringer als bei pharmakologischen Substanzen; aber so etwas wie eine „Nebenwirkungsfreiheitsgarantie" gibt es keineswegs.

Johanniskraut ist nicht unbedenklich

Ein gutes Beispiel hierfür sind Johanniskrautpräparate, die in geringerer Dosierung rezeptfrei in der Apotheke erhältlich sind und gegen Stimmungstiefs, Unruhe und leichtere Depressionen verwendet werden. Trotzdem sollte man solche Mittel nicht ohne vorherige Rücksprache mit dem Arzt einnehmen, denn sie können durchaus Neben- und Wechselwirkungen haben: Zum einen machen sie die Haut lichtempfindlicher, sodass sich besonders hellhäutige Menschen entsprechend vor der Sonne schützen sollten. Gravierender ist, dass Johanniskraut mit zahlreichen Arzneimittelsubstanzen in Wechselwirkung tritt und teilweise deren Abbau beschleunigt. Dadurch kann die Wirksamkeit dieser Medikamente ungewollt abgeschwächt werden.

Diese Gefahr besteht u. a. bei einigen Medikamenten, die die Blutgerinnung hemmen (Gerinnungshemmer) oder die Blutfette senken (Lipidsenker), sowie bei Mitteln, welche die Abstoßungsreaktionen gegenüber transplantierten Organen unterdrücken (Immunsuppressiva). Deshalb sollten Patienten, die solche Medikamente einnehmen, von Johanniskraut-präparaten Abstand nehmen. Auch mit bestimmten verschreibungspflichtigen Antidepressiva (sogenannten Serotoninwiederaufnahmehemmern) darf Johanniskraut nicht kombiniert werden, da die Konzentration des Nervenbotenstoffs Serotonin im Gehirn sonst gefährlich hoch ansteigen kann.

Wechselwirkungen bei Ginkgo

Ähnliche wissenschaftliche Erkenntnisse liegen mittlerweile auch für ein anderes Naturheilmittel vor: den Ginkgo. Ginkgo-Präparate werden gerade von älteren Menschen gerne eingenommen, weil sie das

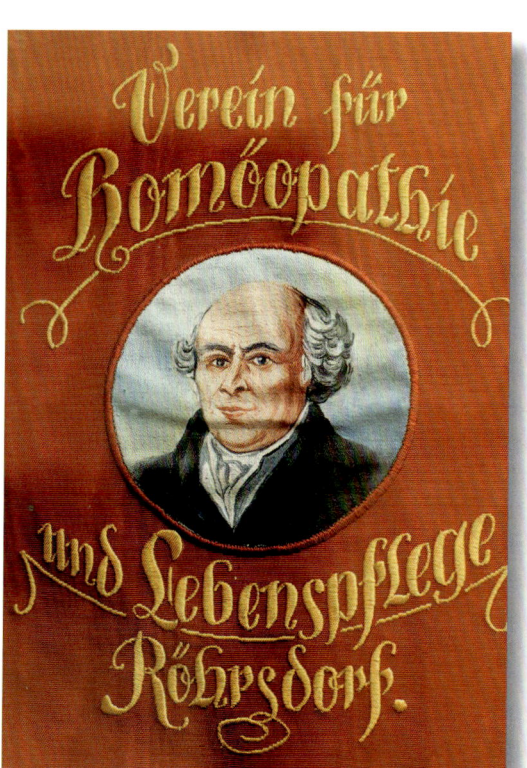

Samuel Hahnemann (1755–1843) begründete die Homöopathie. Diese Heilkunde wurde im 19. Jahrhundert. durch sogenannte „Laienvereine" vertreten.

Blut fließfähiger machen und dadurch die Durchblutung des Gehirns fördern, was Gedächtnisstörungen entgegenwirken kann. Wisssenschaftlich ist das allerdings umstritten. Ginkgo tritt in Wechselwirkung mit anderen Medikamenten, vor allem, wenn er gemeinsam mit blutverdünnenden Mitteln wie Acetylsalicylsäure (ASS) eingenommen wird. In diesem Fall erhöht sich die Blutungsgefahr. Auch für Ginkgo gilt also: Vor der Einnahme sollte man unbedingt den Arzt um Rat fragen.

Gingko werden positive Einflüsse auf die geistigen Fähigkeiten zugeschrieben. Ob die Einnahme aber gänzlich ungefährlich ist, gilt unter Experten als umstritten.

Nahrungsergänzungsmittel mit Bedacht nutzen

Viele Menschen möchten sich gesund ernähren und nehmen in der Absicht, Mangelerscheinungen vorzubeugen, regelmäßig verschiedene Nahrungsergänzungspräparate zu sich. Viele solcher Produkte sind in Apotheken und Drogeriemärkten rezeptfrei erhältlich, z. B. in Form von Lutsch- und Brausetabletten sowie zahlreicher anderer Präparate.

Neue Erkenntnisse zeigen, dass diese freie Verfügbarkeit auch zu einem Problem werden kann. Denn wer solche Nahrungsergänzungsmittel falsch einnimmt oder zu hoch dosiert, kann seiner Gesundheit auch schaden, obwohl er seinem Körper ja eigentlich etwas Gutes tun möchte. Wer nicht unter einem Mangel an einem bestimmten Nährstoff leidet, benötigt im Prinzip auch keine Nahrungsergänzungsmittel. Wenn man sich ausgewogen ernährt, braucht man normalerweise keine Angst vor einem Mangel an wichtigen Vitaminen, Mineralstoffen und Spurenelementen zu haben, da diese in einer gesunden Kost in ausreichender Menge enthalten sind.

Dennoch können Mineralstoffe und Vitamine die normale Ernährung auch sinnvoll ergänzen. Wenn beispielsweise ein Arzt einen entsprechenden Mangel feststellt, wird er seinem Patienten dann auch das richtige Präparat in der richtigen Dosierung und Zusammensetzung gezielt verschreiben.

Wie wirkt Homöopathie?

Die im 19. Jahrhundert von Samuel Hahnemann entwickelte Homöopathie beruht auf dem Prinzip: „Ähnliches mit Ähnlichem heilen". Die Homöopathie geht davon aus, dass beim erkrankten Menschen ein Ungleichgewicht der Lebenskräfte herrscht. Ziel der Behandlung ist dann, das ursprüngliche Gleichgewicht wiederherzustellen.

Um diesen Prozess in Gang zu setzen, werden homöopathische Medikamente eingesetzt. Zur Heilung von Erkrankungen wählt der Homöopath Wirkstoffe, die beim Gesunden in höherer Dosis ähnliche Symptome verursachen, wie der Kranke sie hat. Einen Schlafgestörten, dessen Gedanken sich ständig im Kreis herumdrehen und den schon das leiseste Geräusch stört, behandelt man also beispielsweise mit einem Mittel, das einen Gesunden in größerer Menge genau in diesen hellwachen, nervösen, überreizten Zustand versetzen würde: Kaffee. Allerdings sind die Wirkstoffe in homöopathischen Mitteln in sehr niedriger, oft gar nicht mehr nachweisbarer Konzentration enthalten, weil sie sehr stark verdünnt werden. Im Fall unseres schlafgestörten Patienten würde man Coffea D12, eine homöopathische Zubereitung des Kaffees, wählen.

Ob homöopathische Mittel tatsächlich wirksam sind, darüber scheiden sich die Geister; es gibt Studien, die eine Wirkung dieser Substanzen zeigen, aber auch zahlreiche andere wissenschaftliche Untersuchungen, die dem widersprechen. Viele Menschen schwören auf Homöopathie. Letztendlich muss jeder selbst seine Erfahrungen mit dieser Behandlungsmethode machen und feststellen, ob sie für ihn das Richtige ist.

Bei schweren Erkrankungen wie Krebs oder Herz-Kreislauf-Leiden sollten Sie sich allerdings nie ausschließlich auf Homöopathie und Naturheilmittel verlassen. In keinem Fall ist es ratsam, vom Arzt verordnete Medikamente womöglich nicht einzunehmen und sich stattdessen ausschließlich mit solchen Substanzen behandeln.

Nahrung, die gesund hält und heilt

Eine ausgewogene Ernährung ist gerade im Alter wichtig. Dabei sollte man Fleisch, Wurst, Käse und andere fetthaltige tierische Lebensmittel nur in geringen Mengen verzehren und stattdessen lieber auf Pflanzenöle, Obst, Gemüse und frische Kräuter setzen.

„Bioaktive Substanzen" lautet das Zauberwort, mit dem wir uns – zumindest bis zu einem gewissen Grad – vor zahlreichen Alterskrankheiten schützen können. Dabei handelt es sich um Stoffe, die in Obst, Gemüse, Getreide und anderen pflanzlichen Nahrungsmitteln enthalten sind, ohne zu den Nährstoffen zu gehören. Sie liefern keine Energie und sind auch nicht am Aufbau körpereigener Eiweiße beteiligt, dafür aber ausgesprochen gesund. Viele dieser Substanzen haben eine krebshemmende Wirkung, stärken das Immunsystem und schützen vor Herz-Kreislauf-Erkrankungen.

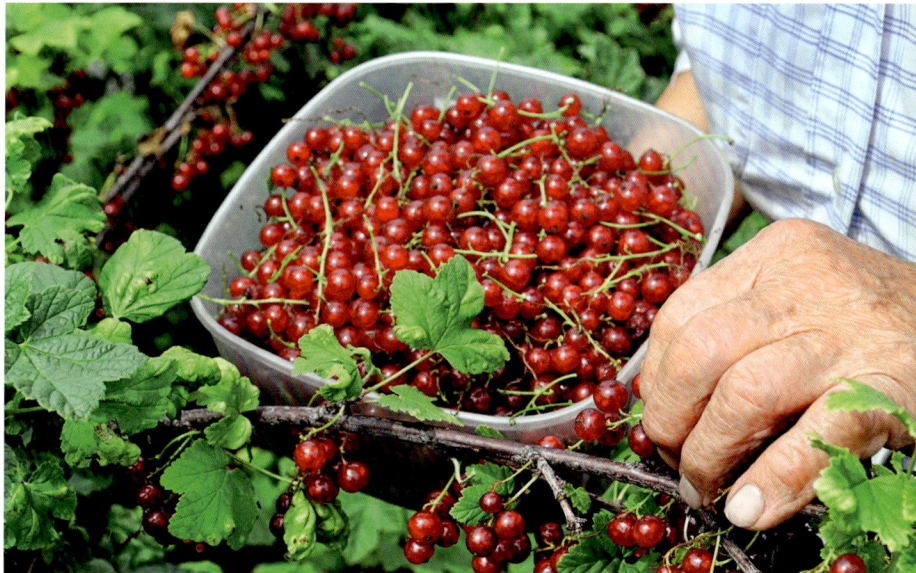

Saisonal sollte man seine Ernährung immer um frisches Obst und Gemüse aus dem Garten oder vom Wochenmarkt ergänzen.

So schützen Sie die wertvollen Inhaltsstoffe in Ihrer Nahrung

Freilich sind diese bioaktiven Substanzen auch sehr empfindlich: Sie verflüchtigen sich leicht, wenn man die Nahrungsmittel, in denen sie enthalten sind, nicht richtig behandelt. Wer beim Kauf und bei der Zubereitung einige Grundsätze beachtet, kommt aber garantiert in den vollen Genuss der Heilkräfte dieser wertvollen Pflanzeninhaltsstoffe.

→ Kaufen Sie Obst und Gemüse möglichst frisch (am besten beim Erzeuger, auf dem Wochenmarkt oder direkt vom Bauernhof). Bevorzugen Sie einheimische Ware je nach Angebot der Saison, statt unbedingt mitten im Winter Erdbeeren haben zu müssen oder exotische Obst- und Gemüsearten zu essen. Je weiter der Weg, den die Nahrungsmittel hinter sich haben, umso größer der Verlust an wertvollen Inhaltsstoffen.

→ Lagern Sie die Nahrungsmittel zu Hause so kurz wie möglich – also lieber immer nur kleinere Mengen kaufen und rasch zubereiten.

→ Gestalten Sie Ihren Speisezettel bunt! Das ist ganz wörtlich gemeint: Je mehr verschiedenfarbige Gemüsearten, Früchte und Beeren Sie kaufen, umso eher werden auch viele unterschiedliche bioaktive Substanzen darin sein.

→ Viele gesundheitsfördernde Inhaltsstoffe gehen durch Garen verloren. Das gilt nicht nur für bioaktive Substanzen, sondern auch für viele Vitamine. Deshalb sollten Sie Obst und Gemüse zumindest teilweise roh verzehren und regelmäßig Salat essen. Freilich gibt es hier auch Ausnahmen: Betakarotin und Lycopin kann der Körper aus zerkleinertem bzw. erhitztem, mit Fett vermischtem

Gemüse besser aufnehmen. Also Mohrrüben am besten entsaften oder zerkleinern oder garen! Außerdem empfiehlt es sich, etwas Öl oder Butter dazuzugeben. Das Gleiche gilt auch für die Zubereitung von Tomaten.

→ Wenn schon, dann sollte man pflanzliche Nahrungsmittel so schonend wie möglich garen. Schonende Garmethoden sind z.B. Dämpfen, Dünsten, „Al dente"-Kochen oder das Garen in der Mikrowelle. Je mehr Flüssigkeit verwendet wird und je länger die Garzeit dauert, umso mehr Nährstoffe gehen verloren.

→ Würzen Sie Ihr Essen reichlich mit frischen Kräutern! Denn Kräuter enthalten jede Menge verschiedenster gesundheitsfördernder bioaktiver Substanzen in hoher Konzentration.

Geht es nicht auch einfacher?

Inzwischen werden bioaktive Substanzen auch als Nahrungsergänzungsmittel angeboten. Natürlich klingt es verlockend, einfach eine Tablette mit Karotinen oder Anthozyanen zu schlucken, statt sich mühsam ein Karottengericht oder ein Müsli mit Beeren zuzubereiten. Allerdings deuten Studien darauf hin, dass bioaktive Substanzen ihre gesundheitsfördernde Wirkung nur in ihrem natürlichen Zusammenspiel mit anderen Inhaltsstoffen von frischem Obst, Gemüse und Getreideprodukten entfalten und Einzelpräparate eher wirkungslos sind. Daher sollte man den Zeitaufwand, den eine ausgewogene Ernährung aus frischen Zutaten kostet, nicht scheuen – und wird durch den Genuss sicher reichlich für seine Mühe belohnt.

Welche bioaktiven Substanzen sind in welchen Nahrungsmitteln enthalten?

Bioaktive Substanz	Wirkung	Wo enthalten?
Anthozyane	wirken sich positiv auf den Blutdruck aus	z.B. rote Weintrauben, Schwarze Johannisbeeren und Kirschen
Betakarotin	verhindert die Entstehung freier Radikale (Radikalfänger)	z.B. Mohrrüben, Paprika, Rote Bete, Spinat, Grünkohl, Brokkoli; oranges Obst (Aprikose, Mango, Kaki)
Glucosinolate	krebsvorbeugend und antimikrobiell; cholesterinspiegelsenkend	alle Kohlarten, Senf, Rettich
Katechine	krebsvorbeugend	grüner Tee
Lycopin	bekämpft freie Radikale und schützt vor Krebs	Tomaten, rote Grapefruits und Wassermelonen
Phystoöstrogene	können bestimmten Krebsarten vorbeugen	Sojabohnen und Sojaprodukte wie Tofu; Leinsamen und Kürbiskerne
Phytosterine	senken den Cholesterinspiegel; krebsvorbeugende Wirkung	Nüsse und Pflanzensamen (v.a. Sonnenblumen- und Sesamkerne)
Resveratrol	schützt vor Herz-Kreislauf-Erkrankungen	rote Trauben (auch Saft und Rotwein); Kakao (z.B. in Schokolade)
Saponine	krebsvorbeugend, antimikrobiell, cholesterinsenkend und entzündungshemmend	Hülsenfrüchte (z.B. Bohnen, Erbsen und Linsen)
Sulfide	antimikrobiell und krebsvorbeugend, cholesterinspiegelsenkend; beugt Arteriosklerose vor	Zwiebelgewächse (Zwiebeln, Schalotten, Knoblauch, Schnittlauch)

Den Beipackzettel lesen und richtig verstehen

Unzumutbar kleine Schrift, unverständliches Fachchinesisch – fast jeder hat den Beipackzettel schon einmal verwünscht oder resigniert beiseitegelegt. Dabei beinhaltet er durchaus wertvolle Informationen – man muss ihn nur richtig zu lesen verstehen.

D er Beipackzettel von Medikamenten erscheint in der Regel alles andere als benutzerfreundlich. Denn welcher Patient verfügt schon über die Kenntnis der zahlreich verwendeten medizinischen Fachbegriffe? Zudem enthalten die meisten dieser Packungsbeilagen eine so umfangreiche Auflistung möglicher Neben- und Wechselwirkungen, dass einem schon beim Lesen Angst und Bange werden kann. Zahlreiche Patienten werden dadurch derart verunsichert, dass sie die Einnahme des Medikaments schließlich ganz unterlassen. Das ist allerdings keinesfalls nachahmenswert, denn auf ein verschriebenes Medikament sollte man nie ohne Rücksprache mit dem behandelnden Arzt verzichten.

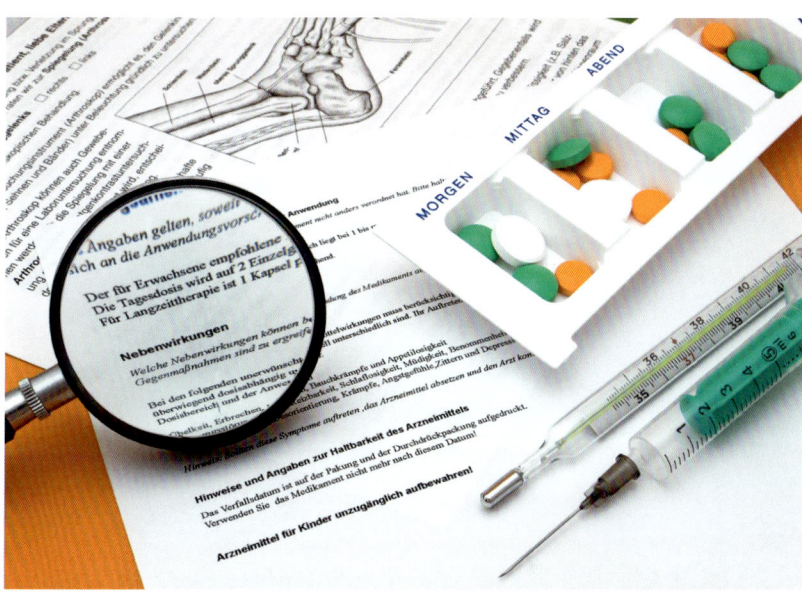

Fragen Sie Ihren Arzt oder Apotheker

Der Beipackzettel ist ein wichtiges Dokument, das Sie genau durchlesen sollten. Er beinhaltet alle wichtigen Informationen, die der Patient vor und bei der Einnahme des Medikaments beachten muss. Wenn Sie etwas nicht verstehen oder ver-

unsicher sind, bitten Sie am besten Ihren Arzt, Ihnen die für Sie unverständlichen Stellen zu erklären. Falls der nächste Arztbesuch nicht so bald ansteht, hilft Ihnen auch der Apotheker auf Nachfrage gerne weiter. Das gilt insbesondere dann, wenn Sie rezeptfreie Medikamente auf eigene Initiative erwerben.

Der mündige Patient

Patienten werden in dieser Hinsicht vom Gesetzgeber durchaus in die Verantwortung genommen: Wer beispielsweise nach Einnahme eines Medikaments, das die Reaktionsfähigkeit beeinträchtigt (was im Beipackzettel vermerkt sein muss), einen Autounfall verursacht, kann von seiner Versicherung in Regress genommen werden. Und ein Gerichtsurteil besagt sogar, dass der Beipackzettel das Aufklärungs-

Beipackzettel sind oft schwer zu lesen und zu verstehen. Sie geben aber wichtige Hinweise auf Neben- und Wechselwirkungen, die man beachten sollte.

Bewahren Sie die Beipackzettel Ihrer Medikamente stets auf!

Vielleicht wollen Sie später noch einmal etwas darin nachlesen. Sollte einmal ein Beipackzettel verloren gegangen sein, können Sie ihn im Internet auf der Website www.beipackzettel.info finden.

Nicht nur die Ärzte, auch die Apotheker kennen sich sehr gut mit der Wirkungsweise von Medikamenten aus. Sie können bei Fragen meist unkompliziert helfen.

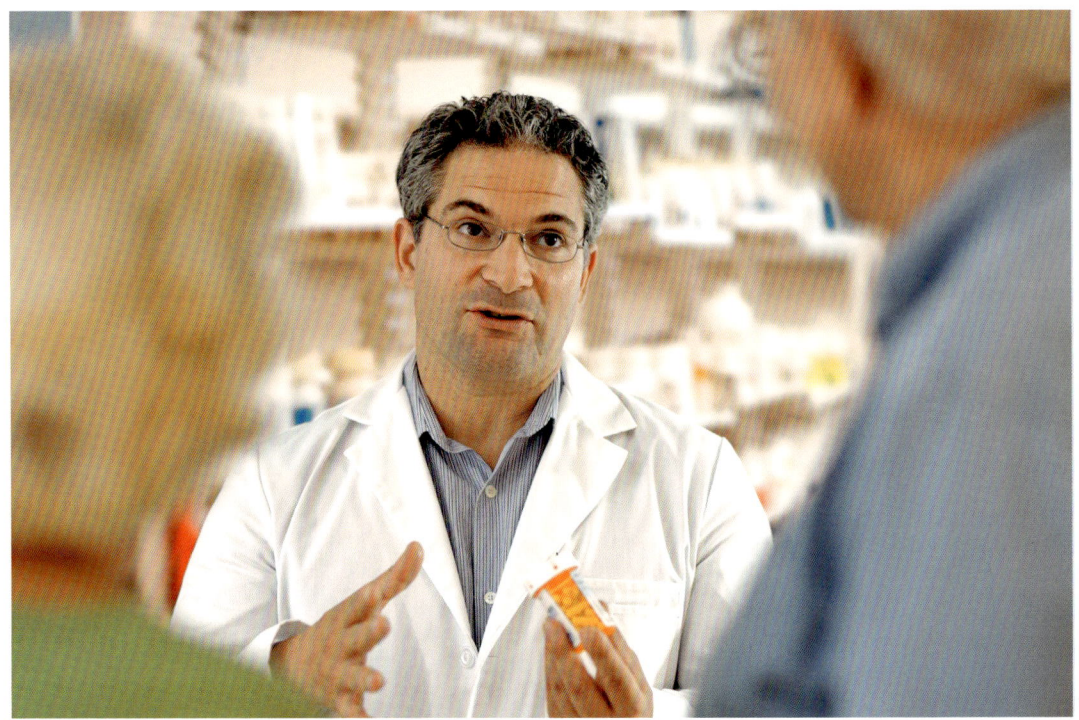

gespräch durch den Arzt ersetzt. Beim Auftreten von Neben- oder Wechselwirkungen kann sich also niemand auf den Standpunkt zurückziehen, darüber nicht informiert gewesen zu sein.

Worüber informiert der Beipackzettel?

Es führt kein Weg daran vorbei: Das lästige Dokument muss gelesen werden. In der Regel ist der Beipackzettel in verschiedene Rubriken untergliedert, die im Folgenden genauer erläutert werden:

➜ Zunächst wird im Beipackzettel erklärt, um welches Medikament es sich handelt und bei welchen Erkrankungen es angewendet wird. Sicherlich hat Ihnen auch Ihr Arzt schon erläutert, unter welcher Erkrankung Sie leiden und wie und warum dieses Arzneimittel dagegen wirkt. Falls nicht, sollten Sie ihn direkt danach fragen.

➜ Der Beipackzettel erläutert auch, wie das Medikament einzunehmen bzw. anzuwenden ist. Das ist wichtig, denn manche Substanzen dürfen nicht in

---

Wie häufig treten die im Beipackzettel genannten Nebenwirkungen auf?

Auf dem Beipackzettel wird angegeben, in welcher Häufigkeit die dort genannten Nebenwirkungen auftreten. Hinter den Klassifizierungen verbergen sich folgende Zahlen:

Sehr häufig: bei mehr als einem von zehn Behandelten (10 %)
Häufig: bei mehr als einem von 100 Behandelten (1 %)
Gelegentlich: bei mehr als einem von 1000 Behandelten (0,1 %)
Selten: bei mehr als einem von 10 000 Behandelten (0,01 %)
Sehr selten: bei einem oder weniger von 10 000 Behandelten (bis hin zu Einzelfällen)
Nicht bekannt: Häufigkeit auf Grundlage der verfügbaren Daten nicht abschätzbar

Kombination mit bestimmten Nahrungsmitteln genommen werden; und viele vertragen sich zudem nicht mit Alkohol. Auch die Angabe, ob das Mittel zu den Mahlzeiten, zwischen den Mahlzeiten oder auf nüchternen Magen einzunehmen ist und ob es zerkleinert werden darf oder nicht, ist wichtig; all das steht in dieser Rubrik des Beipackzettels, und viele Ärzte nehmen sich leider nicht die Zeit, ihre Patienten auf diese Besonderheiten bei der Einnahme hinzuweisen.

➜ Auf dem Beipackzettel ist stets die empfohlene Dosierung vermerkt. Diese sollte Ihnen der verschreibende Arzt jedoch genau erklärt haben. Manche Ärzte notieren die Dosierung auch in verkürzter Form auf dem Rezept: So bedeutet „1–0–1" beispielsweise, dass Sie morgens und abends jeweils eine Tablette nehmen sollen. „2–0–0" würde bedeuten: zwei Tabletten morgens. „0–0–0–1" heißt „Eine Tablette vor dem Schlafengehen". Im Zweifelsfall sollten Sie aber immer bei Ihrem Arzt nachfragen.

➜ Ferner wird auf dem Beipackzettel auch angegeben, bei welchen Begleiterkrankungen man das Arzneimittel *nicht* einnehmen darf. Auch darauf sollten Sie genau achten. Beispielsweise ist gerade bei älteren Patienten häufig die Funktionsfähigkeit von Leber oder Nieren eingeschränkt, sodass diese Organe bestimmte Medikamente nicht richtig abbauen können. Manche Arzneimittel dürfen daher bei eingeschränkter Leber- und/oder Nierenfunktion nicht oder nur in sehr niedriger Dosierung eingesetzt werden.

➜ Darüber hinaus informiert der Beipackzettel darüber, mit welchen anderen Medikamenten das betreffende Arzneimittel nicht zusammen eingenommen werden darf bzw. welche unerwünschten Wechselwirkungen in so einem Fall auftreten können. Diesen Abschnitt sollten Sie vor allem dann genau beachten, wenn der verschreibende Arzt nicht über alle Mittel, die Sie einnehmen, Bescheid weiß.

➜ Unverzichtbar ist auch der Hinweis über „Verkehrstüchtigkeit und Bedienen von Maschinen". Dort erfahren Sie, ob das Medikament Sie müde, schwindelig oder benommen machen kann und ob Sie nach der Einnahme am Straßenverkehr teilnehmen dürfen.

➜ Die Rubrik, in welcher die möglichen Nebenwirkungen aufgelistet sind, macht den meisten Patienten vermutlich das größte Kopfzerbrechen. Was dort alles aufgeführt wird, hört sich manchmal schon ziemlich erschreckend an. Für die langen Listen unerwünschter Arzneimittelwirkungen gibt es aber einen ganz einfachen Grund: Arzneimittelhersteller sind gesetzlich verpflichtet, alle bekannt gewordenen Nebenwirkungen – auch wenn sie äußerst selten vorkommen – auf dem Beipackzettel anzugeben. Auf diese Weise sichern sie sich zudem gegen Schadenersatzklagen von Patienten ab. Damit die Patienten eine Vorstellung davon bekommen, wie wahrscheinlich oder unwahrscheinlich es ist, dass die genannten Nebenwirkungen auftreten, ist das Pharmaunternehmen laut Gesetzgeber zudem angewiesen, die festgestellten Häufigkeiten im Beipackzettel anzugeben.

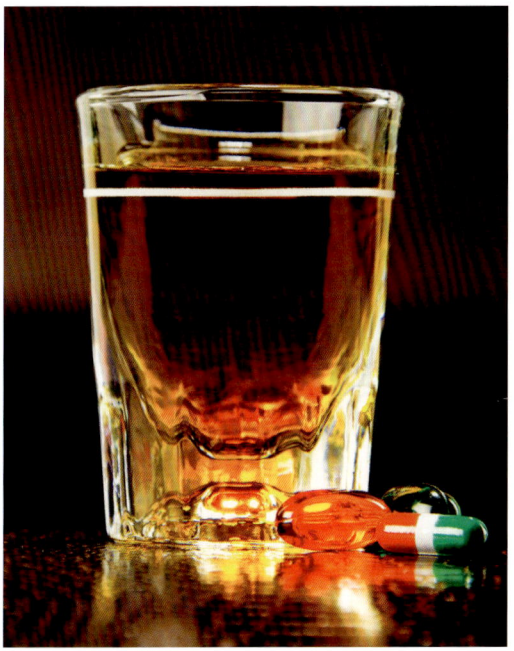

Medikamente sollten niemals gemeinsam mit Alkohol eingenommen werden, da es dadurch zu unerwünschten Wechselwirkungen kommen kann.

Impflücken nicht auf die leichte Schulter nehmen!

Impfungen werden heute von vielen Menschen für überflüssig gehalten, und in den Medien wird oft deren Risiko betont. Vielleicht auch, weil viele Erkrankungen gerade bedingt durch die Impfungen nur noch selten vorkommen und deswegen in Vergessenheit geraten sind.

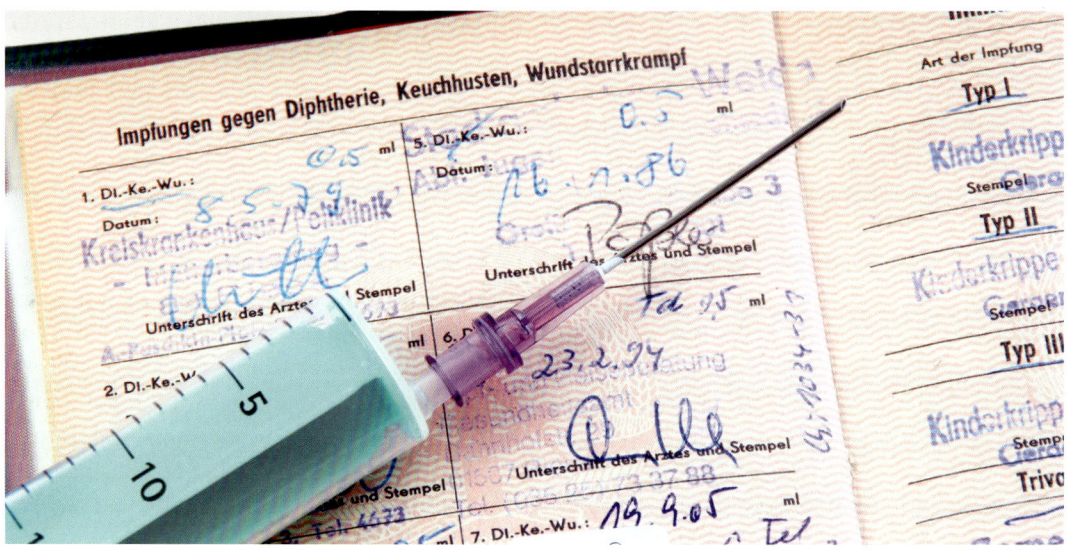

Gerät beinahe aus der Mode, ist aber ein wichtiges Dokument, das gut aufbewahrt werden sollte: der Impfpass.

Das Impfen gehört nach wie vor zu den wirksamsten und einfachsten Schutzmaßnahmen, die es gibt. Neben der Lebensmittel- und Wasserhygiene haben wir unsere heutige hohe Lebenserwartung und die geringe Säuglingssterblichkeit in den westlichen Industrieländern vor allem der breiten Anwendung von Impfungen zu verdanken. Die Ausrottung lebensgefährlicher Seuchen, die früher eine Geißel der Menschheit waren, ist nicht zuletzt auf die Entwicklung wirksamer Impfstoffe zurückzuführen: So ist die Welt dank eines konsequenten Impfprogramms der Weltgesundheitsorganisation (WHO) seit dem Jahr 1980 pockenfrei. Andere bedrohliche Infektionserkrankungen sind infolge von Impfprogrammen mittlerweile selten geworden und könnten vielleicht längst ganz ausgerottet sein, wenn die Menschen sich konsequenter dagegen impfen lassen würden.

Beispiel Kinderlähmung

Beispielsweise ist die durch das Poliovirus übertragene Kinderlähmung dank intensiver Impfkampagnen in Amerika und Europa weitestgehend ausgerottet. Aber gebannt ist die Gefahr noch lange nicht: Immer wieder flackerten in den letzten Jahrzehnten in verschiedenen europäischen Ländern kleinere, regional begrenzte Polio-Epidemien auf. Auch in Deutschland kam es zu einzelnen Neuerkrankungen. Es besteht immer das Risiko, dass die Infektion aus anderen Ländern, in denen sie nach wie vor relativ häufig vorkommt, reimportiert wird oder dass das Virus in einer kleinen Gruppe von Menschen, die nicht geimpft wurden, überlebt hat.

Ähnlich ist es bei den Masern, die – insbesondere bei Jugendlichen und Erwachsenen – lebensgefährliche Komplikationen verursachen und zu einer Fehl- oder

Totgeburt führen können, wenn eine schwangere Frau sich damit infiziert: Auch bei dieser Erkrankung kommt es immer wieder zu regionalen Ausbrüchen, von denen vor allem ungeimpfte Kinder betroffen sind.

Verantwortungsbewusst handeln

Wer wichtige Impfungen nicht wahrnimmt, sollte bedenken, dass er damit nicht nur sich selbst und seine Kinder gefährdet, sondern auch die Allgemeinheit. Denn nur wenn möglichst viele Menschen sich den von der Ständigen Impfkommission (STIKO) des Robert Koch-Instituts empfohlenen Impfungen unterziehen, kann man eine sogenannte „Herden-Immunität" erreichen: Ab einer bestimmten Impfrate innerhalb der Bevölkerung kann ein Infektionserreger sich nicht mehr effizient vermehren und stirbt aus. Lassen sich zu wenige Menschen gegen einen Krankheitserreger impfen, so kann er sich wieder vermehrt ausbreiten und zur ernsten Gefahr werden – wie z. B. der Keuchhusten, der vor allem für Säuglinge ein hohes Risiko darstellt und sie im schlimmsten Fall sogar das Leben kosten kann. Da Säuglinge aber erst ab dem zweiten Monat gegen Keuchhusten geimpft werden dürfen, kann man sie in den ersten Lebenswochen ausschließlich durch Herden-Immunität vor dem gefährlichen Virus schützen – z. B., indem bei Eltern, Großeltern und älteren Geschwistern auf einen konsequenten Impfschutz geachtet wird.

Wenn Erwachsene nicht gegen Keuchhusten geimpft sind, können sie sich ebenfalls mit dieser Kinderkrankheit infizieren. Keuchhusten verläuft bei Erwachsenen in der Regel weniger dramatisch als bei Kindern. Aber es besteht eben leider die Gefahr, dass Eltern ihre Babys mit dem Krankheitserreger anstecken. Deshalb empfiehlt die STIKO seit 2009 allen Erwachsenen, sich bei der nächsten fälligen Tetanus-Diphtherie-Impfung einmalig auch gegen Keuchhusten (Pertussis) impfen zu lassen – und bei dieser Gelegenheit auch gleich ihren Polio-Impfschutz zu überprüfen. Ungeimpfte Erwachsene sind die Hauptansteckungsquelle für Keuchhusten bei Neugeborenen.

Keine Angst vor Impfungen

Impfungen sind nach wie vor dringend notwendig, werden in der Öffentlichkeit aber heutzutage oft kritisch betrachtet. Die von Impfskeptikern angeführten Risiken und Nebenwirkungen öffentlich empfohlener Impfungen sind normalerweise aber so gering, dass der Nutzen dieser Vorbeugungsmaßnahmen weitaus größer erscheint als mögliche Impfreaktionen oder -komplikationen. In der Regel sind moderne Impfstoffe sehr gut verträglich. Die negative Stimmung gegen das Impfen in der Öffentlichkeit basiert meist auf pseudowissenschaftlichen Erkenntnissen und spielt die sehr selten vorkommenden Impfschäden in übertriebener Weise in den Vordergrund.

Ebenso zweifelhaft erscheint die bei vielen Menschen herrschende Ansicht, Impfungen seien heutzutage nicht mehr notwendig. Denn diese Impfmüdigkeit kann dazu führen, dass eine längst überwunden geglaubte Infektionserkrankung auch bei uns wieder aufflackert.

Ständige Impfkommission (STIKO)

Die Ständige Impfkommission der Bundesrepublik Deutschland trifft sich zweimal jährlich, um sich mit den gesundheitspolitisch wichtigen Fragen zu Schutzimpfungen und Infektionskrankheiten zu beschäftigen. Aufgabe dieser Kommission ist es, Empfehlungen für die notwendigen Schutzimpfungen in Deutschland vorzubereiten und entsprechende Richtlinien herauszugeben. Die Empfehlungen der STIKO dienen den Bundesländern dann als Vorlage für ihre öffentlichen Impfempfehlungen.

Impfungen, die auch für Erwachsene sinnvoll sind

Wer im Kindesalter oder als junger Erwachsener geimpft wurde, geht vielleicht davon aus, nun ein Leben lang vor den entsprechenden Krankheiten geschützt zu sein. In vielen Fällen muss die Grundimmunisierung aber regelmäßig aufgefrischt werden, damit die Wirkung erhalten bleibt. Das gilt z. B. für Tetanus (Wundstarrkrampf), Diphtherie und Keuchhusten.Im Alter lässt die Immunabwehr zudem häufig nach.

Im Folgenden finden Sie eine Übersicht darüber, für wen welche Impfung sinnvoll sein kann, wie der Impfschutz aufgebaut wird und wann man ihn auffrischen sollte.

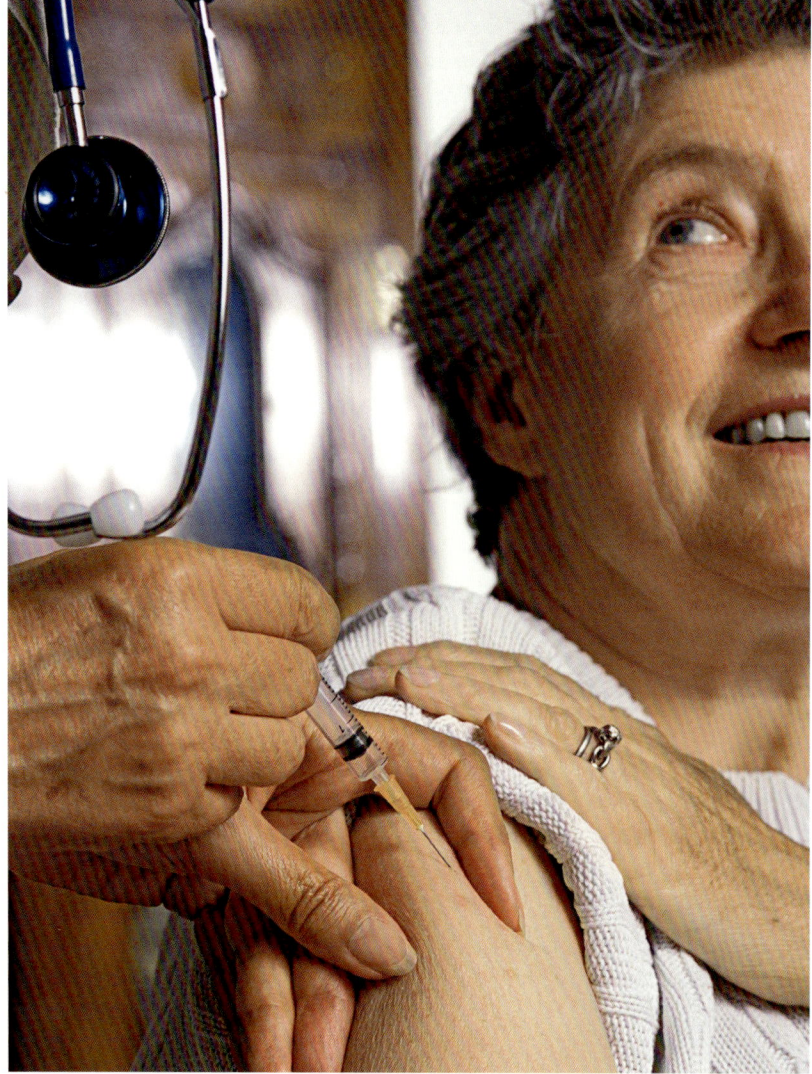

Impfungen sind meist unaufwendig und kosten nur ein kurzes Zucken beim Einstich der Impfnadel.

Diphtherie

Begründung: Auslöser der Erkrankung ist das Gift des Corynebacterium diphtheriae. Hierbei kann es zu akuten, manchmal lebensbedrohlichen Infektionen der oberen Atemwege kommen; selten sind auch Herz und Niere befallen.

Impfschutz aufbauen: Zur Grundimmunisierung im Kindesalter sind drei Impfungen im ersten Lebensjahr im Abstand von mindestens vier Wochen und eine vierte Impfung mindestens sechs Monate später (meist im zweiten Lebensjahr) erforderlich.

Wann auffrischen?
– im Alter von fünf bis sechs Jahren
– im Alter von neun bis 17 Jahren
– anschließend alle zehn Jahre oder
– bei unvollständig Geimpften

Wer sollte sich impfen lassen? Jeder sollte gegen Diphtherie geimpft sein.

Grippe (Influenza)

Begründung: Eine mögliche Komplikation der echten Virusgrippe ist eine bakterielle Lungenentzündung. Sie ist lebensgefährlich für ältere Menschen, Patienten mit Herz-Kreislauf-Problemen oder chronischen Lungenerkrankungen sowie für Immungeschwächte.

Impfschutz aufbauen: Jährlich einmalige Impfung. Ideale Impfmonate sind Oktober und November.

Wann auffrischen? Jedes Jahr im Herbst mit dem jeweils aktuellen Impfstoff.

Wer sollte sich impfen lassen?
– alle ab einem Alter von 60 Jahren
– medizinisches Personal in Kliniken und Altenpflege
– chronisch Kranke (z. B. Patienten mit Herz-, Kreislauf-, Leber- und Nierenkrankheiten, Diabetes, Asthma)
– Menschen mit Kontakt zu Geflügel oder anderen Vögeln. Zwar schützt der Impfstoff nicht vor Vogelgrippe, aber vor möglichen Doppelinfektionen.

Hinweis: Ältere Menschen sprechen auf die Impfung oft weniger gut an. Dennoch verbindet sich mit der Impfung die Hoffnung, dass zumindest die schweren Verläufe verhindert werden können.

Hepatitis B

Begründung: Eine Hepatitis-B-Erkrankung kann die Leber chronisch schädigen und zu Leberzirrhose und -krebs führen. Übertragen werden kann das Virus durch Blut oder andere Körperflüssigkeiten eines Infizierten, in erster Linie beim Geschlechtsverkehr, über verseuchte Blutkonserven, unsaubere Spritzen in der Drogenszene sowie bei der Geburt von einer infizierten Mutter auf das Kind.

Impfschutz aufbauen: Wie Diphtherie, die zweite der vier Dosen kann entfallen.

Wann auffrischen? Auffrischung nach zehn Jahren abhängig von der Hepatitis-Antikörper-Konzentration, bei niedriger Konzentration im Blut auch früher.

Wer sollte sich impfen lassen?
– chronisch Kranke, die häufig Bluttransfusionen erhalten
– Bewohner und Berufstätige in Behinderteneinrichtungen
– Reisende, die Regionen aufsuchen, in denen Hepatitis B häufig auftritt

Keuchhusten (Pertussis)

Begründung: Durch Tröpfchen übertragene, hochansteckende bakterielle Erkrankung. Sie beginnt mit Erkältungssymptomen, später folgen krampfartige Hustenanfälle mit Erbrechen, Atemnot, Erstickungsanfällen. Vor allem Säuglinge im ersten Lebensjahr können an den Komplikationen sogar sterben.

Impfschutz aufbauen: Erste Impfung nach Vollendung des zweiten Lebensmonats, dann im Abstand von mindestens vier Wochen: zweite Impfung nach dem dritten Monat, dritte Impfung nach dem vierten Monat, vierte Impfung im Alter von elf bis 14 Monaten. Einmalig im Erwachsenenalter in Kombination mit der nächsten Tetanus- und Diphtherieimpfung.

Wann auffrischen?
– alle zehn Jahre bei Frauen mit Kinderwunsch sowie Personen, die mit Kindern zu tun haben: Eltern und Großeltern von Kleinkindern, Babysitter und Personal in Kindergärten, Geburtshilfe und Schwangerenbetreuung.

Wer sollte sich impfen lassen? Alle Kinder und Jugendliche sowie Menschen mit engem Kontakt zu Säuglingen.

Kinderlähmung (Poliomyelitis)

Begründung: Polioviren sind hochansteckend. Eine Infektion bleibt meist ohne sichtbare Symptome, kann aber Lähmungen und eine Hirnhautentzündung verursachen, die bleibende Schäden hinterlassen oder gar zum Tode führen. Der Name „Kinderlähmung" ist irreführend, denn auch Erwachsene können sich mit Polio infizieren.

Impfschutz aufbauen: Wie Keuchhusten – die zweite der vier Dosen kann allerdings entfallen.

Wann auffrischen? Bewohner von Gemeinschaftsunterkünften, medizinisches Personal und Reisende in Regionen mit hohem Infektionsrisiko, z. B. Asien oder Afrika.

Wer sollte sich impfen lassen? Jeder – Kinder ebenso wie Erwachsene. Zwar gilt Deutschland heute wie andere europäische Länder als „poliofrei", nicht geimpfte Reisende können die Viren jedoch importieren. Entstehen Impflücken in der Bevölkerung, kann Polio wieder ausbrechen.

Masern, Mumps, Röteln (MMR)

Masern: Die hochansteckende Viruserkrankung bewirkt Fieber, Schnupfen, Husten, Ausschlag, weiße Flecken auf der Wangenschleimhaut. In 10 bis 20 % der Fälle folgen Komplikationen, z. B. Lungen- oder (sehr selten) Gehirnentzündung.

Mumps: Viruserkrankung mit Schluckbeschwerden und Ohrenschmerzen.

Röteln: Viruserkrankung mit Symptomen wie Atemwegsentzündungen, geschwollenen Lymphknoten, Ausschlag. Mögliche Komplikationen: Missbildung des Embryos bei Schwangeren, Gelenkentzündung, selten Gehirnentzündung.

Impfschutz aufbauen: Erste Impfung frühestens im zwölften Lebensmonat, zweite Impfung mit mindestens vier Wochen Abstand. Bis zum Ende des zweiten Lebensjahrs sollten beide Impfungen durchgeführt sein.

In manchen Gebieten Mitteleuropas können durch Zeckenbisse Krankheitserreger wie beispielsweise Borreliose oder Frühsommer-Meningoenzephalitis (FSME) auf Menschen übertragen werden.

Wann auffrischen?
– Wurde nur einmal geimpft, sollte die zweite Spritze sobald wie möglich nachgeholt werden.
– Bei Frauen mit Kinderwunsch muss der Impferfolg überprüft und evtl. erneut gegen Röteln geimpft werden, um die Schädigung des Babys im Mutterleib durch eine Infektion zu verhindern.

Wer sollte sich impfen lassen?
Jeder. Da die MMR-Impfung in jedem Alter möglich ist, kann auch ungeimpftes erwachsenes Personal, das mit Krebspatienten, Abwehrgeschwächten und in Einrichtungen für Kinder arbeitet, jederzeit geimpft werden.

Pneumokokken

Begründung: Streptococcus pneumoniae gehört zu den häufigsten bakteriellen Erregern lokaler Infektionen wie Nasennebenhöhlen-, Mittelohr- und Lungenentzündung sowie bakterieller Hirnhautentzündung. Etwa 15 % der Erkrankten erleiden schwere Folgeschäden. Vor allem Kinder unter zwei Jahren und ältere Menschen sind gefährdet.

Impfschutz aufbauen: Erste Impfung ab dem dritten Monat, dann im Abstand von mindestens vier Wochen. Zweite Impfung nach dem dritten Monat, dritte Impfung nach dem vierten Monat, vierte Impfung im Alter von elf bis 14 Monaten.

So wars bei mir

„Über Impfungen habe ich mir lange Zeit gar keine Gedanken gemacht, schließlich bin ich ja als Kind geimpft worden. Wo mein Impfausweis liegt, hatte ich inzwischen schon ganz vergessen. Letztes Jahr habe ich aber mit meinem Hausarzt darüber gesprochen, ob ich mich gegen Grippe impfen lassen soll, weil ich in der Zeitung gelesen hatte, dass ein besonders gefährliches Virus unterwegs ist. So sind wir ganz allgemein auf das Thema gekommen, und er hat mir erklärt, dass man die meisten Impfungen regelmäßig auffrischen muss, damit sie ihre Wirkung behalten."

Heinrich B.

Wann auffrischen? Auffrischimpfung für gefährdete Personen alle drei bis fünf Jahre.
Wer sollte sich impfen lassen? Die Ständige Impfkommission am Robert Koch-Institut (STIKO) empfiehlt die Impfung allen Kindern bis zum vollendeten zweiten Lebensjahr und allen Erwachsenen ab einem Alter von 60 Jahren sowie Kindern, Jugendlichen und Erwachsenen mit erhöhter gesundheitlicher Gefährdung infolge einer Grundkrankheit.

Wundstarrkrampf (Tetanus)

Begründung: Tetanus entsteht durch das Gift des Bakteriums Clostridium tetani, dessen Sporen vor allem im Erdreich lauern und über Wunden in den Körper gelangen können. Selbst kleinste Bagatellverletzungen kommen als Eintrittspforte der Erreger infrage und stellen für nicht Geimpfte eine Gefahr dar. Nach Eindringen der Sporen und Vermehrung der Bakterien kommt es zu Bildung von Giftstoffen, die eine krampfartige Muskelstarre bewirken, zunächst im Gesicht, dann im übrigen Körper. In 10–20 % der Fälle endet Wundstarrkrampf tödlich.

Impfschutz aufbauen: Wie Diphtherie und Keuchhusten, kann als Kombinationsimpfung erfolgen.

Wann auffrischen?
– im Alter von fünf bis sechs Jahren
– im Alter von neun bis 17 Jahren
– anschließend alle zehn Jahre oder
– nach einer Verletzung, wenn der Impfstatus nicht bekannt ist
Wer sollte sich impfen lassen? Jeder.

FSME (Frühsommer-Meningoenzephalitis)

Begründung: FSME kann durch Zeckenbisse auf den Menschen übertragen werden – jedoch nicht jede Zecke trägt das Virus. Bei etwa jedem dritten Infizierten kommt es zu Beschwerden, die einem grippalen Infekt ähneln, bei etwa jedem zehnten Infizierten entzünden sich Rückenmark, Nervenwurzeln und Hirnhäute.

Impfschutz aufbauen: Grundimmunisierung mit drei Impfdosen: Die zweite Dosis erfolgt ein bis drei Monate nach der ersten, die dritte Dosis neun bis zwölf Monate nach der zweiten. Kinder sollten nicht vor dem zweiten Lebensjahr geimpft werden. Der Schutz besteht frühestens 14 Tage nach der zweiten Dosis und hält drei bis fünf Jahre vor.

Wann auffrischen? Je nach Impfstoff:
– alle drei Jahre oder
– erste Auffrischung nach drei Jahren, weitere, je nach Alter, alle drei Jahre (Erwachsene ab 50 und Kinder) oder alle fünf Jahre (Erwachsene bis 50)

Wer sollte sich impfen lassen? FSME tritt nur in bestimmten Regionen auf, in Deutschland vor allem in Baden-Württemberg und Bayern, aber auch in Hessen, Rheinland-Pfalz und Thüringen. Im übrigen Europa vor allem in Polen, Tschechien, Russland, Ungarn, Kroatien, Estland, Lettland, Litauen, Slowenien und Österreich. Empfohlen wird die Impfung Menschen, die in diesen Gegenden leben, arbeiten oder sie bereisen und sich häufig in der Natur aufhalten.

Hepatitis A

Begründung: Das Virus führt zu einer akuten Leberentzündung, die in sehr seltenen Fällen schwer oder gar tödlich verläuft. Der Erreger ist weltweit verbreitet und wird durch verunreinigte Speisen und Getränke, Gebrauchsgegenstände sowie engen Personenkontakt übertragen.

Impfschutz aufbauen: Grundimmunisierung: zwei Dosen im Abstand von sechs bis zwölf Monaten, die erste Dosis möglichst zwei Wochen vor Abreise in ein Risikogebiet. Der Impfstoff ist ab dem zweiten Lebensjahr zugelassen.

Wann auffrischen? Die Impfung schützt für mindestens zehn Jahre; ob dann eine Auffrischung nötig ist, ist noch ungeklärt.

Vor welchen Reisen impfen? Die Impfung wird allen empfohlen, die in den Mittelmeerraum, nach Osteuropa oder in tropische oder subtropische Länder reisen. Wer einmal an Hepatitis A erkrankt ist, ist anschließend lebenslang immun und braucht keine Impfung mehr.

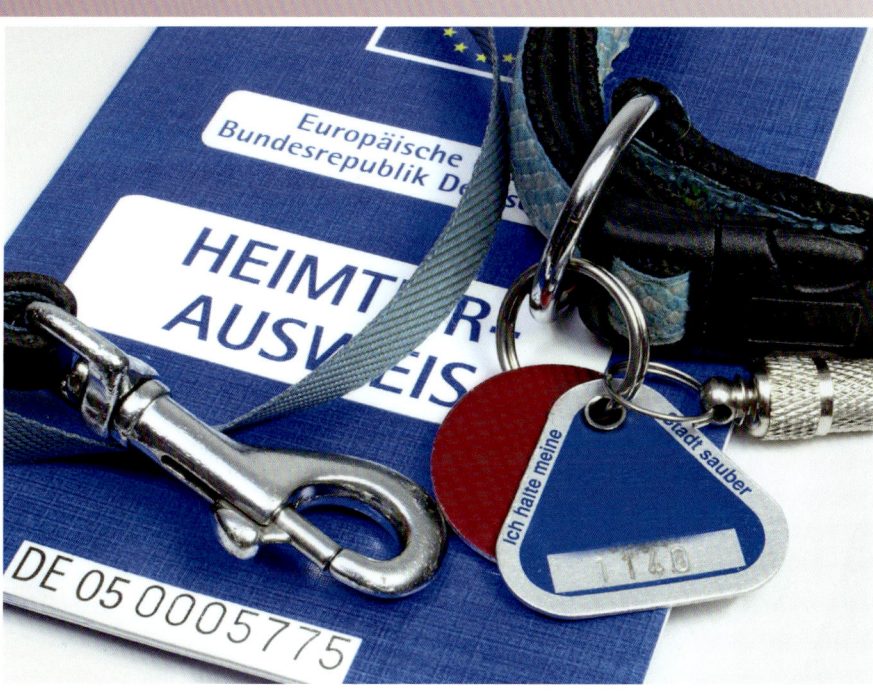

Wer sollte sich impfen lassen? Personen, die beruflich oder privat mit dem Erreger in Kontakt kommen können, z. B. medizinisches Personal in der Infektionsmedizin sowie Menschen mit chronischer Lebererkrankung.

Tollwut

Begründung: Übertragen wird der Krankheitserreger über den Biss eines infizierten Tieres oder bei Kontakt mit infektiösem Material (z. B. Speichel). Unbehandelt, verläuft die Viruserkrankung tödlich. In Deutschland ist die Zahl der Tollwutinfektionen bei Menschen seit 1990 deutlich gesunken.

Deutschland gilt generell als „tollwutfrei", bezogen auf Tiere, die am Boden leben. Fledermäuse hingegen können eine mögliche Infektionsquelle sein und sollten, wenn überhaupt, nur mit Lederhandschuhen angefasst werden.

Impfschutz aufbauen: Drei Dosen innerhalb von drei bis vier Wochen, ggf. eine Auffrischimpfung nach einem Jahr, dann alle fünf Jahre.

Vor welchen Reisen impfen?
Empfohlen für Reisende mit entsprechendem Risiko (z. B. bei Trekkingtouren) in Regionen mit besonders hoher Tollwutgefährdung (beispielsweise durch streunende Hunde).

Um die Verbreitung von Tollwut zu bekämpfen, besteht für den grenzüberschreitenden Reiseverkehr mit Haus- und Heimtieren eine allgemeine Impfpflicht. Zur Kontrolle dient der EU-Heimtierausweis.

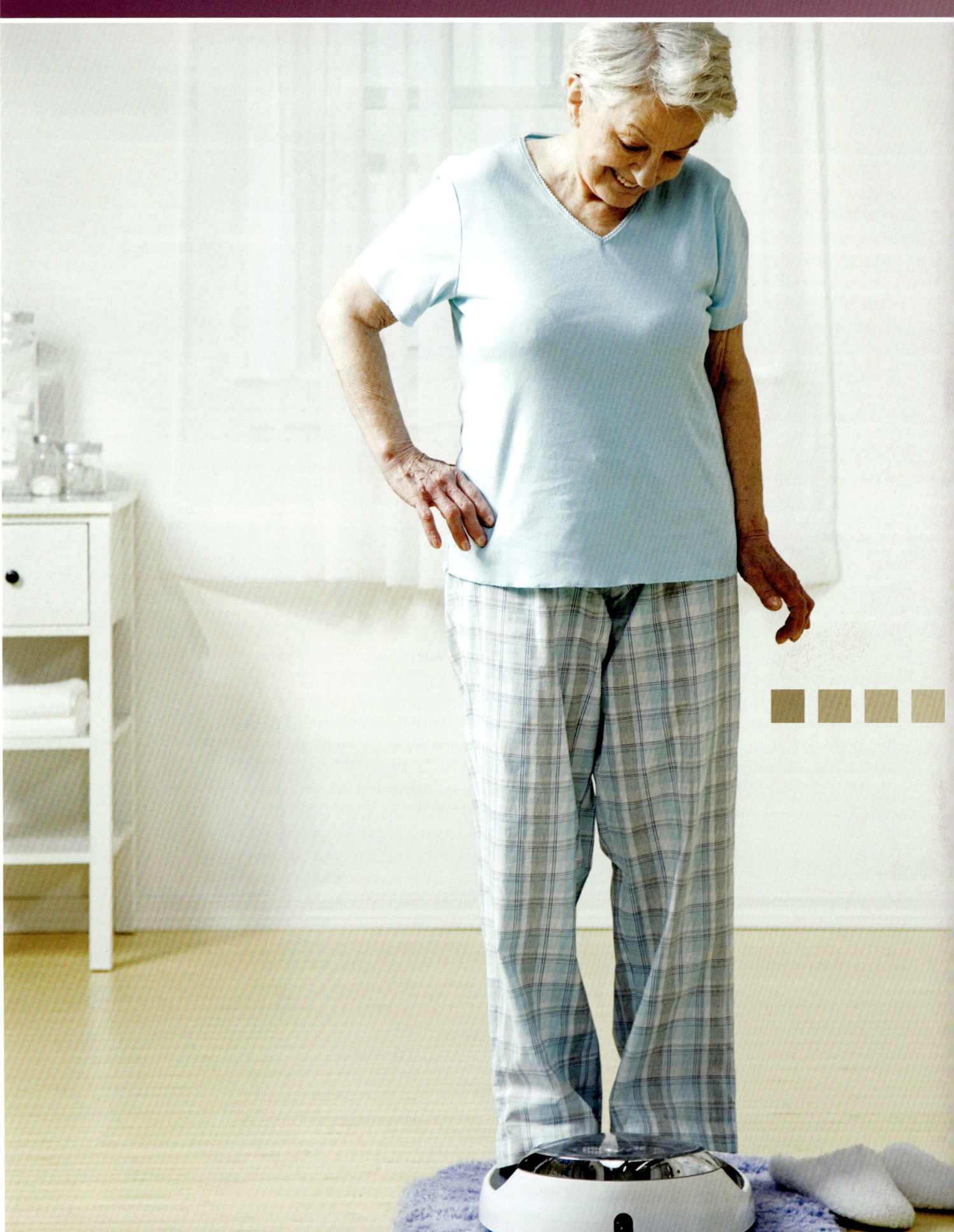

Aufs Gewicht achtgeben

Für fast alle Menschen spielt die Höhe ihres Gewichts im Lauf ihres Lebens einmal eine Rolle. Manche wollen aus ästhetischen Gründen abnehmen, andere befolgen dabei einen ärztlichen Rat. In jüngeren Lebensjahren erscheint zumeist Übergewicht als größtes Problem. Im Alter spielt dann auch Untergewicht eine zunehmende Rolle, weil aus verschiedenen Gründen oft der Appetit nachlässt. Wenn man auf sein Gewicht achtet, lassen sich manche gesundheitliche Probleme vermeiden. Gerade für Senioren ist daher eine bewusste Ernährung wichtig. Wenn Sie sich ausgewogen ernähren und die besonderen Bedürfnisse Ihres Körper im vorgerückten Alter berücksichtigen, steigern Sie auf gesunde Art Ihre Fitness und Ihr Wohlbefinden.

Bin ich zu dick?
Bin ich zu dünn?

Jeden Tag braucht man sich nicht auf die Waage zu stellen. Aber ab und zu sollte man sein Gewicht kontrollieren, um den Überblick nicht zu verlieren und rechtzeitig gegensteuern zu können, sobald man merkt, dass das Gewicht außer Kontrolle gerät.

Zumeist verfügt jeder Mensch selbst über ein recht sicheres Gefühl dafür, ob sein Gewicht im Normalbereich liegt oder ob es nach oben bzw. unten ausreißt. Um sich Klarheit zu verschaffen, sind ein paar gängige Berechnungsverfahren hilfreich. Die Ergebnisse zeigen, ob man sich im Normal-, Über- oder Untergewichtsbereich befindet. Heutzutage zieht man zur Definition des Gewichts normalerweise den Body-Mass-Index (BMI) heran. Er errechnet sich nach folgender Formel: Körpergewicht (in kg) : Körpergröße (in m)². Ein Body-Mass-Index zwischen 18,5 und 25 gilt als normal. (Als Normalgewicht ist der Gewichtsbereich definiert, der das

Übergewicht ist in den Wohlstandsgesellschaften weitverbreitet. Das allein muss aber kein erhöhtes Gesundheitsrisiko bedeuten.

geringste Risiko für Krankheiten bietet.) Ab einem BMI von 25 besteht Übergewicht, und ab einem BMI von 30 spricht man von Fettleibigkeit (Adipositas). Untergewichtig ist man bei einem Body-Mass-Index unter 18,5.

Hierzu ein Beispiel: Wer bei einer Größe von 1,75 m 80 kg wiegt, hat einen BMI von über 26 und ist damit bereits etwas übergewichtig.

Man kann sich die lästige Rechnerei übrigens auch ersparen: Im Internet gibt es zahlreiche BMI-Rechner, bei denen man einfach nur sein Gewicht und seine Körpergröße einzugeben braucht, woraufhin der Rechner den BMI anzeigt.

Die Gene spielen eine wichtige Rolle

Aktuelle Zahlen des Robert Koch-Instituts zeigen, dass allein in Deutschland zwei Drittel aller Männer und über die Hälfte aller Frauen übergewichtig sind; rund ein Viertel der deutschen Bevölkerung gilt sogar als fettleibig. Obwohl also die Mehrheit der Menschen davon betroffen ist, sehen sich übergewichtige Menschen mit manchen Vorurteilen konfrontiert. So schauen viele – vor allem die Glücklichen, die sich nicht mit Gewichtsproblemen herumschlagen müssen – auf die „Dicken" herab und halten sie für unmäßig oder disziplinlos. Zu Unrecht, wie wissenschaftliche Untersuchungen längst festgestellt haben: Aus Zwillingsstudien weiß man, dass Fettleibigkeit zu 40 bis 70 % auf genetische Faktoren zurückzuführen ist. Ob man ein guter „Futterverwerter" ist, bei dem jede

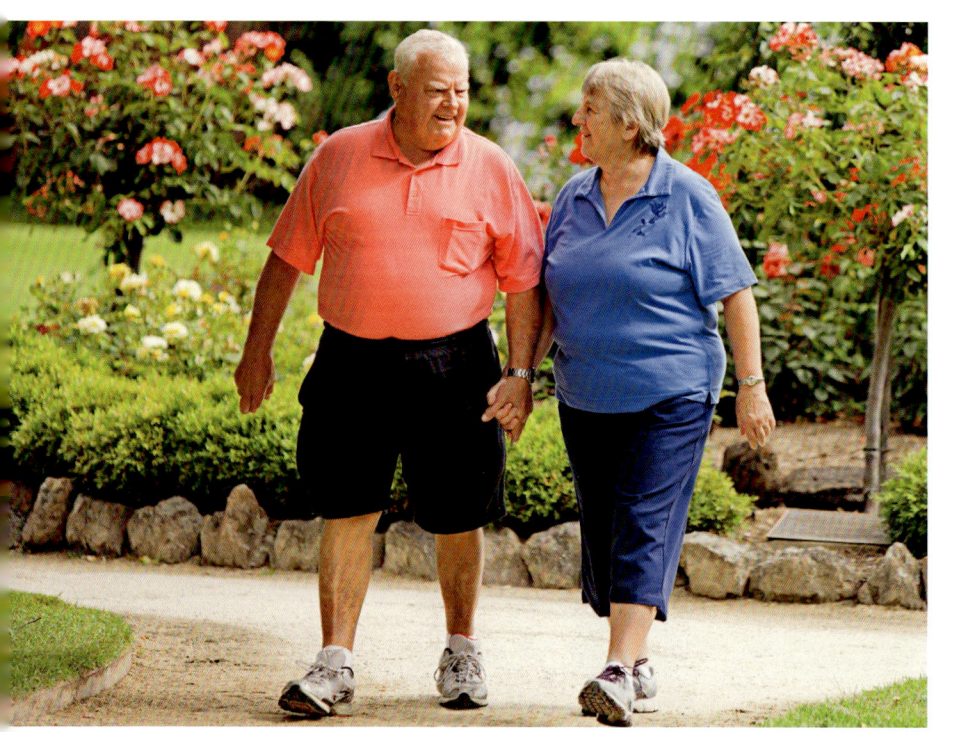

Kalorie sofort ansetzt, oder einer, der ungestraft essen kann, was er will, hat man also nicht selbst in der Hand – es wird einem sozusagen in die Wiege gelegt.

Das bedeutet andererseits nicht, dass man nun einfach resignieren und sagen darf: „Na gut, dann bin ich eben zu dick – ich kann ja nichts dafür." Denn erstens verkürzt starkes Übergewicht die Lebenserwartung und begünstigt die Entstehung vieler Krankheiten: Das Risiko für Diabetes und Herz-Kreislauf-Erkrankungen (Bluthochdruck, zu hohe Blutfettwerte, Herzinfarkt, Schlaganfall, Herzschwäche) steigt beispielsweise. Auch die Gelenke leiden oft unter den überzähligen Pfunden, die sie zu tragen haben – übergewichtige Menschen erkranken eher an Arthrose der Hüft- oder Kniegelenke. Und auch einige Krebsarten treten bei Übergewichtigen nachweislich häufiger auf. Zweitens ist Übergewicht glücklicherweise eben auch nicht nur erblich bedingt, sondern entwickelt sich aus einem Zusammenspiel verschiedener Faktoren. Dabei spielen Ernährung und Bewegung die wichtigste Rolle.

Wie entsteht Übergewicht?

Die Entstehung von Über- und Untergewicht lässt sich sehr einfach mit dem Begriff der „Energiebilanz" erklären: Wer mit der Nahrung genauso viele Kalorien zu sich nimmt, wie er verbraucht, der hält sein Gewicht. Wer seinem Körper mehr Energie zuführt, als er verbraucht, nimmt zu, wobei ein Großteil der zu viel aufgenommenen Kalorien in Form von Fett gespeichert wird. Und leider summiert sich selbst der kleinste Kalorienüberschuss mit der Zeit: Wenn wir unserem Körper über einen längeren Zeitraum hinweg konstant nur 0,3 % mehr Energie zuführen, als wir benötigen, haben wir nach 30 Jahren fast zehn Kilo zugenommen.

Wer abnehmen möchte, kann das also nur durch eine negative Energiebilanz erreichen – das heißt, er muss weniger Kalorien zu sich nehmen, als er verbrennt.

Woher wissen wir, wie viele Kalorien unser Körper braucht? Das hängt von vielen

verschiedenen Faktoren ab – u. a. von Alter und Geschlecht und vom Grad unserer körperlichen Aktivität.

Etwa 60 % unseres gesamten Kalorienverbrauchs entfallen auf den sogenannten Grundumsatz. Das ist die Energiemenge, die ein Mensch in nüchternem Zustand, in absoluter Ruhe bei einer Umgebungstemperatur von 20 bis 28 Grad Celsius benötigt, um seinen Grundstoffwechsel (Herztätigkeit, Auf- und Abbau körpereigener Eiweiße etc.) und seine Körpertemperatur aufrechtzuerhalten. Der Grundumsatz beträgt im Erwachsenenalter bei Frauen im Durchschnitt 20, bei Männern 25 Kilokalorien pro Kilogramm Körpergewicht und liegt damit zwischen 1200 und 1800 Kilokalorien. Bei Senioren sinkt der Grundumsatz: Im Alter benötigen wir pro Tag etwa 250 Kilokalorien weniger als früher. Das ist einer der Gründe dafür, warum ältere Menschen eher zum Zunehmen neigen, auch wenn sie gar nicht mehr essen als früher. Ein weiterer Grund ist die Abnahme der Muskelmasse im Alter (Muskelzellen verbrauchen mehr Energie als Fettzellen).

5 bis 10 % der aufgenommenen Kalorien benötigt unser Körper zur Verwertung der Nahrung; die restlichen 30 bis 35 % verbrauchen wir durch körperliche Aktivitäten. Daraus ergibt sich eindeutig, dass wir nur an zwei Faktoren arbeiten können, wenn wir abnehmen möchten: an der Kalorienzufuhr und an der Bewegung. Wer abnehmen möchte, muss auf der einen Seite weniger Kalorien zu sich nehmen und sich auf der anderen mehr bewegen.

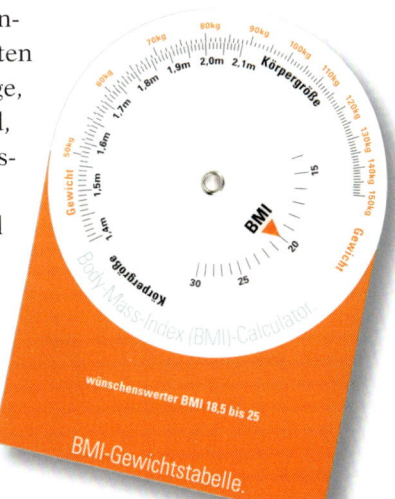

BMI-Gewichtstabelle.

Der Body-Mass-Index beachtet nur Körpergröße und Gewicht. Andere Berechnungen berücksichtigen auch die Verteilung des Gewichts über die verschiedenen Körperpartien.

Sport verbrennt Kalorien (kcal)

Schon mäßiger Sport hilft beim Abnehmen. Wichtiger als die Intensität der Bewegung ist ein langfristig und regelmäßig angelegtes Training. 30 Minuten Spazierengehen verbraucht 150 kcal, 30 Minuten Treppensteigen schon 290 kcal. Ein ähnlicher Wert gilt fürs Joggen (280–500 kcal). Nordic Walking liegt je nach Anstrengung zwischen 200 und 400 kcal.

Der Unsinn mit den Diäten

Viele Menschen haben bereits eine ganze Reihe von Diäten hinter sich. Doch nach jedem Versuch mussten sie feststellen, dass sie anschließend wieder zunahmen. Irgendwann findet man sich dann vielleicht mit dem Übergewicht ab. Dabei kann man durchaus dauerhaft abnehmen.

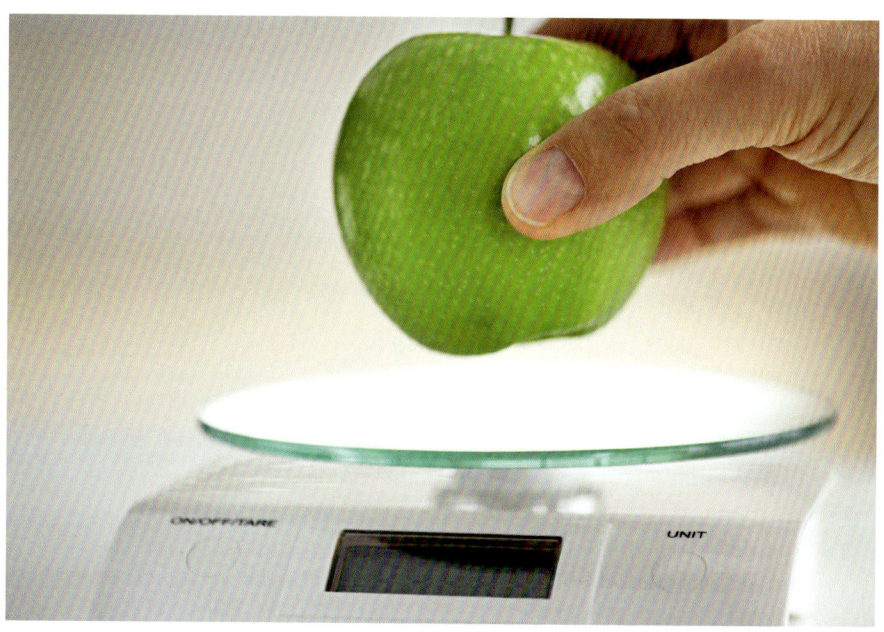

Das Abwiegen der Nahrungsmittel gehört zum Ritual vieler Diäten. Trotz deren kurzfristiger Erfolge sind viele Diäten nicht empfehlenswert.

Die meisten Menschen nehmen, wenn sie eine Diät einigermaßen konsequent durchführen, zunächst einmal ab. Doch niemand kann ein Leben lang Diät halten; und sobald man sich wieder genauso ernährt wie zuvor, schlägt der berüchtigte Jo-Jo-Effekt zu. Das liegt daran, dass unser Körper noch auf das Leben in früheren Zeiten eingestellt ist, als Hunger an der Tagesordnung war: Wenn wir im Rahmen einer Diät unsere Kalorienzufuhr drosseln, signalisieren wir unserem Körper damit, dass wieder einmal eine Phase des Hungerns angebrochen ist; und er reagiert darauf prompt, indem er seinen Stoffwechsel herunterfährt, um auch mit dem verringerten Kalorienangebot gut zurechtzukommen. Das heißt, der Organismus senkt einfach seinen Grundumsatz, um die Zeit der Nahrungsknappheit besser zu überstehen. Essen wir dann wieder „normal" (das

heißt, so wie früher), nehmen wir zwangsläufig noch mehr zu, als wir vorher auf die Waage gebracht hatten, weil unser Körper mit seinem auf Sparflamme gesenkten Stoffwechsel die Nahrung jetzt viel besser verwerten kann.

Hände weg von „Blitzdiäten"!
Die logische Konsequenz davon ist, dass kurzfristige Diäten keinen Sinn haben. Nur durch eine dauerhafte Umstellung ihres Ess- und Bewegungsverhaltens können Übergewichtige ihr Wunschgewicht erreichen. Also lassen Sie sich von Slogans wie „In zwei Wochen zehn Kilo abnehmen" nicht blenden! Eine solche Gewichtsreduktion mag zwar möglich sein, ist aber bestimmt nicht von langer Dauer. Außerdem sind solche Diäten oft sehr einseitig; und einseitige Ernährung ist immer ungesund und kann im schlimmsten Fall sogar gefährlich sein.

Es gibt durchaus sinnvolle und wirksame Gewichtsreduktionsprogramme; diese basieren aber stets auf einer ausgewogenen Kost und zielen auf eine dauerhafte Ernährungsumstellung ab. Außerdem sind sie normalerweise mit einem gezielten Bewegungsprogramm gekoppelt und bieten oft auch eine Art Betreuung des Abnehmwilligen. Denn schließlich muss man sich für die Erreichung des schwierigen Ziels motivieren, den „inneren Schweinehund" überwinden und falsche Essgewohnheiten ablegen. Und diese haben häufig etwas mit der Psyche zu tun: Wir „belohnen" uns mit gutem Essen, wenn wir niedergeschlagen sind; manche Menschen bekommen in Stimmungstiefs sogar regelrechte Essattacken. Und nicht zuletzt gilt es, zahl-

⚠ Woran erkennt man eine sinnvolle Diät?

→ Können Sie das empfohlene Ernährungs- und Bewegungsprogramm langfristig durchhalten und gewissermaßen einen neuen „Lebensstil" daraus machen? Wenn ja, dann sind Sie auf dem richtigen Weg.

→ Darf man im Rahmen der Diät nur einige wenige Lebensmittel bzw. Nährstoffe zu sich nehmen? Finger weg! Solche Diäten sind zu einseitig, wegen der geringen Nahrungsmittelauswahl meist nicht langfristig durchzuhalten und schlimmstenfalls sogar gesundheitsschädlich.

→ Verspricht die Diät eine rasche Gewichtsabnahme? Dann ist der Jo-Jo-Effekt fast schon vorprogrammiert: Denn je langsamer die Gewichtsreduktion eintritt, umso besser ist die Langzeitprognose.

→ Enthält sie „verbotene" Lebensmittel? Das widerspricht den Prinzipien einer ausgewogenen Kost, bei der alle Lebensmittel erlaubt sind – nur eben in ausgewogener Kombination und in vernünftigen Mengen.

reichen situationsbedingten Verlockungen zu widerstehen, z.B. beim Fernsehen, Einkaufen oder Essengehen oder wenn man bei Einladungen immer wieder zum „Zugreifen" genötigt wird. Für solche Situationen muss man Strategien entwickeln und diese dann auch konsequent umsetzen. Deshalb findet Abnehmen zu einem großen Teil im Kopf statt.

Kleiner Wegweiser durch den „Diäten-Dschungel"

Im Folgenden erhalten Sie einen Überblick über die gängigsten Gewichtsreduktionsdiäten, und Sie erfahren, welche hilfreich sind und von welchen Sie lieber die Finger lassen sollten. Bei folgenden Diäten sollten Sie skeptisch sein:

Kohlenhydratarme („Low Carb"-)Diäten wie die Atkins-, Logi- oder Dukan-Diät bewirken zwar durchaus eine Gewichtsabnahme (oft sogar eine sehr rasche), sind aber zu einseitig. Denn dabei soll man, wie der Name schon sagt, nur wenige Kohlenhydrate und viele eiweißreiche Nahrungsmittel zu sich nehmen. Diese enthalten zwangsläufig oft auch eine Menge Fett, und zwar hauptsächlich tierische Fette, die – im Übermaß verzehrt – ungesund sind. Auf dem Speisezettel stehen bei „Low Carb"-Diäten neben kohlenhydratarmen Gemüsearten vor allem Fleisch, Fisch und

Eier. Diese Einschränkung des Speisezettels lässt sich nur schwer über längere Zeit durchhalten. Außerdem kann der hohe Eiweißgehalt bei eingeschränkter Nierenfunktion (an der viele Senioren leiden) problematisch sein. Für Menschen, die sich vorwiegend vegetarisch ernähren wollen, ist die Diät wegen ihres hohen Fleisch- und Fischanteils ohnehin ungeeignet.

Trennkost-Diäten beruhen auf dem Prinzip, dass Kohlenhydrate und Eiweiße getrennt voneinander gegessen werden müssen, um das Diabetesrisiko zu senken und dauerhaft abzunehmen. Für diese Theorie gibt es allerdings keinerlei wissenschaftliche Beweise. Außerdem ist diese Trennung im Alltag auf die Dauer nur schwer durchzuhalten. Dass viele Menschen mit diesen Diäten trotzdem abnehmen, liegt hauptsächlich an ihrem hohen Anteil an ballaststoffreichem Obst und Gemüse.

Zu den Trennkost-Diäten gehören u.a. die „Hay'sche Trennkost", die „Fit-for-Life"-Diät und die „Schlank-im-Schlaf"-Diät oder Insulin-Trennkost, bei der man zum Frühstück kein Eiweiß und abends keine Kohlenhydrate essen soll. Diese Ernährungsregel entbehrt ebenfalls jeder wissenschaftlichen Basis. Außerdem sollen bei „Schlank im Schlaf" zwischen den drei Mahlzeiten mindestens fünf Stunden liegen, und Zwischenmahlzeiten sind nicht

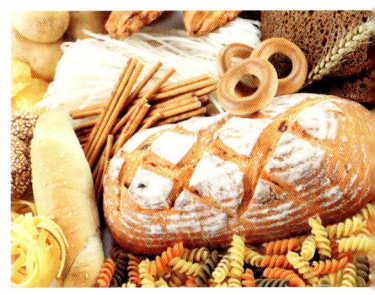

Durch eine Reduzierung von kohlehydrathaltiger Ernährung kann man den Blutzuckerspiegel stabilisieren.

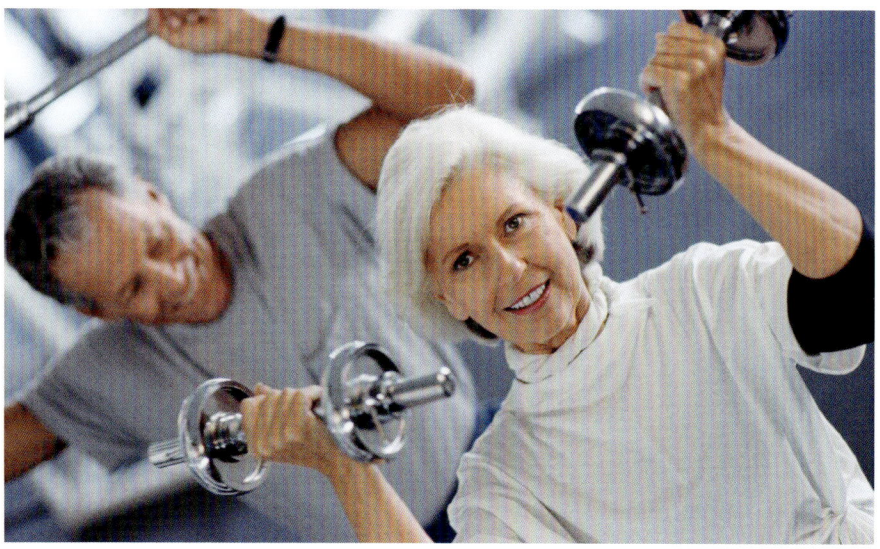

Zu vielen Diäten gehört heute auch eine Umstellung der Lebensgewohnheiten, vor allem eine Erhöhung des Kalorienbedarfs durch Verbesserung der köperlichen Fitness.

erlaubt. Das ist für viele Menschen ein Problem, weil sie zwischendurch Hunger bekommen.

Empfehlenswerte Formen der Diät

Kalorienreduzierte Mischkost orientiert sich im Wesentlichen an den Prinzipien einer vielseitigen, ausgewogenen Ernährung, die alle wichtigen Nährstoffe beinhaltet. Sie enthält viele sättigende Ballaststoffe aus Vollkornprodukten, Obst und Gemüse, einen moderaten Eiweißanteil und wenig Fett. Verbotene Lebensmittel gibt es nicht. Eine solche Ernährungsweise kann man ohne Probleme langfristig praktizieren und daher das erreichte Wunschgewicht anschließend auch gut halten. Abnehmen wird man dabei vor allem aufgrund der Kalorienreduktion und des geringen Fettanteils. Das Gewicht reduziert sich nur langsam, was für viele Abnehmwillige frustrierend sein mag, aber langfristig bessere Erfolgschancen bietet. Zu diesen Kostformen zählen u. a. das Gewichtsreduktionsprogramm der Weight Watchers, die Brigitte-Diät und die Fit-for-fun-Diät.

Formuladiäten (auch als bilanzierte Diäten bezeichnet) sind industriell hergestellte Nährstoffgemische, die den Tagesbedarf an Eiweiß, Fett, Kohlenhydraten, Vitaminen, Mineralstoffen und Spurenelementen genau decken. Meist werden sie als Pulver in verschiedenen Geschmacksrichtungen angeboten, das man zu einem Drink, einem Shake oder einer Suppe verrührt. Sie sättigen gut, und man nimmt dabei sehr schnell ab. Zwar sind sie als dauerhafte Ernährung nicht geeignet, da niemand sich immer nur von solchen Shakes ernähren kann und die Geschmacksauswahl auch relativ begrenzt ist. Trotzdem sind sie wirksam: Menschen mit starkem Übergewicht können dadurch in der Anfangsphase eine rasche Gewichtsabnahme (acht bis zwölf Kilo innerhalb von acht Wochen) erzielen.

Das ist freilich nur dann sinnvoll, wenn parallel dazu eine Beratung im Hinblick auf eine Ernährungsumstellung und Änderung des Bewegungsverhaltens, kombiniert mit psychologischer Betreuung, erfolgt. Für stark Übergewichtige empfehlen sich daher die ärztlich betreuten und in klinischen Studien bewährten Optifast-Programme; das Diätprodukt „Optifast" ist auch nur im Rahmen solcher Programme erhältlich. Man kann Formuladiäten jedoch auch tageweise (z. B. an einem Tag pro Woche) einsetzen oder jeweils nur eine Mahlzeit pro Tag durch einen solchen Drink oder Shake ersetzen. Solche Produkte gibt es von verschiedenen Herstellern; am besten fragen Sie Ihren Apotheker um Rat.

Lassen Sie sich helfen!

Mit der Umstellung von Ernährung und Lebensstil, wie sie für eine Gewichtsreduktion notwendig ist, sind viele Menschen überfordert. Wer es allein nicht schafft, weil er die nötige Konsequenz nicht aufbringen kann, der sollte sich Hilfe holen. Die meisten Ärzte können abnehmwillige Patienten kompetent bei der Gewichtsreduktion begleiten und ihnen individuelle Empfehlungen für Ernährung und Bewegung geben. Denn ein Gewichtsreduktionsprogramm muss stets bei den Lebensumständen, Gewohnheiten und Vorlieben des Einzelnen ansetzen. Die *eine* Methode, mit der jeder Mensch abnehmen kann, gibt es nicht.

Auch ein Ernährungsberater kann beim Abnehmen helfen; denn er oder sie analysiert Ihre Essgewohnheiten genau, und dabei kommen garantiert viele Ernährungsfehler zum Vorschein, die Ihnen vorher gar nicht bewusst waren. Auf dieser Basis erstellt der Berater dann individuelle Ernährungsempfehlungen für Sie und berät und unterstützt Sie bei deren Umsetzung. Zwar übernehmen die Krankenkassen die Kosten in aller Regel nicht, dennoch ist eine solche Beratung gerade für Menschen, die das Gefühl haben, allein mit der Ernährungsumstellung nicht zurechtzukommen, sicher eine sinnvolle Investition.

Auch Selbsthilfegruppen für Übergewichtige können das Abnehmen erleichtern, denn in solchen Gruppen motiviert und unterstützt man sich gegenseitig und tauscht hilfreiche Erfahrungen aus. Informationen über entsprechende Gruppen in der Nähe Ihres Wohnorts erhalten Sie bei der Nationalen Kontakt- und Informationsstelle (NAKOS) zur Anregung und Unterstützung von Selbsthilfegruppen (siehe S. 155).

Auf einem ähnlichen Prinzip basiert das kostenpflichtige „Weight Watchers"-Programm, bei der die Abnehmwilligen durch wöchentliche Gruppentreffen unter Leitung eines Coachs unterstützt werden. Solche Treffen werden in zahlreichen Städten angeboten. „Einzelkämpfer" können an einem Online-Programm teilnehmen.

Umstellung der Lebensgewohnheiten

Für sehr stark Übergewichtige sind die bereits erwähnten „Optifast"-Diätprogramme besser geeignet. Auch diese muss man allerdings in der Regel aus eigener Tasche bezahlen, da die Krankenkassen die Kosten dafür nur in seltenen Fällen übernehmen. Das Programm M.O.B.I.L.I.S. (Optifast) bietet ebenfalls Hilfestellung bei einer langfristigen Umstellung der Lebensgewohnheiten. Die M.O.B.I.L.I.S.-Gruppen, die es in vielen deutschen Städten gibt, werden auf ihrem Weg zum gesunden Abnehmen von einem qualifizierten Team aus einem Sportlehrer oder Sportwissenschaftler, einem Diplom-Psychologen oder Diplom-Pä-

So wars bei mir

„Ich war schon mein Leben lang übergewichtig. Trotzdem setzte ich meine Hoffnung immer wieder auf neue Diäten: Atkins-Diät, Trennkost, Schlank im Schlaf ... Nur nahm ich hinterher jedes Mal sofort wieder zu. Bis mein Hausarzt mich darüber aufklärte, dass die meisten Diäten zu unausgewogen und daher von vornherein zum Scheitern verurteilt sind. Er gab mir Tipps für eine ausgewogene, kalorienreduzierte Ernährung, die ich tatsächlich mit Erfolg umsetzte: Im letzten halben Jahr habe ich sechs Kilo abgenommen. Ich bin stolz auf mich!"

Helga T.

dagogen, einem Ernährungsberater oder Diätassistenten und einem Allgemeinmediziner oder Internisten begleitet. Das Programm erstreckt sich über einen Zeitraum von einem Jahr und besteht aus Bewegungseinheiten und Gruppensitzungen zu verschiedenen gewichtsreduktionsbezogenen Themen wie z. B. Verhaltensänderung und Ernährung. Alle Teilnehmer werden zu Beginn, in der Mitte und am Ende des Programms ärztlich untersucht.

Nachteile sind zum einen die relativ hohen Kosten sowie zum anderen der Zeitaufwand – einen Abend pro Woche muss man aufwenden. Auch hier gibt es keine Erfolgsgarantie. Die Erfolgsquote wird unterschiedlich angegeben, die Gefahr eines Rückfalls besteht jedenfalls auch hier.

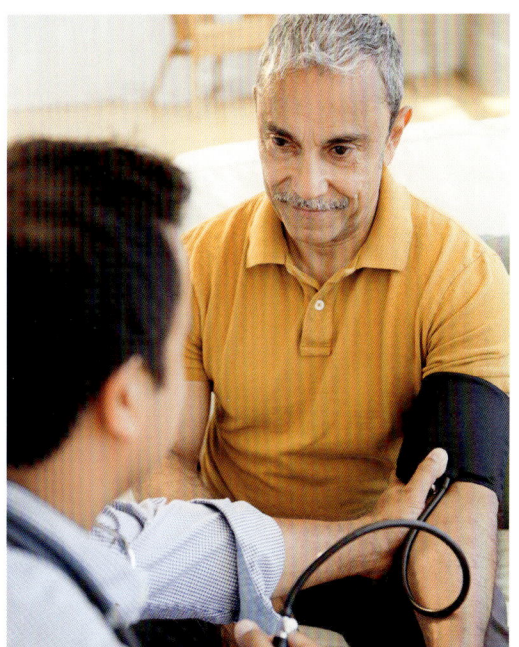

Wer sein Gewicht massiv reduzieren möchte, sollte auf jeden Fall die Diät auch mit seinem Arzt besprechen. Dieser wird den Prozess beobachtend begleiten.

Eine ausgewogene, leckere Ernährungsweise

Die Empfehlungen von Fachgesellschaften wie der Deutschen Gesellschaft für Ernährung (DGE) für eine gesunde, ausgewogene, vollwertige Kost gelten für alle Altersgruppen. Senioren sollten bei ihrer Ernährung zusätzlich jedoch noch ein paar altersbedingte Besonderheiten beachten.

Die DGE hat die wichtigsten Regeln für eine gesunde Kost zusammengestellt. Wer sich an diese Empfehlungen hält, wird keinen Mangel an wichtigen Nährstoffen leiden und auch nicht zunehmen.

Die zehn wichtigsten Grundregeln für eine gesunde Kost

1. *Ernähren Sie sich vielseitig:* Gönnen Sie sich möglichst viel Abwechslung auf Ihrem Speisezettel!
2. *Verzehren Sie reichlich Kartoffeln und Getreideprodukte.* Kartoffeln selbst machen nämlich nicht dick, sondern nur die (meistens zu fett- und kalorienreichen) Soßen, in denen viele Menschen die gelben Knollen „ertränken"!
3. *„Five a Day":* Nehmen Sie fünf Portionen Obst und Gemüse pro Tag zu sich, möglichst frisch und entweder roh oder nur kurz gegart. Eine dieser Portionen darf aus Saft bestehen, der aber frisch gepresst sein sollte, da fertige Produkte häufig zu viel Zucker enthalten.
4. *Die richtige Mischung macht's:* Gönnen Sie sich täglich Milch bzw. Milchprodukte (nach Möglichkeit fettarm). Fisch darf ruhig ein- bis zweimal in der Woche auf der Speisekarte stehen. Fleisch, Wurstwaren und Eier sollten nur in Maßen verzehrt werden. Bevorzugen Sie auch bei Fleisch und Wurst fettarme Produkte, und nehmen Sie davon nicht mehr als 300 bis 600 g pro Woche zu sich.
5. *Konsumieren Sie wenig Fett und fettreiche Lebensmittel.* Bevorzugen Sie pflanzliche Öle und Fette, da tierische Fette (mit Ausnahme derer, die von Fisch stammen) viel Cholesterin und einen hohen Anteil gesättigter Fettsäuren enthalten. Das erhöht die Blutfettwerte und ist ein nicht zu unterschätzender Risikofaktor für Herz-Kreislauf-Erkrankungen. Mehr als 60 bis 80 g Fett pro Tag sollte man nicht zu sich nehmen, denn Fett ist der kalorienreichste Nahrungsbaustein. Hüten Sie sich auch vor versteckten Fetten, wie sie beispielsweise in Wurst, Gebäck, Süßwaren und vielen Fastfood- und Fertigprodukten enthalten sind!
6. *Genießen Sie Zucker und Salz nur in Maßen.* Das ist gerade für ältere Menschen wichtig; denn sie leiden häufig unter einem zu hohen Blutdruck, der durch reichlichen Kochsalzkonsum begünstigt wird. Durch kreative Verwendung von Kräutern und Gewürzen kann man Salz einsparen.

Kartoffeln machen keineswegs dick. Das hartnäckige Vorurteil sollte Sie nicht davon abhalten, die gesunde und schmackhafte Knolle häufig in Ihren Speiseplan zu integrieren.

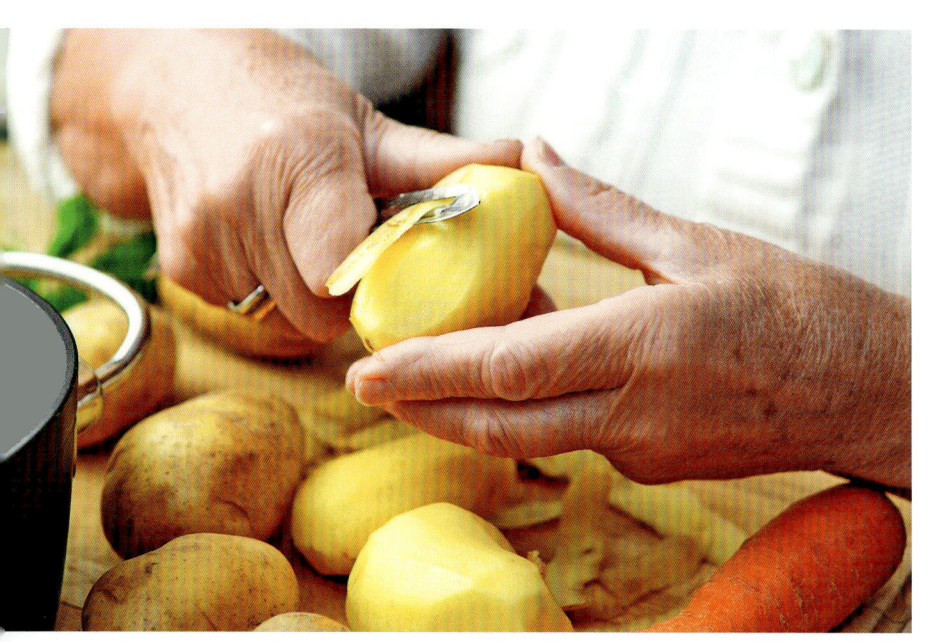

Vorsicht Osteoporose (Knochenschwund)!

Ältere Menschen sind besonders osteoporosegefährdet. Zur Vorbeugung sollten Sie unbedingt auf eine Vitamin-D- und kalziumreiche Ernährung achten, denn diese beiden Stoffe sind wichtig für den Knochenaufbau. Kalzium ist in Milch und Milchprodukten enthalten. Auch Sesamkerne, Tofu, Nüsse, Petersilie, Schnittlauch, Grünkohl, Spinat und Brokkoli sind gute Kalziumlieferanten. Kalziumreiche Mineralwässer können ebenfalls helfen, den Kalziumbedarf zu decken. Vitamin D kommt vor allem in Fisch vor. Weitere gute Vitamin-D-Quellen sind Hühnereier, Leber, Margarine, Pilze und Avocados. Rund 80 % unseres Bedarfs an diesem Vitamin stellt der Körper selbst in der Haut unter Einwirkung von Sonnenlicht her. Ältere Menschen sollten deshalb darauf achten, sich regelmäßig im Freien (am besten in der Sonne) aufzuhalten. Besteht trotzdem ein Mangel an diesem Vitamin, so kann der Arzt ein Vitamin-D-Präparat verschreiben.

7. *Trinken Sie rund anderthalb Liter Flüssigkeit pro Tag* – am besten Wasser oder kalorienarme Getränke wie beispielsweise ungesüßten Tee. Alkohol sollte nur gelegentlich und in kleinen Mengen konsumiert werden. Im Alter nimmt bei vielen Menschen das Durstgefühl ab. Haben Sie daher immer eine Flasche mit Mineralwasser oder eine Kanne Tee in Sichtweite, damit Sie das Trinken nicht vergessen!

8. *Bereiten Sie Ihre Lebensmittel schonend zu.* Durch Garen bei möglichst niedrigen Temperaturen – so kurz wie möglich und mit wenig Wasser – bleiben wertvolle Nährstoffe erhalten.

9. *Nehmen Sie sich Zeit zum Essen, und genießen Sie es!* Langsames Essen und gründliches Kauen fördern die Entstehung eines natürlichen Sättigungsgefühls. Essen Sie niemals nur so „nebenbei" (z. B. vor dem Fernseher)!

10. *Bewegen Sie sich regelmäßig.*

Altersgerechtes Essen und Trinken

Viele ältere Menschen haben eine verminderte Glukosetoleranz (das heißt, Zucker, der aus der Nahrung ins Blut gelangt, kann von den Körperzellen nicht mehr so gut aufgenommen werden) oder leiden sogar bereits an Typ-II-Diabetes. Daher sollte man im Alter ganz besonders auf die Art der Kohlenhydrate achten, die man zu sich nimmt. Sie unterscheiden sich nämlich in ihrem „glykämischen In-

dex"; das heißt darin, wie schnell der Zucker, der in einem Lebensmittel enthalten ist, ins Blut übergeht und den Blutzuckerspiegel erhöht. Haushaltszucker geht am schnellsten ins Blut; deshalb sollten Senioren nach Möglichkeit auf das Süßen mit Zucker, aber auch auf Süßigkeiten, süßes Gebäck und stark zuckerhaltige Getränke (z. B. Limonaden) verzichten. Als Zwischenmahlzeiten empfehlen sich Obst, Gemüse und fettarme Milchprodukte.

Auch Obst enthält Zucker (Fruchtzucker); dieser wird jedoch wegen der in den Früchten ebenfalls zahlreich enthaltenen Ballaststoffe langsamer ins Blut aufgenommen. Obst und andere ballaststoffreiche Lebensmittel haben daher einen niedrigeren glykämischen Index als Kuchen oder Schokolade.

Als Faustregel sollte man sich merken: Je niedriger der glykämische Index, desto langsamer erhöht sich nach dem Verzehr der Blutzuckerspiegel, und umso nachhaltiger ist der Sättigungseffekt. Besonders empfehlenswert sind Vollkornprodukte, da diese einen sehr hohen Ballaststoffanteil haben. Diese Ballaststoffe besitzen gleichzeitig auch noch den Vorteil, dass sie einer Verstopfung vorbeugen – ein gerade im Alter häufiges Leiden. Tabellen mit detaillierten Angaben zum glykämischen Index verschiedener Lebensmittel finden Sie auf Internetseiten (z. B. www.dge.de) oder im Buchhandel.

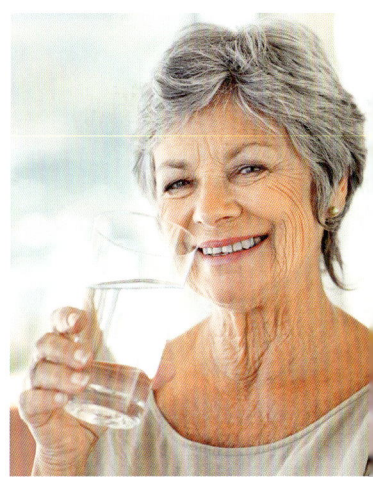

Ausreichendes Trinken gehört zu einer gesunden Ernährung unbedingt dazu. Vor allem ältere Menschen sollten darauf achten, mindestens eineinhalb Liter am Tag zu sich zu nehmen.

Nicht jeder „Dicke" ist gesundheitsgefährdet

Starkes Übergewicht stellt in den meisten Fällen ein Gesundheitsrisiko dar. Leicht Übergewichtige müssen jedoch nicht unbedingt abnehmen, wenn sie sich in ihrer Haut wohlfühlen und keine übergewichtsbedingten Erkrankungen haben.

Den Body-Mass-Index haben Sie inzwischen ja bereits kennengelernt. Er allein entscheidet jedoch nicht darüber, ob Ihr Übergewicht gesundheitsschädlich ist und Sie dringend abnehmen sollten. Mindestens ebenso wichtig – wenn nicht vielleicht noch entscheidender – ist der Taillenumfang.

Anhand des Taillenumfangs lässt sich nämlich die Menge an Fettgewebe im Bauchraum bestimmen. Und genau dieses Fettgewebe ist gefährlich, weil es Hormone erzeugt, die die Entstehung von Herz-Kreislauf-Erkrankungen und Diabetes begünstigen. Deshalb teilt man Übergewichtige anhand ihrer Fettgewebsverteilung in zwei Typen ein: Beim „Apfeltyp" ist das Körperfett vor allem. um den Bauch herum verteilt. Dieses gefährliche Bauchfett (zu erkennen an dem typischen vorstehenden „Bierbauch" – der jedoch nicht vom Bier herrührt, sondern eben von der genetisch bedingten Fettverteilung) findet sich am häufigsten bei Männern, während Frauen eher dem „Birnentyp" angehören: Bei ihnen setzt sich das Fett eher an Hüften und Oberschenkeln an. Das ist einer der Gründe, warum Männer ein höheres Herz-Kreislauf-Risiko haben als Frauen.

Dick und trotzdem glücklich

Außer der Körperfettverteilung gibt es aber noch andere Faktoren, die darüber entscheiden, ob überzählige Pfunde der Gesundheit schaden oder nicht. Ein leichtes Übergewicht hat nach neueren Erkenntnissen keine negativen Auswirkungen auf die Lebenserwartung. Im Gegenteil legen diese Untersuchungen sogar nahe, dass ein leicht erhöhter BMI mit einer statistisch etwas höheren Lebenserwartung einhergeht.

Neuere wissenschaftliche Untersuchungen zeigen zudem, dass 25 bis 30 % aller stark übergewichtigen Menschen zur Gruppe der sogenannten „Happy obese" gehören. Diese „glücklichen Fettleibigen" entwickeln trotz ihres Übergewichts weder Diabetes noch haben sie ein erhöhtes Herz-Kreislauf-Risiko.

So messen Sie Ihren Bauchumfang

Gemessen wird im Stehen und mit freiem Oberkörper. Legen Sie das Maßband in der Mitte zwischen dem unteren Rippenbogen und dem oberen Beckenrand an, und führen Sie es in gerader Linie zwischen den beiden Punkten um Ihren Bauch herum. Lesen Sie den Bauchumfang in leicht ausgeatmetem Zustand ab.

Ein Bauchumfang von über 80 cm bei Frauen und über 94 cm bei Männern ist bereits etwas zu hoch; liegt der Taillenumfang bei einer Frau über 88 cm und beim Mann über 102 cm, so ist er deutlich erhöht – abspecken ist jetzt angesagt!

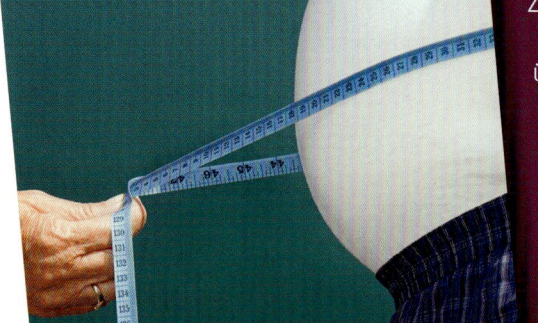

Wie können Sie feststellen, ob Sie auch zu diesen beneidenswerten Zeitgenossen gehören? Über diese Frage zerbrechen sich die Wissenschaftler zurzeit den Kopf. Bisherigen Erkenntnissen zufolge ist auch dies größtenteils genetisch bedingt. Es gibt jedoch ein Alarmsignal, das auf ein erhöhtes Diabetes- und Herzinfarktrisiko hindeutet: Fettanreicherungen in der Leber. Zur Entstehung einer Fettleber tragen neben zu hohem Alkoholkonsum auch Übergewicht und eine zu reichhaltige und fettreiche Ernährung bei. Und da Übergewicht in den westlichen Industrieländern mittlerweile eine wahre Volkskrankheit ist, kommt auch die nicht alkoholbedingte Fettleber immer häufiger vor. Sie sollte stets ernst genommen werden, denn abgesehen von dem bereits erwähnten Herz-Kreislauf-Risiko, kann aus einer Fettleber (auch wenn bei ihrer Entstehung kein Alkohol im Spiel war) mit der Zeit eine Leberzirrhose entstehen, die wiederum das Risiko für Leberkrebs erhöht.

Ob Sie eine Fettleber haben, kann der Arzt durch eine Ultraschalluntersuchung sehr leicht feststellen. Wenn ja, sollten Sie auf jeden Fall versuchen, durch eine fett- und kalorienarme Ernährung und viel Bewegung Ihr Gewicht zu reduzieren. Dadurch kann eine Fettleber sich, solange sie noch nicht in eine Leberzirrhose übergegangen ist, wieder zurückbilden.

Auch Untergewicht ist gesundheitsschädlich

Viele Menschen neigen zu Übergewicht. Aber gerade unter Senioren gibt es auch einige, die das genau umgekehrte Problem haben: Sie bringen zu wenige Pfunde auf die Waage. Betroffen sind vor allem hochbetagte Menschen (ab 75 Jahren) – Frauen häufiger als Männer. Auch Untergewicht schadet der Gesundheit, denn häufig geht es mit einem Mangel an wichtigen Nährstoffen einher, der die Abwehrkräfte schwächt: Man wird dadurch z. B. anfälliger für Infektionskrankheiten. Ferner bauen sich bei Nährstoffmangel Muskelmasse und Knochensubstanz ab. Daher ist auch das Risiko für Stürze und Knochenbrüche erhöht.

Bei Untergewicht sollte man zunächst einmal nach der Ursache fahnden, denn oft steckt eine Krankheit dahinter. Depressionen, Demenz, Verdauungsprobleme und Beschwerden beim Schlucken oder Kauen können dazu führen, dass Senioren zu wenig essen und infolgedessen abnehmen. Solche Probleme müssen vom Arzt bzw. Zahnarzt abgeklärt werden.

Außerdem nimmt bei vielen Menschen das Geschmacksempfinden im Alter ab. Auch das trägt bei manchem Senior zum Appetitmangel bei: Das Essen bereitet einfach weniger Genuss. Ein Grund mehr gerade für ältere Menschen beim Kochen fantasievoll mit Kräutern und Gewürzen umzugehen.

Wer sich aufgrund von körperlichen Behinderungen oder Kraftlosigkeit nicht mehr selbst verköstigen kann, sollte dennoch regelmäßig essen. Für solche Menschen empfiehlt es sich, auf „Essen auf Rädern"-Angebote oder Tiefkühlgerichte zurückzugreifen, die nur noch auf der Kochplatte oder in der Mikrowelle erhitzt zu werden brauchen.

Übergewicht in der sogenannten „Birnenform" gilt als gesundheitlich weniger bedenklich als die „Apfelform", bei der sich das Fett speziell am Bauch konzentriert.

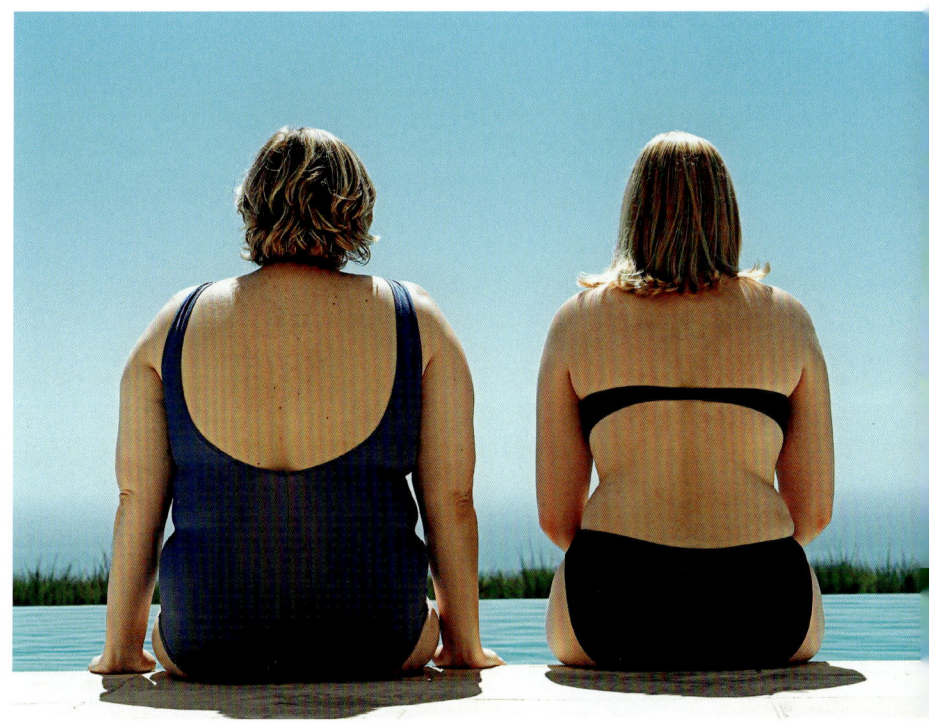

Mein Fahrplan für eine ausgewogene Ernährung

Wenn Sie konkrete Umstellungen Ihrer Ernährung ins Auge fassen, ist es am besten, sich nicht zu viel auf einmal vorzunehmen, die gefassten Vorsätze aber dafür konsequent umzusetzen. Denn nur auf diese Weise lassen sich langfristige Erfolge erzielen.

Die folgende Checkliste von Bausteinen einer gesunden, ausgewogenen Ernährung ist in verschiedene Rubriken unterteilt – sie unterscheiden sich je nachdem, unter welchem Problem Sie leiden oder welches Ziel Sie erreichen möchten. Das erleichtert Ihnen die Entscheidung, welche Maßnahmen Sie als erste in Angriff nehmen möchten.

Bei Übergewicht

→ Ich plane meine Mahlzeiten bewusst voraus und kaufe nur die Zutaten ein, die ich dafür benötige. Ich gehe grundsätzlich nie in hungrigem Zustand einkaufen, denn dann ist die Verlockung zu unvernünftigen Spontankäufen einfach zu groß.

→ Bei Milchprodukten, Fleisch und Wurst wähle ich grundsätzlich die fettarmen Varianten.

→ Ich meide Fertigprodukte und -gerichte (z. B. Fertigsoßen, Fruchtjoghurt, Fertigdesserts, Müslimischungen, Müsliriegel, Konserven aller Art), da diese häufig zu viel Zucker enthalten. Besser ist es, seine Gerichte aus naturbelassenen Zutaten selbst herzustellen (z. B. Frühstücksmüsli aus Magerquark und frischen Früchten, Salatsoße aus Essig, Öl, Magerjoghurt und Gewürzen etc.).

→ Ich bereite mir keine zu großen Portionen zu, esse mit Genuss und kaue langsam und gründlich. Das ist vor allem deswegen wichtig, weil sich das Sättigungsgefühl erst nach etwa 20 Minuten einstellt. Wenn ich satt bin, höre ich auf.

→ Ich esse vor jeder Mahlzeit einen kleinen Salat oder gönne mir einen frisch gepressten Gemüsesaft aus Tomaten, Karotten, Roten Beten etc. Das nimmt den ersten Hunger und ist gesund.

→ Ich bereite warme Gerichte fettsparend zu (z. B. in der beschichteten Pfanne, im Backofen, auf dem Grill, im Dampfkochtopf, im Wok oder der Mikrowelle).

→ Ich verzichte auf panierte und frittierte Speisen, da diese viel Fett enthalten.

→ Der Kaloriengehalt von Brot und Brötchen wird gern unterschätzt. Schon eine Semmel ohne Belag enthält über 160 Kilokalorien. Das Marmeladenbrötchen zum Frühstück und das Käse- oder Wurstbrot zum Abendessen gehören zu den größten Abnehm-Verhinderern! Zum Frühstück eignet sich besser ein Müsli mit Früchten und Vollkornflocken. Abends gönne ich mir einen Salat oder eine fettarme warme Mahlzeit (z. B. gegrilltes Fleisch oder gegrillten Fisch mit etwas Gemüse).

→ Für den kleinen Hunger zwischendurch wähle ich magere Milchprodukte (Joghurt, Kefir, Magerquark), Obst oder Rohkost (z. B. Tomaten mit Basilikum und etwas Olivenöl; Gurken-, und Karottenstifte mit Kräuterquark etc.).

Gesund oder lecker? Doch auch „gesund" kann „lecker" sein. Manche Vergnügen, wie etwa Kartoffelchips, sollte man sich allerdings immer versagen.

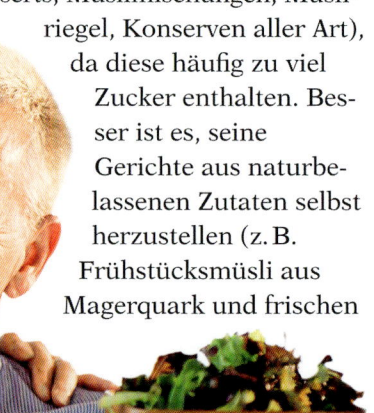

→ Ich achte auf typische Situationen, in denen ich aus Frustration, Niedergeschlagenheit, Einsamkeit oder Stress esse, obwohl ich gar keinen Hunger habe, und überlege mir, wie ich mir in solchen Situationen auf andere Weise etwas Gutes tun kann (z. B. durch ein Telefonat mit einer Freundin, eine Unternehmung, die mir Spaß macht, etc.).

→ Auch Getränke können „Kalorienbomben" sein. Ich verzichte nach Möglichkeit auf Limonaden und Fertigfruchtsäfte (zu viel Zucker) und trinke stattdessen lieber ungesüßten Tee, Mineralwasser oder selbst ausgepresste Fruchtsäfte, die ich zu gleichen Teilen mit Mineralwasser vermische (denn auch der Fruchtzucker hat eine Menge Kalorien). Und bitte nicht vergessen: Besonders Alkohol ist sehr kalorienreich!

Bei Herz-Kreislauf-Erkrankungen

→ Ich esse möglichst wenig Fleisch und Wurst und viel Fisch (mindestens zweimal pro Woche: besonders herzgesund ist fetter Seefisch wie Thunfisch, Lachs und Makrele).

→ Ich bevorzuge pflanzliche Fette (Nüsse, Samen, hochwertige Pflanzenöle wie z. B. Oliven-, Lein- oder Kürbiskernöl). Wer auf sein Gewicht achten muss, sollte Nüsse wegen des hohen Fett- und Kaloriengehalts allerdings nur in kleinen Mengen (eine kleine Handvoll pro Tag) verzehren.

→ Transfettsäuren entstehen bei der Herstellung von halbfesten und festen Fetten, die für die Lebensmittelproduktion verwendet werden. Sie erhöhen den Cholesterinspiegel und begünstigen dadurch die Entstehung von Arteriosklerose. Solche Fettsäuren sind u. a. in vorpanierten oder frittierten Lebensmitteln, Pommes frites, bestimmten Back- und Knabberwaren (Kuchen, Kartoffelchips) enthalten. Auf solche Nahrungsmittel verzichte ich weitgehend.

→ Ich achte auf eine möglichst kochsalzarme Ernährung.

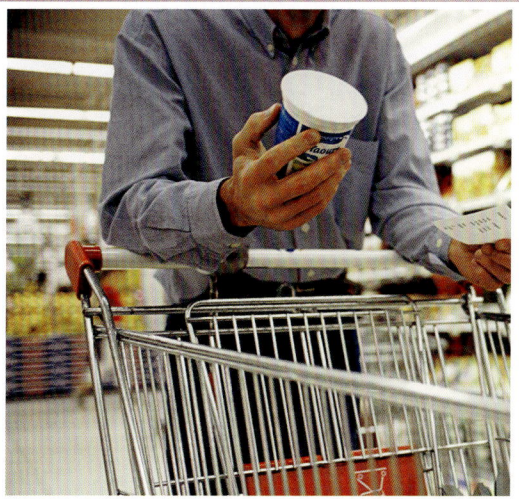

Der Zutatenplan kommt auf die Einkaufsliste. Beim Einkaufen muss man sich dann wirklich an seinen Plan halten. Spontane Lustkäufe torpedieren das Vorhaben.

Bei Typ-II-Diabetes oder erhöhtem Diabetesrisiko

→ Ich verzichte weitgehend auf Nahrungsmittel und Getränke, deren Zucker rasch ins Blut übergeht und daher den Blutzuckerspiegel schnell erhöht (z. B. Haushaltszucker, Süßigkeiten, Kuchen, Speiseeis, Limonaden, Fertigsäfte, alkoholische Getränke).

→ Ich bevorzuge Lebensmittel mit hohem Ballaststoffgehalt. Sie lassen den Blutzucker langsamer ansteigen und senken den Cholesterinspiegel. Außerdem sättigen sie, weil sie in Magen und Darm aufquellen, ohne meinen Körper mit vielen Kalorien zu belasten, da Ballaststoffe unverwertet wieder ausgeschieden werden. Zu den ballaststoffreichen Nahrungsmitteln gehören Vollkornprodukte (z. B. Vollkornbrot, -brötchen, -getreideflocken, -nudeln) und Naturreis, Hülsenfrüchte, Kohlgemüse, grüne Salate und alle Beeren.

Wer sich ballaststoffreich ernährt, sollte unbedingt darauf achten, stets genügend zu trinken – vor allem zu den Mahlzeiten und danach. Nur so können die Ballaststoffe im Verdauungstrakt aufquellen. Trinkt man bei einer ballaststoffreichen Ernährung deutlich zu wenig, droht eine Verstopfung. Außerdem sollte die Umstellung auf eine ballaststoffreiche Kost langsam und schrittweise erfolgen, und man sollte die Speisen gut kauen, um Verdauungsproblemen wie z. B. Blähungen vorzubeugen.

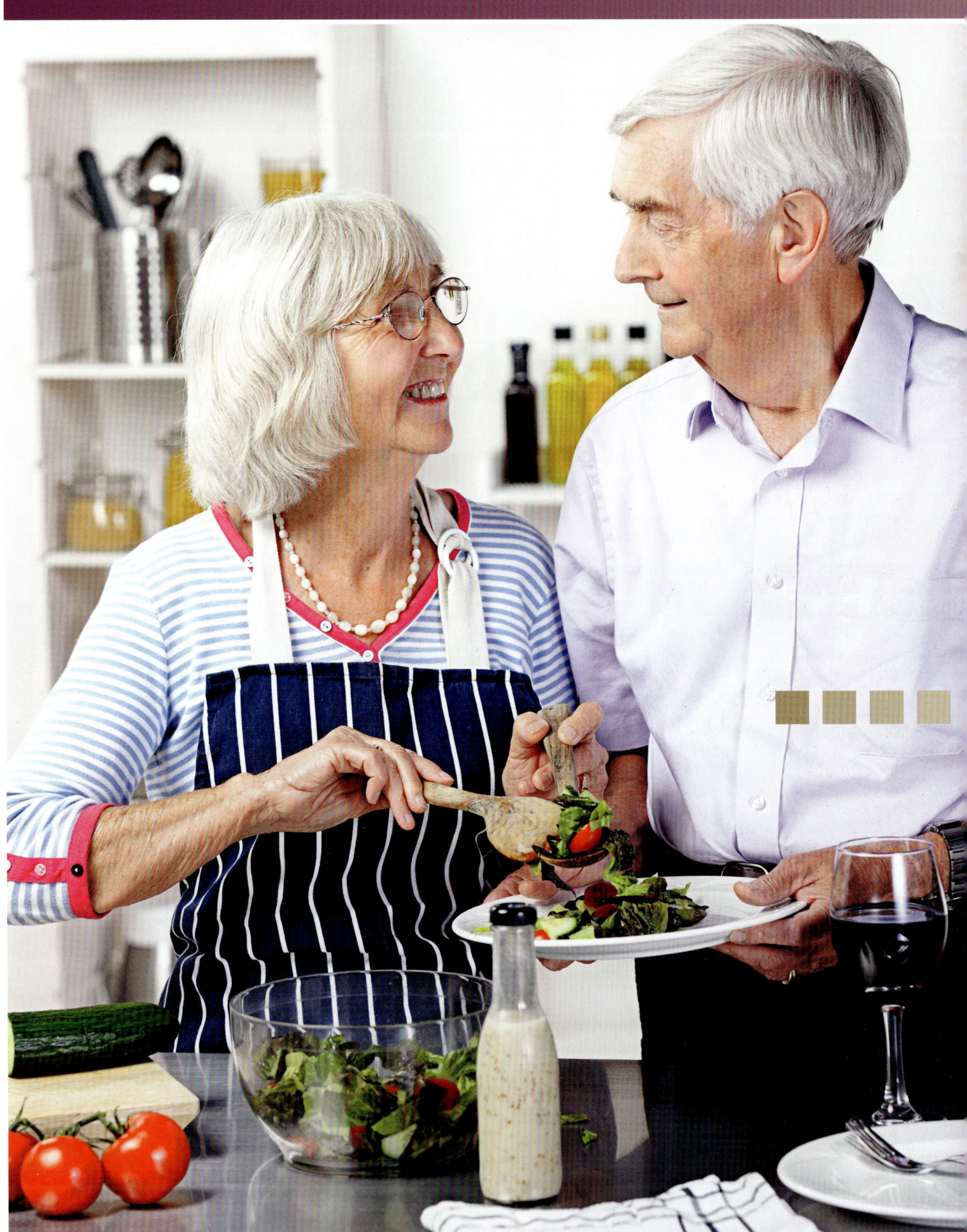

Ausgewogene Ernährung

Vielen Menschen erscheint es zu mühevoll, für sich allein etwas Schönes zu kochen. Und wer weniger mobil ist, greift deshalb oft auf Angebote von Bringdiensten oder auf Fertiggerichte zurück. Dabei ist es gerade mit zunehmendem Alter wichtig, sich gesund zu ernähren. Denn durch eine ausgewogene Ernährung lässt sich nicht nur manche chronische Krankheit positiv beeinflussen, sie schmeckt auch besser und sorgt für größeres Wohlbefinden und dadurch für mehr Lebensqualität. Kochen ist zudem eine anregende und kreative Beschäftigung, die besonders in Gemeinschaft Freude macht.

Gemüse und Früchte sind die Basis gesunder Ernährung

Täglich sollten etwa 650 g Gemüse und Obst auf dem Speiseplan eines Erwachsenen stehen. Das empfiehlt zumindest die Deutsche Gesellschaft für Ernährung (DGE). Doch im Durchschnitt verzehren die Deutschen pro Tag nur rund die Hälfte der empfohlenen Menge.

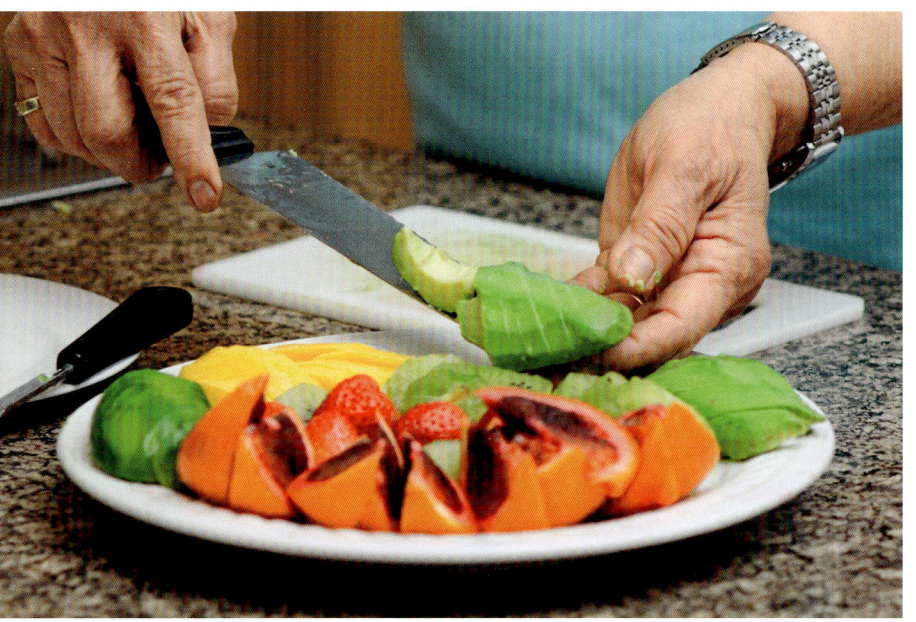

Obst und Gemüse sollten auf Ihrem täglichen Speiseplan nicht fehlen, denn sie liefern viele wertvolle Vitamine.

Mit zunehmendem Alter fällt es vielen Menschen schwer, die fünf Portionen Obst und Gemüse pro Tag zu essen, die der Tagesempfehlung entsprechen. Das liegt einerseits daran, dass man oft nicht mehr so gut kauen kann wie in jungen Jahren. Zudem lässt die Mobilität nach, und viele Senioren kaufen seltener ein als früher. Da sich viele Obst- und Gemüsesorten weniger lang halten als andere Nahrungsmittel und zudem vergleichsweise schwer zu tragen sind, entscheiden sich einige beim Einkauf lieber für andere Lebensmittel und versuchen, ihren Vitamin- und Mineralstoffbedarf durch Nahrungsergänzungsmittel zu decken. Dabei sind die Vitamine und Mineralstoffe aus der Nahrung für den Körper weitaus wertvoller, und die Gefahr einer Überdosierung ist geringer.

Die Zubereitung macht's

Auch wenn es vielen Menschen im Alter vielleicht schwerfällt, einen knackigen Apfel im Ganzen zu essen, heißt das noch lange nicht, dass man von nun an auf dieses leckere und frische Nahrungsmittel verzichten muss – es ist alles eine Frage der Zubereitung. Wer Probleme mit dem Kauen von harten Obst- und Gemüsesorten hat, kann diese in den meisten Fällen zerkleinern oder raspeln. Ein Apfel schmeckt natürlich auch geschält, klein geschnitten oder zu Apfelmus verarbeitet. Eine Orange lässt sich auspressen und als köstlicher Saft genießen, Kohlrabi und Möhren werden zerkleinert und leicht angedünstet. Die meisten Obst- und Gemüsesorten sind zu Brei verarbeitet genauso schmackhaft wie die ganze Frucht. Zwar gehen beim Kochen einige Vitamine verloren, doch dies ist in jedem Fall besser, als gar kein Obst und Gemüse zu essen.

Da die Geschmacksnerven mit zunehmendem Alter in der Regel weniger werden, empfinden viele Senioren normal gewürzte Speisen oft als zu fad. Dennoch sollte man zum Ausgleich möglichst nicht mehr Salz verwenden, da zu große Mengen davon erhöhten Blutdruck verursachen und schädlich für die Blutgefäße sind. Stattdessen eignen sich Kräuter – egal, ob frisch, getrocknet oder tiefgefroren – hervorragend zum Würzen. Und das Beste an ihnen: Sie sind nicht nur besonders schmackhaft, sondern enthalten noch dazu zahlreiche gesunde Vitamine und Mineralstoffe.

Warum sind Obst und Gemüse so gesund?

Früchte und Gemüsesorten enthalten Vitamine und Mineralstoffe, die der Körper für seine Funktionen benötigt, aber nicht selbst herstellen kann. Doch sie beinhalten noch weitere wichtige Substanzen – nämlich die sogenannten sekundären Pflanzenstoffe. Diese Stoffe verleihen Pflanzen nicht nur ihre Farbe, sie dienen ihnen auch zur Abwehr von Schädlingen. Zu den sekundären Pflanzenstoffen zählen neben anderen die sogenannten Saponine, Sulfide und Flavonoide (Farbstoffe). Auch hormonähnliche Stoffe, z. B. die sogenannten Phytoöstrogene, sind in vielen Obst- und Gemüsesorten enthalten. Alle diese Substanzen können Auswirkungen auf den menschlichen Körper haben – oft ist jedoch noch nicht klar, ob, wie und in welcher Dosis sie wirken. So wird vermutet, dass Phytoöstrogene Wechseljahrsbeschwerden abmildern und Osteoporose vorbeugen können. Saponinen schreiben Wissenschaftler eine entzündungshemmende und cholesterinsenkende Wirkung zu. Antioxidativ wirkende Substanzen in Obst und Gemüse, zu denen auch bestimmte Vitamine zählen, sollen u. a. Krebs vorbeugen.

Welche Gemüse- und Obstsorten eignen sich besonders?

Manche Menschen lieben Brokkoli, andere Rosenkohl, Dritte wiederum ziehen Erbsen und Möhren allen Kohlsorten vor. So ist es natürlich auch im Alter. Deshalb lässt sich keine besondere Empfehlung pro oder kontra bestimmte Obst- und Gemüsesorten geben: Jeder sollte essen, was er mag. Ganz allgemein lässt sich jedoch feststellen: Sofern möglich, sollte eine gewisse Menge Obst und Gemüse weitgehend unverarbeitet – also roh oder leicht gedünstet – verzehrt werden. Denn dann bleiben die Vitamine, Mineral- und sekundären Pflanzenstoffe zum größten Teil erhalten. Eine Ausnahme bildet das Lykopin in Tomaten, das dann am besten für den Körper verfügbar ist, wenn die Tomaten gekocht werden.

Wenn der Einkauf Probleme macht

Äpfel, Birnen, Kohl und andere Obst- und Gemüsesorten haben ein vergleichsweise großes Volumen und hohes Gewicht. Das bereitet denjenigen beim Einkauf Probleme, die nicht mehr gut zu Fuß sind und das Autofahren aufgegeben haben. Doch auch diese Menschen können sich problemlos gesund ernähren, denn viele Supermärkte verfügen mittlerweile über einen Bringdienst, der die Waren für wenig Geld an die gewünschte Adresse liefert. Für einen größeren Einkauf kann es sich ebenfalls lohnen, ein Taxi zu nehmen. Aber auch Nachbarn sind oft sicher gern bereit, das ein oder andere mitzubringen, wenn sie selbst einkaufen fahren.

Weitere Vorteile von Gemüse und Früchten

Obst und Gemüse haben – bis auf wenige Ausnahmen – eine hohe Nährstoffdichte, enthalten aber wenig Energie (Kalorien). Obst und Gemüse machen also satt, aber nicht dick – jedenfalls dann, wenn sie mit nur wenig Fett zubereitet werden. Auch aus diesem Grund sollten sie einen großen Anteil an der Ernährung älterer Menschen ausmachen. Schließlich ist der Energiebedarf eines 75-Jährigen Erwachsenen im Vergleich zu einem 20- bis 30-Jährigen um rund ein Viertel geringer. Das liegt an der Abnahme der Muskelmasse sowie der mit zunehmendem Lebensalter geringeren körperlichen Aktivität.

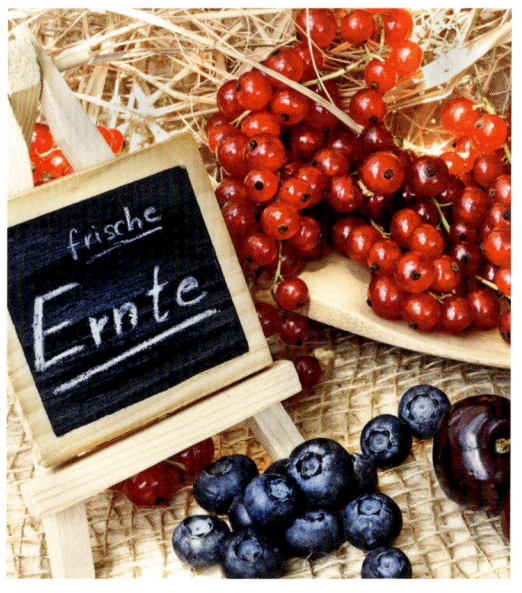

Versuchen Sie, Früchte erntefrisch vom Markt oder vom Bauernhof zu beziehen. Denn durch lange Transportwege gehen die wertvollen Vitamine verloren.

Rezepte

Mit Gemüse und Obst lassen sich zahlreiche abwechslungsreiche Gerichte zubereiten, von der Suppe über Hauptgericht bis zu leckeren Nachtischen. Natürlich eignen sie sich auch hervorragend in Kombination mit Fleisch. Nachfolgend finden Sie eine Auswahl besonders leckerer und leicht zu kochender Rezepte, die sich zudem in der Regel gut essen lassen und leicht verdaulich sind.

Rote-Bete-Suppe

Wertvolle Nährstoffe: Vitamin B, Kalium, Eisen, Folsäure

Zutaten für zwei Personen:

- 400 g Rote Bete (vakuumverpackt und bereits vorgekocht)
- 1 große Möhre (ca. 100 g)
- 1 bis 2 Kartoffeln (ca. 100 g)
- 1 kleine Zwiebel
- 1 EL Margarine
- 500 ml Gemüsebrühe
- 1 Schuss Weißwein
- Salz, Pfeffer
- einige Blätter frisches Basilikum
- 50 g saure Sahne

Aufgrund ihres hohen Vitamin-B-, Kalium-, Eisen- und Folsäure-Gehalts ist die Rote Bete ein sehr gesundes Gemüse. Sie kann sowohl roh als auch gegart verzehrt werden.

Zubereitung: Rote Bete klein schneiden, Möhre, Kartoffeln und Zwiebel schälen und in kleine Würfel schneiden. Margarine in einem Topf erhitzen, alles Gemüse hineingeben und unter Rühren etwa zwei Minuten andünsten. Dann mit Gemüsebrühe und Weißwein ablöschen und das Ganze etwa eine halbe Stunde zugedeckt köcheln lassen. Anschließend das Gemüse mit dem Pürierstab pürieren, sodass eine sämige Suppe entsteht. Mit Salz und Pfeffer würzen. Basilikum klein schneiden, Suppe auf Teller verteilen, 1 Klecks saure Sahne auf die Suppe geben, Basilikum hinzugeben.

Bunter Salat mit pikanter Hähnchenbrust

Wertvolle Nährstoffe: u. a. Vitamin A, B_1, B_2, C, E, Niacin, Capsaicin, Kalium, Magnesium, Spurenelemente und Ballaststoffe

Zutaten für zwei Personen:

- 2 EL Sojasoße
- 1 TL Honig
- 200 g Hähnchenbrust
- 200 g Eisbergsalat
- 2 Tomaten
- 1 rote Paprikaschote
- 1/2 Gemüsezwiebel
- 50 g Mais aus der Dose
- 1 EL Olivenöl
- 1 EL wahlweise Balsamico- oder Obstessig
- 1 EL grobkörniger Senf
- 1 EL Olivenöl
- 1/2 TL Zucker
- etwas Wasser
- Pfeffer, Salz

Zubereitung: Sojasoße mit Honig vermengen, Hähnchenbrust in mundgerechte Streifen schneiden und in der Soja-Honig-Soße wenigstens zwei Stunden lang einlegen. Eisbergsalat waschen und in mundgerechte Stücke schneiden oder rupfen. Tomaten und Paprika waschen, in Scheiben oder Spalten, Paprika in kleine Würfel schneiden. Gemüsezwiebel schälen, in dünne Ringe schneiden. Mais abgießen. Alles zusammen in eine Schüssel geben und vorsichtig vermischen. Hähnchenbruststreifen in Olivenöl scharf anbraten, dann etwa fünf Minuten auf kleinerer Flamme braten, bis sie vollständig durch sind. Zwischenzeitlich Essig, Senf, Öl und Zucker bei Be-

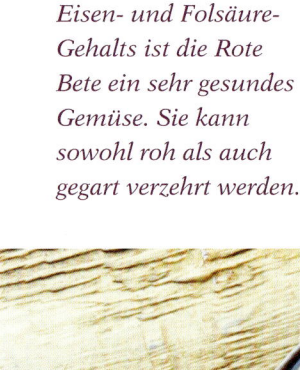

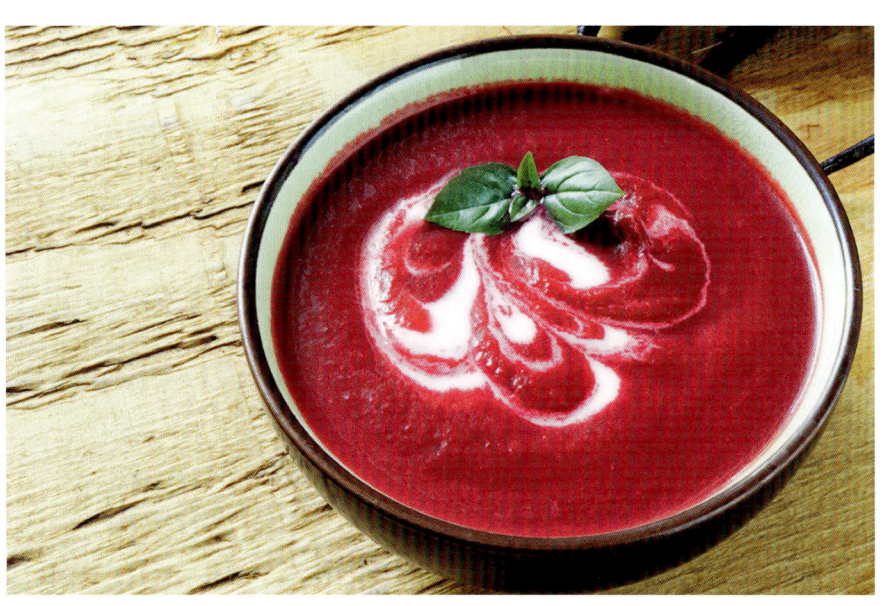

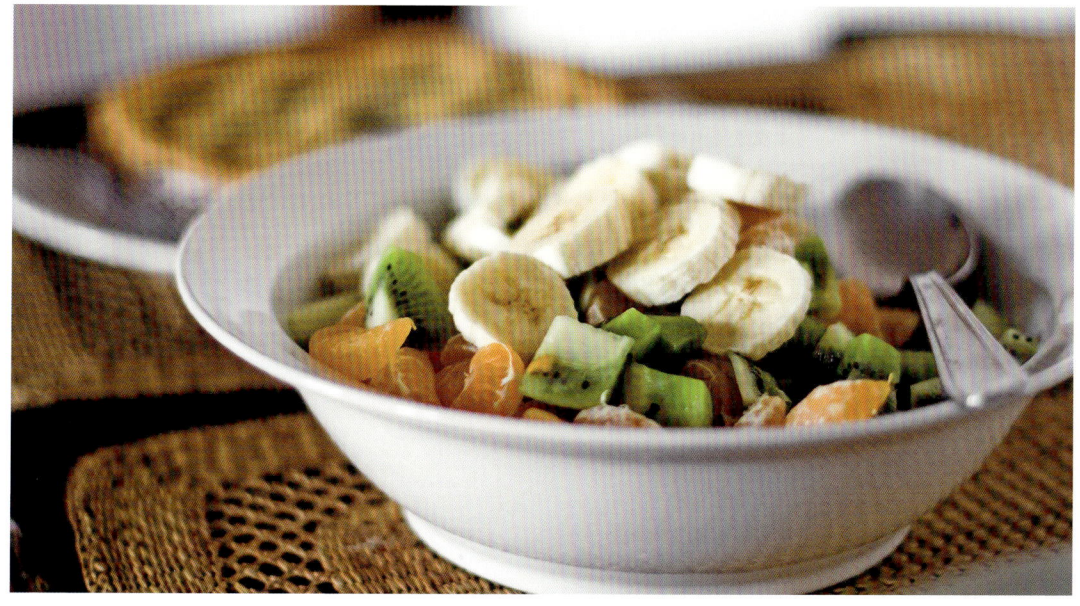

Ob morgens zum Frühstück oder mittags als Dessert: Obstsalat ist erfrischend und versorgt Sie darüber hinaus mit vielen Vitaminen.

darf mit etwas Wasser vermengen und mit Pfeffer und Salz würzen. Das Dressing an den Salat geben, die gebratenen Hähnchenstreifen darauflegen. Zum Salat schmeckt sowohl Baguette als auch Vollkornbrot.

Bunte Reispfanne

Wertvolle Nährstoffe: u. a. essenzielle Aminosäuren, Calcium, Phosphor, Natrium, Kalium, Magnesium, Vitamin C, Vitamin K, Folsäure, Carotin, Capsaicin und Spurenelemente

Zutaten für zwei Personen:
- 150 g Vollkornreis
- 100 g Tiefkühlerbsen
- 1 kleine Zwiebel
- 1 Stange Lauch
- 1 Möhre
- 1 rote Paprika
- 100 g Kochschinken
- 2 EL Olivenöl
- 1/2 Packung gemischte Tiefkühlkräuter
- Pfeffer, Salz

Zubereitung: Den Reis nach Packungsanleitung kochen und zur Seite stellen. Die Erbsen kurz erhitzen, sodass sie noch knackig sind. Die Zwiebel schälen und fein hacken. Den Lauch putzen, waschen und in schmale Ringe schneiden. Die Möhre schälen und in kleine Würfel schneiden. Die Paprika putzen und in dünne Streifen schneiden. Den Schinken in kleine Stücke schneiden. Das Olivenöl in einer Pfanne erhitzen; Zwiebel, Lauch, Möhre und Paprika darin anbraten, die Erbsen und den Reis hinzugeben, alles mit den Kräutern vermischen, pfeffern und salzen. Zum Schluss den Schinken hinzugeben und servieren. Wer ein bestimmtes Gemüse nicht mag, kann es durch ein anderes ersetzen.

Obstsalat

Wertvolle Nährstoffe: Ballaststoffe, Vitamin C, Calcium, Magnesium, Kalium und Spurenelemente

Zutaten für zwei Personen:
- 1 Apfel
- 1 Banane
- 1 Orange
- 1 Kiwi
- 1 Päckchen Vanillezucker
- 1 Spritzer Zitronensaft

Zubereitung: Den Apfel schälen, das Kerngehäuse entfernen und das Fruchtfleisch in mundgerechte Stücke schneiden. Die Banane, die Orange und die Kiwi schälen, ebenfalls in mundgerechte Stücke schneiden. Das Obst in einer Schüssel vermischen, den Vanillezucker und den Zitronensaft hinzugeben. Wer bestimmte Früchte nicht mag, kann auch anderes Obst verwenden.

Vollkorn enthält wertvolle Ballast- und Nährstoffen

Vollkornprodukte besitzen zu Recht einen guten Ruf. Denn im Vergleich zu Getreideprodukten, für die nicht das gesamte Korn verarbeitet wird, sind sie wahre Vitamin-, Mineral- und Ballaststoffprotze. Noch dazu fördern sie die Gesundheit und das Wohlbefinden.

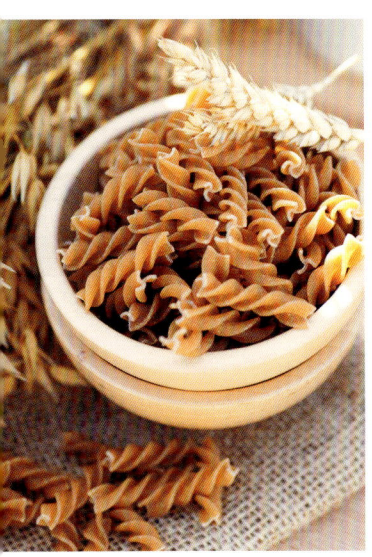

Aus Getreide hergestellte Lebensmittel wie Nudeln sind heutzutage sowohl in der herkömmlichen als auch in der „Vollkornversion" erhältlich.

In früheren Zeiten galt dunkles und Vollkornbrot als Arme-Leute-Essen. Wer es sich leisten konnte, bevorzugte Weißbrot. Was heute als gesund gilt, wurde damals als Makel betrachtet: Vollkornbrot muss aufgrund des hohen Ballaststoffanteils länger gekaut werden und sättigt schneller und nachhaltiger. Mit zunehmendem Alter verzichten aber auch heute noch viele Menschen auf Vollkornprodukte, weil sie fürchten, diese schlechter kauen und verdauen zu können. Dabei gibt es mittlerweile zahlreiche Nahrungsmittel, die zwar aus dem vollen Korn zubereitet werden, jedoch genauso problemlos zu essen sind wie Produkte aus hellem Mehl. Historisch gesehen, hatte Weißmehl den Vorteil, lange haltbar zu sein, da bei der Herstellung Schale und Keimling entfernt werden. Allerdings sind es gerade diese Bestandteile des Korns, die wertvolle Vitamine sowie Mineral- und Ballaststoffe enthalten.

Ein geschützter Begriff

Nicht alle Nahrungsmittel, die den Anschein erwecken, aus Vollkorn zu sein, sind es auch wirklich. So handelt es sich bei einem Mehrkornbrot nicht unbedingt um ein Vollkornbrot. Auch die dunkle Farbe eines Produkts ist kein entscheidendes Merkmal. Viele Brote werden extra mit Zusatzstoffen wie Zuckerkulör gefärbt, damit sie auf den ersten Blick wie ein wertvolles Vollkornbrot wirken. Echte Vollkornprodukte sind hingegen nicht automatisch dunkel.

Vollkorn ist in Deutschland ein geschützter Begriff. Sobald also in der Bezeichnung oder in der Zutatenliste eines Produkts der Begriff „Voll" vorkommt – z. B. Vollweizen, Vollgetreide oder natürlich Vollkorn –, muss es mindestens 90 % Getreide enthalten, bei dem auch Randschichten und Keimling des Korns mitgemahlen sind.

Dass Vollkornprodukte gesund sind, ist auch wissenschaftlich erwiesen. So beugt die große Menge der in ihnen enthaltenen Ballaststoffe Dick- und Enddarmkrebs vor, indem diese nahezu unverdaulichen Bestandteile des Korns die Darmpassage beschleunigen. Giftstoffe aus der Nahrung wirken dadurch weniger lang auf die Darmwand ein. Wissenschaftliche Studien belegen zudem, dass der regelmäßige Verzehr von Vollkornprodukten das Risiko für Herz-Kreislauf-Krankheiten senkt. Auch Diabetes mellitus vom Typ II kommt bei Personen mit hohem Vollkornkonsum statistisch seltener vor als bei Menschen, die Lebensmittel aus herkömmlichem Mehl bevorzugen.

Mehr Vollkorn essen!

Dreimal am Tag müssen Nahrungsmittel aus Vollkorn allerdings schon auf dem Speiseplan stehen, damit man in den Genuss der gesundheitsfördernden Wirkungen des Getreidekorns kommt. Wer Probleme beim Kauen oder mit der Verdauung hat, sollte Brot aus stärker gemahlenem Vollkornmehl essen. Auch Haferflocken, Vollkornnudeln und Vollkornmüsli lassen sich leicht in den Speiseplan einbauen. Vollkornprodukte sind gegenüber der herkömmlichen Variante übrigens oft geschmacksintensiver. So entwickelt z. B. brauner Reis, der ebenfalls zu den Vollkornprodukten zählt, einen leicht nussigen Geschmack.

Wahre Schatzkammern: Hülsenfrüchte

Zu den Hülsenfrüchten zählen Erbsen, Bohnen, Linsen, Sojabohnen, aber auch Erdnüsse. Hülsenfrüchte enthalten vor allem Stärke, Eiweiße und Ballaststoffe und sind reich an verschiedenen Vitaminen und Mineralstoffen.

Eisen und Folsäure – das sind der Mineralstoff und das Vitamin, die am häufigsten hervorgehoben werden, wenn von Hülsenfrüchten die Rede ist. Diese beiden lebenswichtigen Substanzen kommen in anderen pflanzlichen Nahrungsmitteln meist nur in geringen Mengen vor, während Hülsenfrüchte vergleichsweise reich an ihnen sind. Der Eisenreichtum von Hülsenfrüchten ist vor allem für Menschen von Bedeutung, die sich vegetarisch ernähren. Denn ohne den Verzehr von Fleisch fällt es ansonsten oft schwer, den Eisenbedarf über die Nahrung zu decken.

Folsäure hingegen ist ein Vitamin, das von besonderer Bedeutung für die Funktion der Körperzellen und deren Teilung ist. Hülsenfrüchte leisten mit ihrem vergleichsweise hohen Folsäuregehalt einen wichtigen Beitrag zur Grundversorgung.

Erbsen, Bohnen, Linsen

Es gibt rote, weiße und grüne Bohnen, rote, orangefarbene, braune, grüne, ja sogar schwarze Linsen, grüne Erbsen, Kichererbsen und zahlreiche weitere Sorten von schmackhaften Hülsenfrüchten. Sie eignen sich nicht nur als Beilage, aus ihnen lassen sich Suppen, Hauptgerichte, Salate oder auch Pürees zaubern. Produkte aus Sojabohnen (z.B. Tofu) dienen oft als Fleischersatz und schmecken nicht nur Vegetariern.

Viele ältere Menschen vermeiden Hülsenfrüchte, da sie Probleme mit der Verdauung bereiten können und z.B. Blähungen hervorrufen. Der Grund: Hülsenfrüchte sind reich an Ballaststoffen, die vom Körper nur schlecht verarbeitet wer-

den können. Bakterien, die im Darm diese Ballaststoffe zersetzen, produzieren dabei vermehrt Gase. Dem kann man jedoch vorbeugen, indem die Hülsenfrüchte vor dem Kochen gut eingeweicht oder als Püree zubereitet werden. Auch die Beigabe von Gewürzen und Kräutern wie Kümmel oder Fenchel trägt dazu bei, Blähungen zu reduzieren. Allerdings besitzen die Ballaststoffe der Hülsenfrüchte auch positive Seiten: Einerseits sorgen sie für eine schnellere Sättigung und helfen auf diese Weise, Übergewicht zu vermeiden. Zudem beschleunigen sie die Darmpassage und beugen dadurch Darmkrebs vor.

Gut für Herz und Knochen

Hülsenfrüchte können bei regelmäßigem Verzehr nachweislich das Risiko für Herz-Kreislauf-Erkrankungen senken, da sie offenbar einen positiven Einfluss auf die Blutfettwerte haben. Daneben enthalten vor allem Bohnen (insbesondere Sojabohnen) größere Mengen an Phytoöstrogenen, hormonähnlichen Stoffen, die vermutlich vor Brustkrebs schützen und Osteoporose vorbeugen können.

Hülsenfrüchte besitzen einen hohen Eiweißgehalt und sind deshalb insbesondere für Vegetarier wichtig.

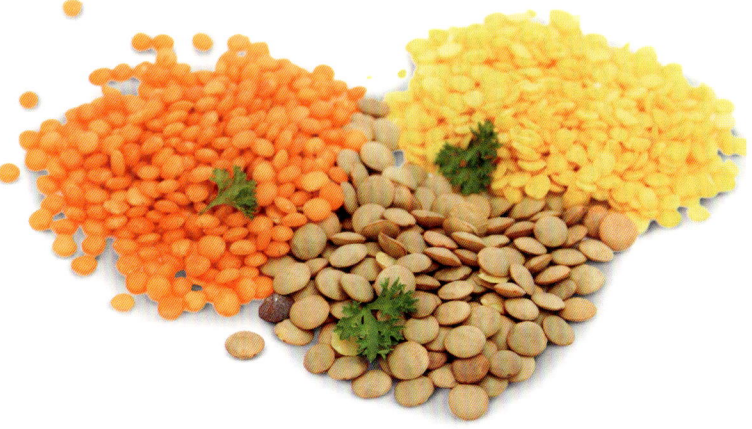

Nüsse und Samen – Energie fürs Gehirn

Nüsse und Samen sind wahre Kraftpakete der Natur. Das müssen sie auch sein, denn schließlich bergen sie den Keim, aus dem eine neue Pflanze wächst. Sie enthalten fast alles, was auch für das menschliche Leben notwendig ist.

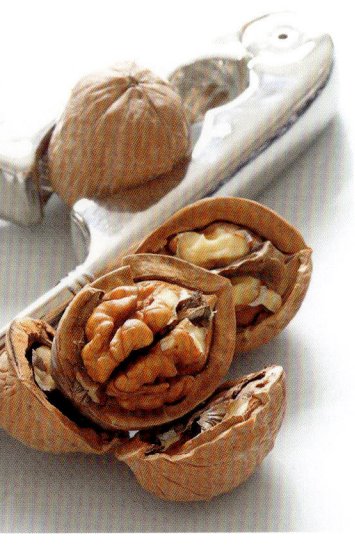

Walnüsse eignen sich als leckerer Snack zwischendurch und schmecken am besten, wenn sie frisch geknackt werden.

Nüsse und Samen sind äußerst fett- und damit auch energiereich. Deshalb sollte man auch immer nur eine begrenzte Menge davon auf einmal essen. Lange Zeit wurden sie sogar als Dickmacher angesehen. Doch heute gelten die in Nüssen und Samen enthaltenen Fette als besonders gesund. Im Gegensatz zu tierischen Fetten enthalten sie nämlich mehrfach ungesättigte Fettsäuren, die nachweislich den Cholesteringehalt des Blutes senken. Auf diese Weise beugt ihr Verzehr Herz-Kreislauf-Erkrankungen vor. Daneben enthalten Nüsse und Samen eine große Menge Eiweiß, darunter viele sogenannte essenzielle Aminosäuren, die unser Körper nicht selbst herstellen kann, aber benötigt, damit die Zellen ihre vielfältigen Aufgaben erfüllen können. Vitamine, Mineralstoffe und Spurenelemente runden den gesunden Cocktail ab.

Nervennahrung

Besonders wertvoll sind Nüsse für das Gehirn. Viele Geistesarbeiter schwören darauf, dass ihnen Nüsse und Samen wie Sonnenblumen- oder Kürbiskerne zu einem besseren Denkvermögen verhelfen. Die Bezeichnung „Studentenfutter" für die beliebte Nuss-Frucht-Mischung kommt wohl nicht von ungefähr. Und tatsächlich erhöhen Nüsse die geistige Leistungsfähigkeit, denn sie enthalten Cholin und Lecithin – Bausteine von Botenstoffen, die unser Denkorgan für seine Arbeit benötigt.

Nun ist es leider nicht so, dass man durch Nüsse klug wird oder mit ihnen einer Demenz sicher vorbeugen kann.

Einer leichten Vergesslichkeit lässt sich durch den regelmäßigen Verzehr von Hasel-, Wal-, Macadamia- und Cashewnüssen sowie Mandeln aber wohl entgegenwirken. Vermutet wird, dass u. a. die große Menge der in Nüssen und Samen vorkommenden Vitamine der B-Gruppe sowie die ungesättigten Fettsäuren eine positive Wirkung auf die Gehirnleistung haben. Die Nusseiweiße dienen zudem als Grundstoff für bestimmte Hormone und Botenstoffe, welche die Stimmung positiv beeinflussen und Gelassenheit fördern. Und wer gut drauf und entspannt ist, dem fällt das Denken leichter.

Nicht allein zum Naschen da

Eine Handvoll Nüsse und Samen kann man zwar hin und wieder zwischendurch essen, doch sollte man dabei bedenken, dass bereits eine kleine Menge eine beachtliche Anzahl an Kalorien besitzt. Besser ist es daher, Nüsse und Samen beim Kochen zu integrieren, sodass man zwar von ihrem leckeren Geschmack profitiert, aber nicht zu große Mengen auf einmal verzehrt.

Nüsse und Samen geben zahlreichen Gerichten eine besondere Note. So können z. B. Leinsamen dem Müsli untergemischt werden. Gerieben eignen sie sich wunderbar als Bindemittel und Geschmacksgeber für exotische Soßen.

Besonders gut lassen sich verschiedene Nüsse und Samen mit zahlreichen leckeren Salaten und Nachspeisen kombinieren und machen diese sowohl köstlich als auch gehaltvoll. Im Folgenden stellen wir Ihnen zwei leckere Beispiele vor.

⚠ Nüsse – kalorienreiche Kraftpakete

Sorte	Eiweiß (pro 100 g)	Fett (pro 100 g)	Kalorien (pro 100 g)
Cashewnuss	17 g	42 g	570 kcal
Erdnuss	26 g	50 g	585 kcal
Haselnuss	13 g	61 g	645 kcal
Kokosnuss	6 g	40 g	365 kcal
Kürbiskern	35 g	50 g	560 kcal
Macadamianuss	8 g	76 g	705 kcal
Mandel	20 g	54 g	585 kcal
Paranuss	14 g	67 g	670 kcal
Pinienkern	30 g	50 g	602 kcal
Walnuss	17 g	66 g	660 kcal

Feldsalat mit Pinienkernen und Rotkohl

Wertvolle Nährstoffe: Eiweiß, ungesättigte Fettsäuren (Linolsäure, Ölsäure)

Zutaten für zwei Personen:
- 150 g Feldsalat
- 100 g Rotkohl
- 1 kleine Zwiebel
- 1 EL Balsamicoessig
- 1 TL Olivenöl
- 1 TL Zucker
- Salz, Pfeffer
- 20 g Pinienkerne

Zubereitung: Feldsalat waschen und säubern. Vom Rotkohl die äußeren Blätter entfernen und Kohl in mundgerechte Stücke schneiden oder raspeln. Zwiebel schälen und klein hacken. In einer Schüssel Essig, Öl, etwas Wasser, Zucker und Gewürze miteinander vermischen, Salat, Rotkohl, Zwiebel und Pinienkerne dazugeben und alles gut vermengen.

Grießpudding mit Früchten und Haselnüssen

Wertvolle Nährstoffe: ungesättigte Fettsäuren, Vitamin E, B-Vitamine, Magnesium, Phosphor, Kalium, Eisen, Calcium und Ballaststoffe

Zutaten für zwei Personen:
- 500 ml Milch
- 50 g Zucker
- 1 Packung Vanillezucker
- 1 Prise Salz
- 80 g Grieß
- 20 g geröstete gemahlene Haselnüsse
- Zimt/Früchte nach Belieben

Zubereitung: Milch mit Zucker, Vanillezucker und Salz vermischen und unter Rühren aufkochen lassen. Den Grieß und die gemahlenen Haselnüsse hinzugeben, weiterrühren und nochmals aufkochen lassen. Den Topf vom Herd nehmen und den Grieß aufquellen lassen. Das dauert ungefähr fünf Minuten. Anschließend mit Zimt oder Früchten der Saison servieren.

Der leckere Grießpudding mit Früchten kommt sicherlich auch bei den Enkelkindern gut an.

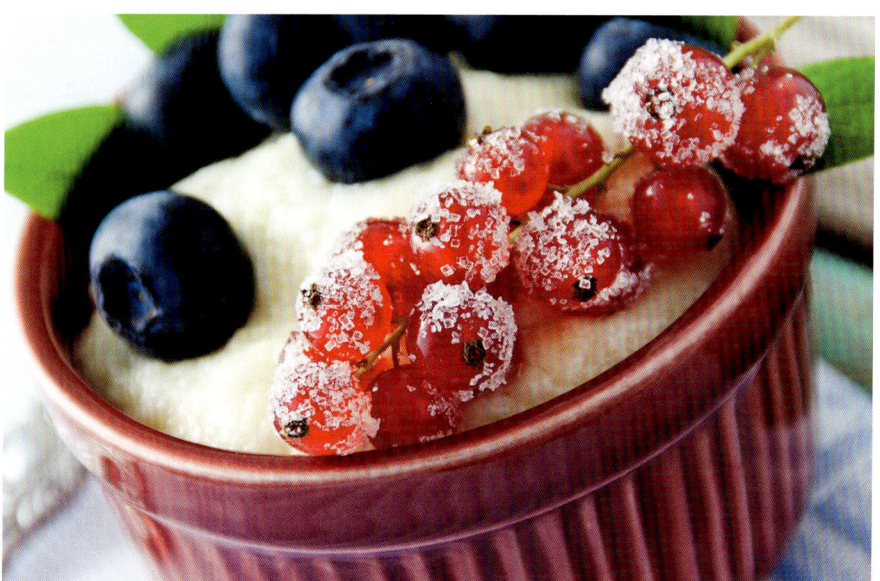

Küchenkräuter und Gewürze geben eine besondere Note

Mit zunehmendem Alter verändert sich der Geschmackssinn. Salzige und würzige Nahrungsmittel nimmt man nicht mehr so gut wahr. Leckere Gewürze schaffen hier Abhilfe. Oft besitzen diese zudem positive medizinische Wirkungen.

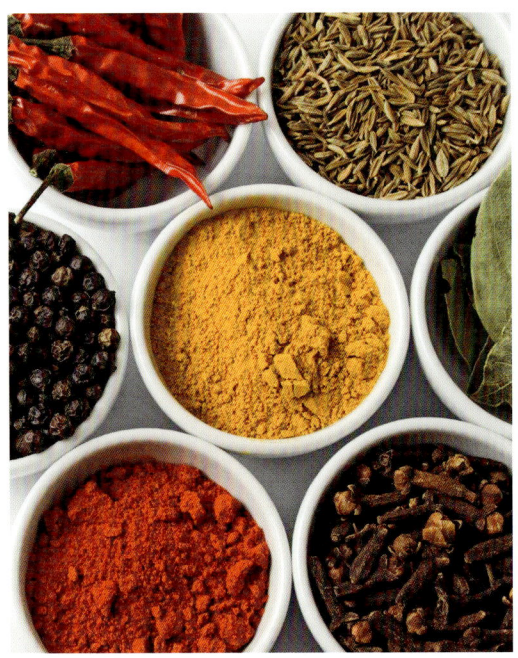

Zimt, Curry, Paprika und Muskat – Gewürze verfeinern nicht nur Speisen, sondern können auch für medizinische Zwecke eingesetzt werden.

Viele Speisen werden mit zunehmendem Alter als fade empfunden. Bei den Mahlzeiten geht der Griff dann oft zum Salzstreuer, „damit endlich wieder Geschmack ans Essen kommt". Doch zu viel Salz ist ungesund. Es wirkt sich negativ auf den Blutdruck aus und kann die Nierenfunktion beeinträchtigen. Deshalb sollten ältere Menschen lieber zu anderen Gewürzen und Küchenkräutern greifen, um ihr Essen so zu würzen, dass es ihnen wieder gut schmeckt. Das müssen übrigens nicht immer nur Pfeffer, Paprika, Curry, Petersilie oder Schnittlauch sein – es gibt eine ganze Reihe weniger bekannte Gewürze und Kräuter, die dem Essen eine feine Note geben und zudem noch gesund sind.

Gewürze, die die Verdauung fördern

Viele Menschen vertragen mit den Jahren blähende Nahrungsmittel wie Kohl, Zwiebeln oder Hülsenfrüchte immer weniger, obwohl sie sie gerne essen. Da können bestimmte Gewürze Abhilfe schaffen. Zu diesen gehört besonders Kümmel. Ob gemahlen oder im Ganzen – Kümmel ist nicht nur das ideale Gewürz für Kohl und Sauerkraut, er wirkt Blähungen entgegen und verleiht Gerichten einen ganz eigenen Charakter. Wer es gerne etwas exotischer mag, kann zu dem vor allem in der arabischen Küche beliebten Kreuzkümmel greifen. Er schmeckt hervorragend zu Hühner- und Reisgerichten, passt zu Lamm und Brot gleichermaßen und verleiht Soßen das gewisse Etwas. Allerdings ist sein Geschmack etwas gewöhnungsbedürftig, weil er in der deutschen Küche so selten benutzt wird. Er wirkt Koliken entgegen und kann sogar Durchfall lindern.

Auch Fenchel, Fenchelblätter und -samen beugen Blähungen vor, ebenso wie Anis, der gut zu Fisch- und Geflügelgerichten passt. Zimt wirkt gegen Blähungen ebenfalls wahre Wunder und eignet sich z. B. in geringer Menge als Würzmittel für Rotkohl und natürlich für Süßspeisen, wie z. B. Milchreis mit Zimt.

Scharfe Sachen

Scharfe Gewürze bringen Pep ans Essen und sind zudem noch gesund – natürlich nur in Maßen genossen, denn wenn man zu scharf würzt, kann dies ein Brennen im Mund und, abhängig vom Schärfegrad, so-

gar Schmerzen hervorrufen. Zu den Scharf-
machern in der Küche gehören in erster
Linie Paprika und Pfeffer in all seinen Vari-
ationen, aber auch die verschiedenen Chili-
und Currysorten, wobei Curry ein Gemisch
aus vielen Gewürzen (u. a. Pfeffer und Chili)
ist. Ein wenig Pfeffer passt zu fast allen
Speisen, sogar zu Erdbeeren. Chili gibt jeder Tomatensoße einen Hauch von Schärfe,
kann aber auch zum Würzen anderer Gerichte eingesetzt werden. Auch Schokolade
mit Chili erfreut sich mittlerweile großer
Beliebtheit. Paprika eignet sich prinzipiell
für alle Speisen, doch Vorsicht! Kocht man
scharfen Paprika mit, verliert er an Schärfe.
Deshalb sollte er beim Kochen immer erst
am Schluss hinzugefügt werden. Das Gleiche gilt für Curry, der u. a. gut zu Eierspeisen und Hühnchen passt.

Gesundes Capsaicin

Der für die Schärfe verantwortliche Stoff in
der Paprika oder im Pfeffer heißt Capsaicin. Er kann einerseits zwar Schmerzen
hervorrufen, diese andererseits aber auch
lindern. So wirkt eine gewisse Menge Capsaicin im Essen leichten Schmerzen (z. B.
Kopfweh) entgegen, weil dieser Stoff den
Körper anregt, schmerzlindernde Substanzen auszuschütten. Auf die Haut aufgetragen, kann Capsaicin rheumatischen Beschwerden entgegenwirken. Das heißt jetzt
natürlich nicht, dass man sich Pfeffer auf
die Haut streuen sollte, aber in der Apotheke sind Salben und Pflaster erhältlich, die
Capsaicin enthalten. Weiterhin wirkt Chili-
gewürz Entzündungen entgegen und kann
Magen- und Darmverstimmungen lindern.

Würzmittel und Medizin

Frische, tiefgekühlte oder getrocknete
Kräuter können den Eigengeschmack von
Speisen unterstützen oder ihnen eine zusätzliche Geschmackskomponente verleihen. Sie sind kalorienarm, dabei aber
vitamin- und mineralstoffreich. Zu den be-
liebtesten Kräutern gehören in Deutschland neben Petersilie und Schnittlauch Basilikum, Thymian, Salbei, Rosmarin und
Dill. Während Petersilie – eine wahre Vit-

Gewürze richtig aufbewahren

Viele Gewürze lassen sich frisch mahlen, z. B. Pfeffer, Piment oder
Muskatnuss. Soweit möglich, sollte man diese Möglichkeit wahrnehmen, denn bereits gemahlene Gewürze nehmen leicht Luft-
feuchtigkeit auf und schimmeln dann schneller. Deshalb sollte
Gewürzpulver möglichst luftdicht verpackt und trocken aufbewahrt
sowie zudem vor direkter Lichteinstrahlung geschützt werden. Der
Grund: Sie verlieren sonst leicht an Geschmack.

amin-C-Bombe übrigens – zu Suppen, aber
auch zu herzhaften Fleischgerichten passt,
eignet sich Schnittlauch (ebenfalls reich an
Vitamin C) mit seinem zwiebelähnlichen
Aroma vor allem zum Würzen von Quark
und Eierspeisen. Petersilie schreibt man
außerdem eine durchblutungsfördernde
Wirkung zu. Basilikum gehört zu den
Kräutern, die aus der italienischen Küche
nicht wegzudenken sind. Es besitzt eine
entspannende Wirkung. Dill passt vor allem zu Fisch und Eierspeisen, aber natürlich auch zu eingelegten Gurken. Er wirkt
u. a. krampflösend. Salbei passt z. B. hervorragend zu Geflügel und soll das Immunsystem stärken und Infektionskrankheiten vorbeugen. Thymian und Rosmarin
verleihen vielen Kartoffel- und Fleischgerichten erst die richtige Würze. Thymian
wirkt zudem schleimlösend, was z. B. bei
Erkältungskrankheiten von Vorteil ist,
Rosmarin hilft u. a. gegen Kopfweh.

*Kräuter wie Rosmarin
oder Minze werden seit
jeher nicht nur in der
Küche, sondern auch
als Heilpflanzen ver-
wendet.*

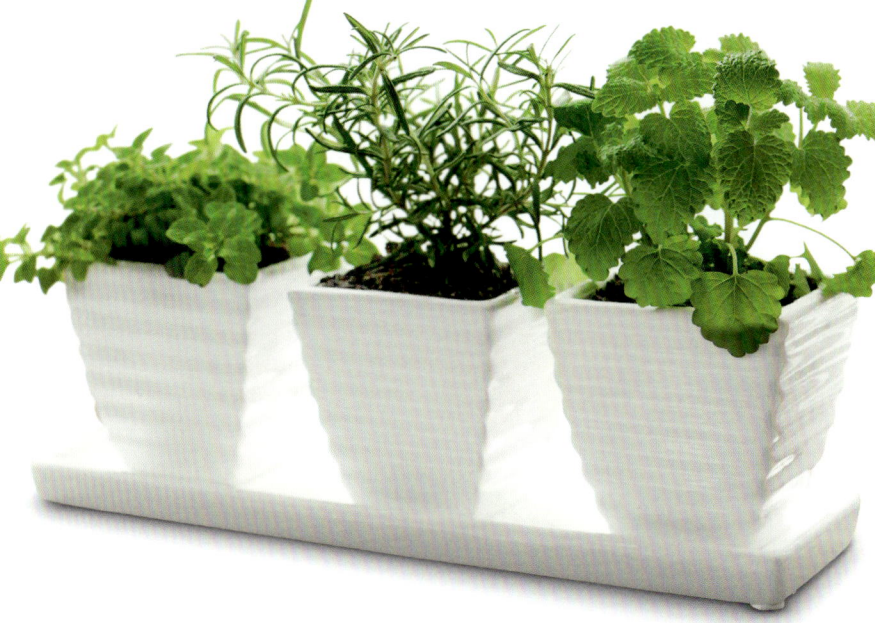

Rezepte

Besonders in der südeuropäischen Küche werden frische Kräuter verwendet, um Gerichten eine eigene Note zu verleihen. Aber auch heimische Rezepte setzen auf diese besondere Geschmacksnuance.

Ratatouille

Wertvolle Nährstoffe: ätherische Öle, sekundäre Pflanzenstoffe (Flavonoide)

Zutaten für zwei Personen:

- 1 Aubergine
- etwas Zitronensaft
- 1 Zucchini
- 1 rote und 1 gelbe Paprika
- 1/2 Gemüsezwiebel
- 2 Knoblauchzehen
- 1 EL Butterschmalz
- 1 kleine Dose stückige Tomaten (ca. 400 g)
- 100 ml Gemüsebrühe
- 1 TL Thymian (getrocknet)
- 1 TL Rosmarin (getrocknet)
- 1 TL Majoran (getrocknet)
- Salz, Pfeffer
- 1/2 TL Zucker

Ratatouille ist ein klassisches Gericht der südfranzösischen Küche. Frische Kräuter sind hierfür ein absolutes Muss.

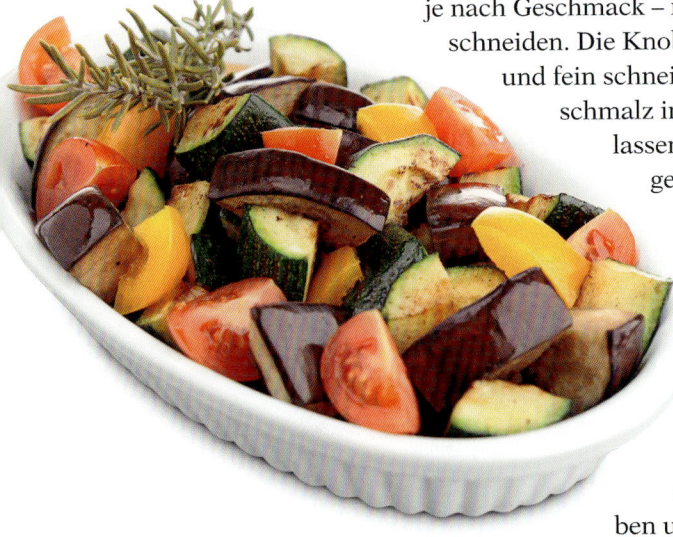

Zubereitung: Die Aubergine waschen, Stielansatz entfernen und in kleine, mundgerechte Stücke schneiden. Beiseitelegen und mit etwas Zitronensaft beträufeln, damit sie nicht dunkel wird. Die Zucchini und die Paprika putzen, waschen und klein würfeln. Die Gemüsezwiebel schälen und – je nach Geschmack – in Ringe oder Stücke schneiden. Die Knoblauchzehen schälen und fein schneiden. Das Butterschmalz in der Pfanne zerlaufen lassen, das Gemüse hinzugeben und fünf Minuten andünsten. Dann Tomaten hinzugeben, das Ganze mit Gemüsebrühe aufgießen, die Kräuter hinzufügen, mit Salz und Pfeffer würzen, den Zucker hinzugeben und kurz aufkochen.

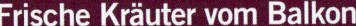

Frische Kräuter vom Balkon

Viele Kräuter lassen sich problemlos auf dem heimischen Balkon oder der Fensterbank ziehen. Im Herbst können sie dann getrocknet oder tiefgefroren werden. Rosmarin, Estragon und Oregano sollte man in Südostausrichtung stellen. Zitronenmelisse, Schnittlauch oder Petersilie vertragen auch Lagen nach Westen oder Norden.

Alles zusammen etwa zehn Minuten köcheln lassen. Mit Vollkornreis oder Baguette servieren.

Hähnchenkeulen mit Rosmarinkartoffeln

Wertvolle Nährstoffe: ätherische Öle, sekundäre Pflanzenstoffe (Flavonoide), Capsaicin

Zutaten für zwei Personen:

- 2 Hähnchenkeulen
- 1 EL Paprika, edelsüß
- 1 EL Curry
- 1 TL Knoblauchpulver
- 1/2 TL Salz
- 1/2 TL Pfeffer
- 1 EL Olivenöl
- 400 g Kartoffeln (vorwiegend festkochend)
- 1 EL Olivenöl
- 1 EL Rosmarin (getrocknet)
- Salz

Zubereitung: Die Hähnchenkeulen mit einer Marinade aus den Gewürzen und dem Öl einreiben und in eine Auflaufform setzen. Die Kartoffeln schälen, würfeln und mit Olivenöl und Rosmarin vermischen. Den Ofen vorheizen (Umluft: 170 °C; Ober- und Unterhitze: 190 °C). Die Hähnchenkeulen auf einem Rost hineinstellen. Etwa 15 Minuten garen lassen, dann die Kartoffeln auf einem mit Backpapier ausgelegten Backblech ebenfalls in den Ofen geben. Das Ganze etwa weitere 30 Minuten lang im Ofen lassen. Zu diesem Gericht schmeckt ein Tomaten- oder Gurkensalat.

Keime, Sprossen, Weizengras – gesunde Kraft der Pflanzen

Sojabohnensprossen kennen die meisten Menschen aus der chinesischen Küche. Die Keimlinge der Gartenkresse werden gerne als Gewürz verwendet: Keime und Sprossen erfreuen sich mittlerweile großer Beliebtheit, weil sie knackig, schmackhaft und sehr gesund sind.

Wenn eine Pflanze keimt, entwickeln sich viele Nährstoffe – Vitamine, Mineralstoffe, Spurenelemente. Keime und Sprossen enthalten auf kleinstem Raum besonders viele dieser lebenswichtigen Substanzen. Deshalb sind sie genau richtig für Menschen in fortgeschrittenem Alter, die zwar weniger Energie benötigen, aber auf diese Substanzen genauso angewiesen sind wie jeder andere auch. Hinzu kommt: Sie tragen zwar schon den Geschmack der ausgewachsenen Pflanze in sich, dieser ist jedoch noch nicht so ausgeprägt, sondern zart und mild. Auch Weizengras erfreut sich – in Form von Saft – immer größerer Beliebtheit.

Sprossen selbst ziehen oder kaufen?

Viele Supermärkte haben mittlerweile die verschiedensten Arten von Sprossen in ihrem Sortiment. Doch noch besser und frischer sind sie, wenn man sie selbst zieht. Vor allem für Menschen, die nicht mehr so mobil sind, bringt das Vorteile, brauchen sie sich doch beim Einkauf nicht mit ihnen zu belasten. Sprossen und Keime selbst zu ziehen ist ganz einfach: Man braucht dazu nur ein sogenanntes Keimglas oder noch einfacher ein Keimgerät, das man nach Anweisung mit den Keimsaaten (z. B. aus dem Bioladen oder dem Versandhandel) befüllt. Dann heißt es nur ein paar Tage warten, bis man die frischen Sprossen oder Keime ernten kann. Vor dem Verzehr sollten sie kurz blanchiert werden, um Krankheitserreger abzutöten und Stoffe zu zerstören, die die Gesundheit beeinträchtigen und in den Keimen noch enthalten sein können.

Während man im Supermarkt meistens nur eine geringe Auswahl an Sprossen und Keimen hat, kann man zu Hause z. B. Rote-Bete-, Alfalfa-, Linsen- oder Rettichsprossen, vielleicht sogar Zwiebelsprossen ziehen. Diese eignen sich hervorragend zur Herstellung von Kräuterquark, als Beigabe zu Salaten, Suppen und zum Würzen verschiedener Gerichte, z. B. Eierspeisen.

Bekömmlicher als Körner und Hülsenfrüchte

Ganz wichtig dürfte mit zunehmendem Alter auch sein, dass Keime und Sprossen weitaus bekömmlicher als Körner oder Hülsenfrüchte sind. Linsensprossen z. B. rufen weniger leicht Blähungen hervor, enthalten aber ähnliche Mengen an Vitaminen und Mineralstoffen wie Linsen selbst. Außerdem sind alle Keime und Sprossen reich an Vitaminen der B-Gruppe, die sonst vor allem in Fleisch enthalten sind. Gerade für Vegetarier sind sie daher eine ideale Nahrungsergänzung. Daneben beinhalten sie antioxidativ wirkende Stoffe und schützen dadurch z. B. die Blutgefäße vor Veränderungen und beugen bis zu einem gewissen Maß auch Krebserkrankungen vor. Weiterhin enthalten sie große Mengen Eiweiß, sind dabei jedoch fett- und damit auch kalorienarm.

Weizengrassaft enthält größere Mengen des Stoffes Lutein, dem ebenfalls eine antioxidative Wirkung zugeschrieben wird. Außerdem wird vermutet, dass Weizengrassaft den Cholesterinspiegel senken kann.

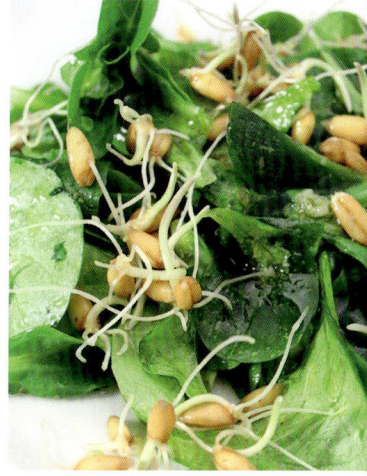

Sprossen und Keimlinge sind hervorragend geeignet, um sich auch im Winter mit frischen Vitaminen und Mineralstoffen zu versorgen.

Sind Nahrungsergänzungsmittel notwendig für den Körper?

Auch wenn es über die Wirksamkeit von Nahrungsergänzungsmitteln unterschiedliche Ansichten gibt, so können diese in bestimmten Fällen hilfreich sein. In der Regel benötigen ältere Menschen meist nicht mehr und nicht weniger Vitamine und Mineralstoffe als jüngere Erwachsene.

Nahrungsergänzungsmittel sollten Sie vor allem dann einnehmen, wenn ein konkreter Mangel vorliegt.

Manche Menschen können allerdings mit zunehmendem Alter vitaminreiche Nahrungsmittel wie Obst und Gemüse nur schlecht kauen und verzichten deshalb weitgehend auf sie. Das kann unter Umständen zu einer Unterversorgung mit Vitaminen und Mineralstoffen führen. Das Gleiche gilt bei Appetitmangel oder einer einseitigen Ernährung. In diesen Fällen ist die zusätzliche Einnahme von Vitamin- oder Mineralstofftabletten erforderlich. Bei einer ausgewogenen Ernährung hingegen, so die Deutsche Gesellschaft für Ernährung (DGE), ist die Einnahme von Nahrungsergänzungsmitteln in der Regel nicht unbedingt notwendig – eine Ausnahme gilt unter Umständen hauptsächlich für Vitamin D.

Vitamin-D-Versorgung nicht immer gewährleistet

Vitamin D ist das Vitamin, das in Kombination mit dem Mineralstoff Kalzium unsere Knochen stark macht. Dieses Vitamin stellt der Körper selbst her, allerdings nur unter Einfluss von ultraviolettem Licht. In Nahrungsmitteln kommt es vor allem in Fettfischen (z. B. Lachs), aber auch in Butter und fettreichen Käsesorten vor. Im Winter kann es für den Körper aufgrund des niedrigen Sonnenstands zeitweise schwierig sein, genug Vitamin D zu produzieren. Gerade ältere Menschen gehen im Winter manchmal nur selten vor die Tür, weshalb es möglicherweise zu einer Unterversorgung des Körpers mit Vitamin D kommen kann. In einem solchen Fall sollte mit dem Hausarzt darüber gesprochen werden, ob die Einnahme eines Vitamin-D-Präparats notwendig und sinnvoll ist. Auf eigene Faust sollte ein solches Präparat besser nicht genommen werden, da es im Einzelfall zu einer ebenfalls ungünstigen Überversorgung mit diesem Vitamin kommen kann.

Weitere Vitamine, die Probleme bereiten können

Gerade bei Menschen, die nur wenig Obst und Gemüse zu sich nehmen, kann sich eine Unterversorgung mit Vitamin C einstellen. Vitamin C ist in großen Mengen z. B.

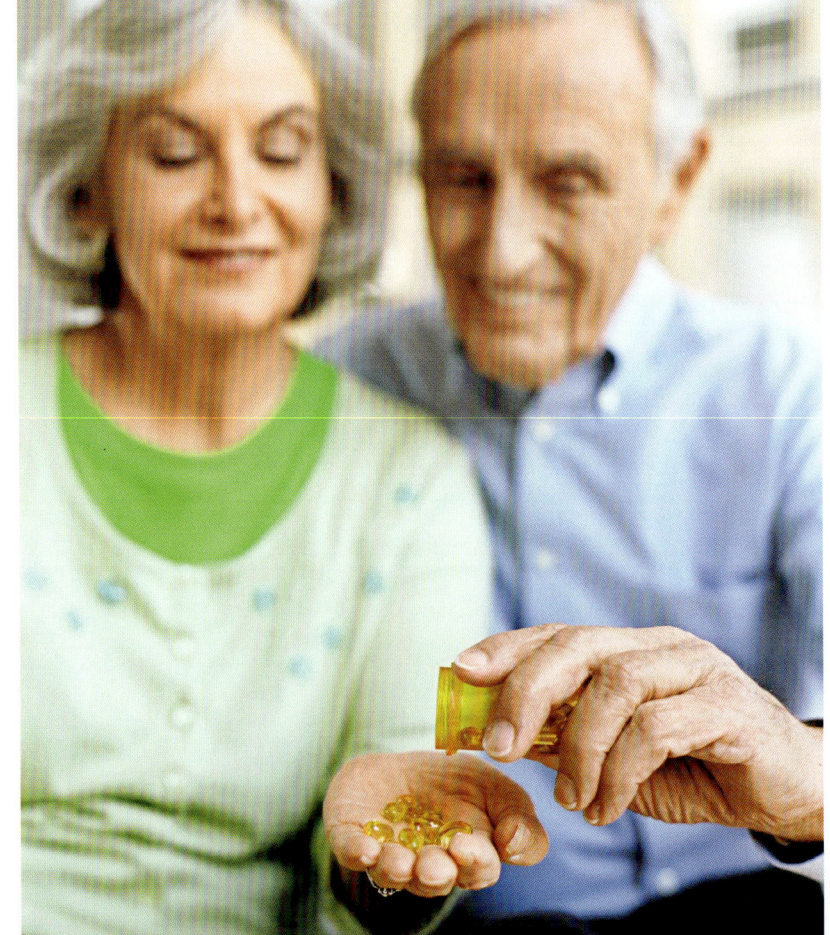

in Zitrusfrüchten enthalten – sogar noch reicher an Vitamin C sind Rosenkohl, Grünkohl, Brokkoli und Petersilie. Dieses Vitamin gilt als Tausendsassa. Es stärkt u. a. das Immunsystem und beugt dadurch Infektionen vor, ist für die Aufnahme von Eisen aus der Nahrung von Bedeutung und am Aufbau des Bindegewebes beteiligt. Bei einem Mangel an Vitamin C entwickelt sich nach und nach die alte Seefahrerkrankheit Skorbut, die sich u. a. in Zahnfleischschwund und einer erhöhten Anfälligkeit für Infektionen äußert. Die DGE geht von einem Bedarf an Vitamin C von 100 mg pro Tag aus, doch selbst größere Mengen gelten als unbedenklich, da Vitamin C wasserlöslich ist und ein Überschuss mit dem Urin ausgeschieden wird. Wer also nur wenig Obst und Gemüse isst, sollte über die Einnahme von Vitamin-C-Tabletten nachdenken.

Das Gleiche gilt für Vitamin A und die Vitamine der B-Gruppe, die vor allem in tierischen Nahrungsmitteln vorkommen. Ein Mangel an Vitamin A äußert sich vor allem in schuppender, juckender Haut, später dann mit Appetitverlust und Infektanfälligkeit. Doch vor der zusätzlichen Einnahme von Vitamin A sollte man den Arzt befragen. Denn da es sich um ein fettlösliches Vitamin handelt, wird es nicht über die Nieren ausgeschieden, sondern kann sich bei anhaltender Überdosierung unter Umständen im Körper anreichern, was u. a. Kopfschmerzen und Übelkeit hervorrufen kann.

Mineralstoffe, die im Alter manchmal fehlen

Auch ein Mineralstoffmangel kommt in unseren Breiten bei einer ausgewogenen Ernährung selten vor. Wenn überhaupt, fehlen älteren Menschen vor allem Eisen, Jod und Kalzium. Eisen benötigt der Körper in erster Linie für die Blutbildung, genauer für die Produktion des Blutfarbstoffs Hämoglobin, der für den Transport von Sauerstoff im Blut zuständig ist. Es kommt vor allem in rotem Fleisch und Getreideprodukten, aber auch in Fisch und Gemüse vor. Das Eisen aus tierischen Nahrungsmitteln kann der Körper besser verwerten als das aus pflanzlichen. Die Eisenaufnahme kann jedoch durch den gleichzeitigen Verzehr von Vitamin-C-haltigen Nahrungsmitteln erhöht werden.

Jod ist ein weiterer Mineralstoff, den der Körper zwar nur in geringen Mengen benötigt, dafür aber umso dringender. Denn die Schilddrüse braucht Jod, um ihre Hormone herstellen zu können. Diese wiederum sind für den gesamten Stoffwechsel unabdingbar. Wer einmal wöchentlich Seefisch isst und Jodsalz verwendet, deckt seinen Jodbedarf in der Regel komplett über die Nahrung.

Kalzium ist ein wichtiger Bestandteil der Knochen. Um die Knochen gesund zu erhalten und einer Osteoporose vorzubeugen, ist es auch im Alter wichtig, genug Kalzium zu sich zu nehmen. Milch und Milchprodukte decken einen Großteil des Kalziumbedarfs.

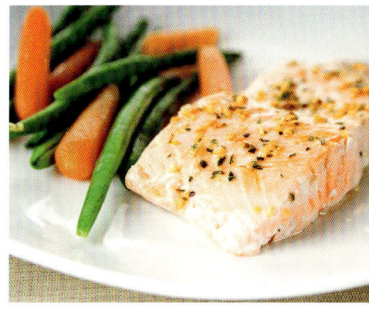

Viele Nahrungsmittel wie z. B. Lachs liefern zahlreiche wichtige Vitamine und schmecken zudem besser als Nahrungsergänzungsmittel.

 Beachten Sie bei Einnahme von Nahrungsergänzungsmitteln:

➜ Nahrungsergänzungsmittel gelten als Lebensmittel, nicht als Medikament, brauchen deshalb keine medizinische Zulassung vor dem Verkauf.

➜ Da eine Überdosierung trotzdem schädlich sein kann, sollte man sich nach den Dosierungsanweisungen auf der Packung bzw. dem Beipackzettel richten.

➜ Nahrungsergänzungsmittel sollten nicht genommen werden, um die Leistungsfähigkeit zu steigern. Dazu sind sie nicht in der Lage.

➜ Durch die Einnahme von Nahrungsergänzungsmitteln können weder Krankheiten geheilt noch das Aussehen verbessert werden. Derartige Werbung auf der Packung ist in Deutschland sogar ausdrücklich verboten.

Getränke: Wasser, Säfte, Tee, Kaffee, Alkohol

„Ich habe doch gar keinen Durst!" Diesen Stoßseufzer geben nicht wenige ältere Menschen von sich, wenn sie gefragt werden, ob sie auch genug trinken. Und es stimmt: Das Durstempfinden verringert sich mit zunehmendem Alter.

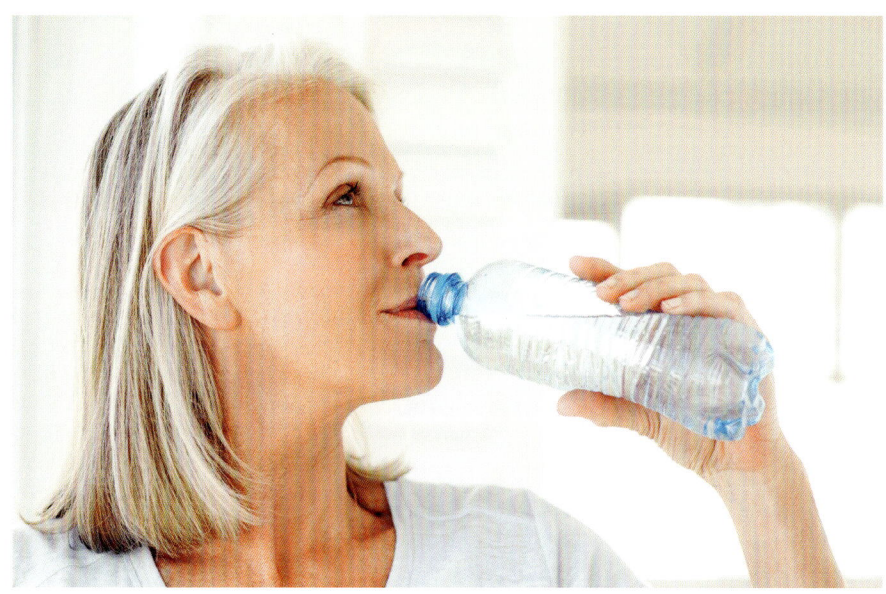

Wasser ist unser wichtigstes Lebensmittel, denn der Mensch besteht zu 70 % daraus. Täglich gehen uns 2,5 l verloren. Dieser Verlust muss wieder ausgeglichen werden.

Eine ausreichende Flüssigkeitsaufnahme ist für alle Zellen des Körpers wichtig. Besonders das Gehirn leidet unter Flüssigkeitsmangel. Vergesslichkeit kann ein Symptom dafür sein, genau wie Kopfschmerzen und häufige Harnwegsinfekte. Auch das Gefühl, nicht so sicher auf den Beinen zu sein, lässt sich manchmal auf eine zu geringe Trinkmenge zurückführen.

Wasser und andere Getränke

Das Getränk, das den Durst am besten löscht, ist bekanntlich Wasser. Menschen mit zunehmendem Alter sollten jedoch nicht irgendein Mineralwasser trinken, sondern am besten eines mit hohem Kalzium- und niedrigem Salz-, das heißt Natriumgehalt. Kalzium ist wichtig für die Knochen, während Natrium den Blutdruck erhöhen kann. Wer keine Mineralwasserkästen

schleppen möchte, kann problemlos auf Trinkwasser aus der Leitung zurückgreifen. Es enthält – je nach Region – mehr oder weniger Kalzium, ist ebenso gesund und dabei billiger. Selbst auf Kohlensäure muss nicht verzichten, wer Wasser aus dem Hahn bevorzugt: Ein Wassersprudler, bei dem lediglich die Kohlenstoffdioxidflasche ausgetauscht werden muss, macht es möglich.

Ein wenig Abwechslung schadet beim Trinken nicht, schon allein, weil vielen Menschen Wasser alleine auf die Dauer etwas zu fade ist. Am besten geeignet sind dann mit Wasser verdünnte Säfte (ein Viertel Saft auf drei Viertel Wasser) und ungesüßte Früchte- oder Kräutertees – übrigens für jede Altersgruppe. Unverdünnte Fruchtsäfte haben einen zu hohen Kaloriengehalt, genauso mit Zucker gesüßter Tee. Von zuckerhaltigen Limonaden und Colagetränken ist aus diesem Grund ebenfalls abzuraten. Limonaden und Colagetränke mit Süßstoff, die keine oder kaum Kalorien enthalten, können die Getränkeauswahl zwar hin und wieder vergrößern, haben aber zwei gravierende Nachteile: Sie löschen den Durst so gut wie gar nicht und enthalten keine wertvollen Inhaltsstoffe.

Süßstoff in Getränken?

Statt mit Zucker mit Süßstoff angereicherte Fruchtsäfte und andere Getränke mit Süßstoff können vor allem bei Übergewicht eine echte Alternative sein, wenn man mal keine Lust auf Wasser oder Schorle hat. Trotz immer wiederkehrender, anders lautender Berichte gibt es – so die Deutsche Gesellschaft für Ernährung

Wie schafft man es, genug zu trinken?

→ Den ganzen Tag über sollte immer eine Flasche Wasser in Reichweite stehen.
→ Zu jeder Mahlzeit sollte etwas getrunken werden.
→ Auch unterwegs sollte sich immer eine kleine Flasche Wasser oder Schorle in der Tasche befinden.
→ Nach dem Aufstehen sofort ein Glas Wasser zu trinken regt den Kreislauf an.
→ Auch vor dem Schlafengehen sollte am besten noch etwas getrunken werden. Wer das jedoch aus Angst, nachts „raus" zu müssen, nicht mag, sollte zumindest rund zwei Stunden vor dem Schlafengehen noch ein Glas Wasser oder einen Tee trinken.

(DGE) – bislang keine Hinweise darauf, dass Süßstoffe krank machen. Auch die Behauptung, sie würden Übergewicht begünstigen, konnte bislang noch nicht ausreichend wissenschaftlich belegt werden. Blutzuckerspiegel und Insulinausschüttung werden laut DGE durch Süßstoffe ebenfalls nicht erhöht. Es spricht also nichts dagegen, Tee oder Kaffee mit Süßstoff zu süßen und ab und an mal ein süßstoffhaltiges Getränk zu sich zu nehmen. Doch – wie oben bereits erwähnt – sollten Limonaden mit Süßstoff aufgrund der geringen Nährstoffdichte die Ausnahme statt die Regel bleiben.

Alkohol nur in Maßen

Alkohol ist schädlich für die Gesundheit. Das ist mittlerweile fast eine Binsenweisheit. Der Konsum von 12 g reinen Alkohols pro Tag (Frauen) bzw. 24 g (Männer) – das entspricht einem Achtel bis einem Viertel Liter Wein oder ein bis zwei Gläsern Bier à 0,3 l – gilt laut der Deutschen Hauptstelle für die Suchtfragen noch als risikoarm. Alles, was darüber hinaus getrunken wird, erhöht jedoch das Risiko für Gesundheitsschäden. Alkohol hat nicht nur negative Auswirkungen auf die Leberfunktion, er kann auch den Magen-Darm-Trakt und die Nervenzellen schädigen. Bei chronischem Alkoholkonsum sind Gedächtnisprobleme keine Seltenheit; im schlimmsten Fall kann Alkoholmissbrauch auch eine Demenz begünstigen. Abgesehen davon, trägt übermäßiger Alkoholkonsum aufgrund des hohen Energiegehalts von Alkohol auch noch zur Entstehung von Übergewicht bei. Deshalb gilt: Alkohol sollte man am besten nur in Maßen genießen und auch mal ein paar Tage völlig darauf verzichten.

Geliebter Kaffee

Ohne ihre geliebte Tasse Kaffee morgens zu trinken, werden viele Menschen nicht wach. Allerdings genießen nicht wenige ihren Kaffee nur mit Schuldgefühlen, denn nach wie vor hält sich hartnäckig das Gerücht, Kaffee sei ein „Wasserräuber" und überhaupt ungesund, z. B. für Herz und Kreislauf. Doch das ist tatsächlich nichts anderes als ein Gerücht! Kaffee entzieht dem Körper kein Wasser, auch wenn er durchaus harntreibende Wirkung entfalten kann. Doch das ist nicht unbedingt negativ, denn auf diese Weise wird der Harntrakt besser durchgespült. Auch trägt Kaffee – so weit man bislang weiß – nicht zur Entstehung von Herz-Kreislauf-Erkrankungen bei. Kurzzeitig aber erhöht er durchaus den Blutdruck. Wer also auf Kaffee nicht verzichten möchte, muss das auch nicht. Kaffee ist insofern sogar ein günstiges Getränk, da er – ohne Milch und Zucker genossen – keine Kalorien enthält und somit auch nicht zu Übergewicht beiträgt. Das Gleiche gilt übrigens auch für schwarzen Tee, auf den ebenfalls nicht verzichten muss, wer nicht verzichten möchte.

Mit Wasser verdünnter Apfelsaft ist eine gesunde Alternative zu einfachem Mineralwasser.

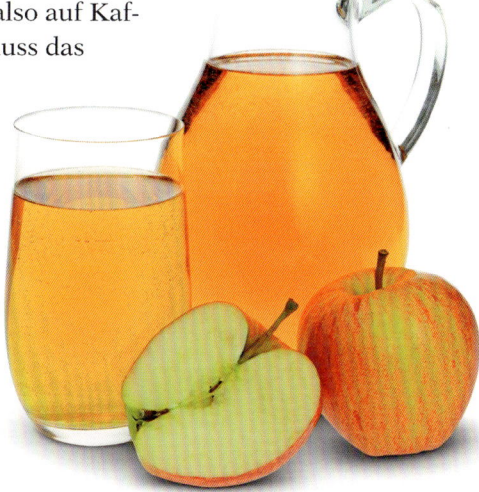

Fleisch, Fisch oder vegetarisch?

Ganz egal, ob jemand Fleisch isst, Fisch bevorzugt oder Vegetarier ist: Gesund ernähren können sich alle – auch im Alter. Es kommt in jedem Lebensalter nämlich nicht darauf an, was jemand isst, sondern wie er sich ernährt.

Wer fast ausschließlich von Wurst und Schnitzel lebt, ernährt sich genauso ungesund wie eine Person, die – überspitzt gesagt – nur Salat verzehrt. Bei beiden wird es über kurz oder lang zu einer Unterversorgung mit bestimmten Nährstoffen kommen. Eine ausgewogene Ernährung ist das A und O, um gesund zu bleiben – unabhängig davon, ob jemand Fleisch und Fleischprodukte zu sich nimmt oder bewusst darauf verzichtet.

Worauf Fleischesser achten müssen

Fleisch ist ein guter Lieferant für alle Vitamine der B-Gruppe, für Eisen und für Eiweiß. Doch wie vieles sollte Fleisch nur in Maßen verzehrt werden. Nur ein- oder zweimal die Woche sollte es auf dem Spei-

Sowohl Fleischliebhaber als auch Vegetarier sollten auf eine möglichst ausgewogene Ernährung achten.

seplan stehen. In Mengenangaben gefasst, heißt das: Maximal 300 bis 600 g Fleisch und Wurst pro Woche sollten es sein. Die Gründe: Fleisch ist in der Regel recht fettreich, enthält viele gesättigte Fettsäuren, die u. a. den Blutfettspiegel ungünstig beeinflussen können, und es kann – in größeren Mengen genossen – zur Entstehung von Darmkrebs und anderen Erkrankungen beitragen. Zudem sollten bei der Fleisch- und Wurstwahl fettarme Sorten bevorzugt werden.

Fleisch sollte übrigens nicht einfach durch Fisch ersetzt werden, denn so gesund eine gewisse Menge Fisch auch ist, enthalten doch viele Fischsorten auch ungesunde Substanzen, z. B. Schwermetalle.

Worauf Vegetarier achten müssen

Vegetarier müssen bei ihrer Ernährung das Augenmerk darauf legen, genug Eiweiß, Eisen und Vitamine der B-Gruppe zu sich zu nehmen. Vegetarier, die Milch und Milchprodukte essen, haben es da noch relativ leicht, denn diese tierischen Nahrungsmittel sind in der Regel reich an den genannten Stoffen. Doch für Veganer, also Menschen, die überhaupt keine Speisen tierischen Ursprungs zu sich nehmen, wird das Ganze schon schwieriger. Sie müssen ihren Eiweiß-, Eisen- und B-Vitaminbedarf, aber auch ihren Bedarf an Kalzium durch pflanzliche Nahrung decken. Auf ihrem Speiseplan sollten daher oft Hülsenfrüchte, aber auch Getreideprodukte stehen, denn diese haben unter den pflanzlichen Nahrungsmitteln den höchsten Gehalt an diesen wichtigen Nährstof-

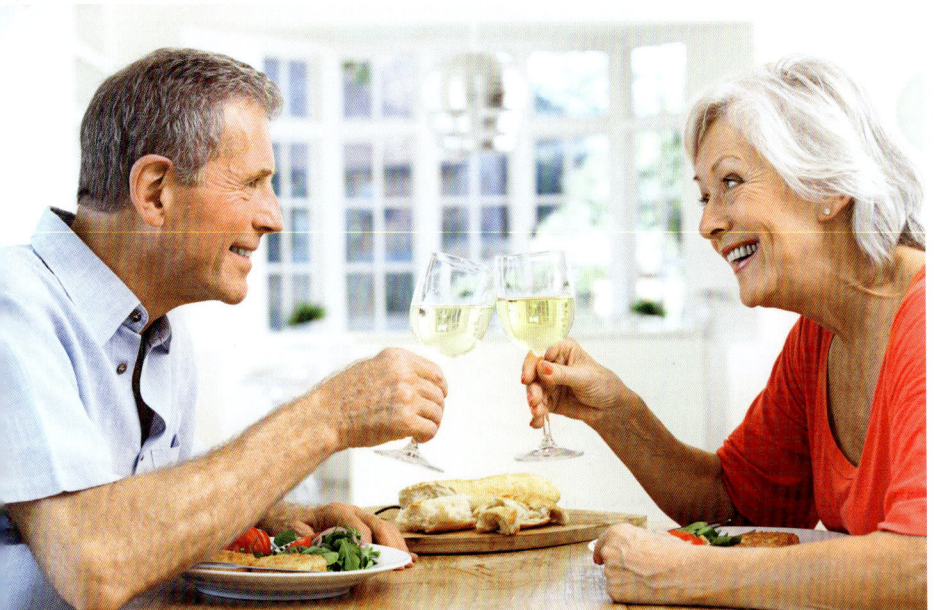

fen. Vor allem auch Sojaprodukte können helfen, den Bedarf an Eiweiß und Kalzium zu decken. Sojadrinks z. B. werden oft mit Kalzium angereichert; Grünkohl, Brokkoli und kalziumreiche Mineralwassersorten können zu einer ausreichenden Versorgung mit dem Knochenbaustoff beitragen.

Rezepte

Ob Sie Vegetarier oder Fleischliebhaber sind – wichtig ist eine ausgewogene und abwechslungsreiche Ernährung. Viele leckere Gerichte lassen sich zudem variieren und sowohl mit als auch ohne Fleisch servieren (z. B. Kartoffelsuppe). Wenn also ein Partner Vegetarier ist und der andere nicht, kann man auf diese Weise trotzdem gemeinsam kochen und eventuellen Meinungsverschiedenheiten vorbeugen. Als Anregung stellen wir im Folgenden einige besonders abwechslungsreiche und gesunde Gerichte vor.

Tomaten-Mozzarella-Salat

Wertvolle Nährstoffe: u. a. Vitamin A, B$_1$, B$_2$, C, E, Niacin, sekundäre Pflanzenstoffe, Kalium, Spurenelemente, ätherische Öle, Eiweiß

Zutaten für zwei Personen:
- 2 große Tomaten
- 150 g Mozzarella (wahlweise Bällchen)
- 1/2 halber Topf Basilikum
- 1 EL Balsamicoessig
- 1 TL Olivenöl
- Pfeffer, Salz

Zubereitung: Tomaten waschen, den Fruchtansatz entfernen und die Tomaten in Scheiben schneiden. Mozzarella in Scheiben schneiden oder kleine Bällchen verwenden. Auf einen Teller im Wechsel Tomatenscheiben und Mozzarella legen. Basilikum waschen und in Streifen schneiden. Über die Tomaten und den Mozzarella geben. Essig und Öl mit Pfeffer und Salz würzen und gut vermischen. Bei Bedarf 1 EL kaltes Wasser hinzugeben. Das Dressing über Tomaten, Mozzarella und Basilikum geben. Dazu passt Ciabatta-Brot.

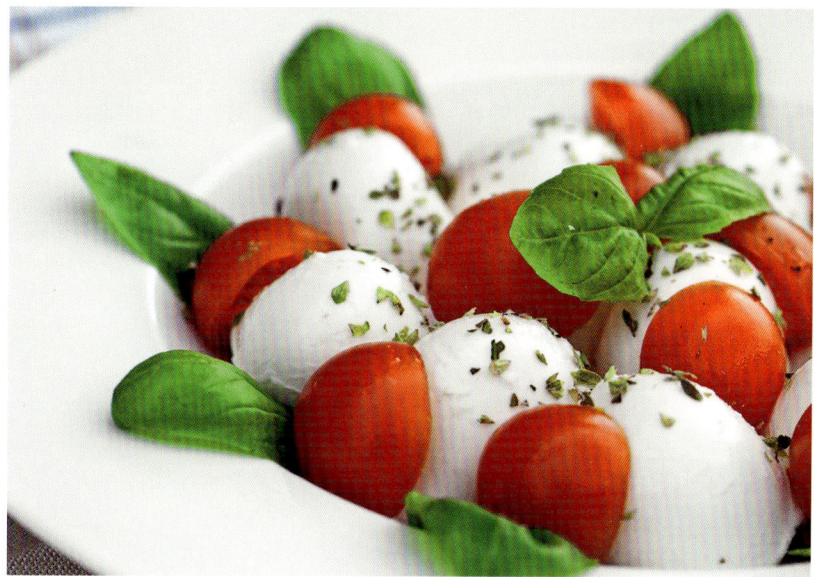

Kartoffelsuppe mit Gemüse (und Würstchen)

Wertvolle Nährstoffe: u. a. Kohlenhydrate, Eiweiß, Ballaststoffe, Natrium, Kalium, Magnesium, Calcium, Phosphor, Eisen, Vitamin C, Vitamin A, B-Vitamine

Zutaten für zwei Personen:
- 1 kleines Bund Suppengrün (ca. 400 g)
- 1 kleine Zwiebel
- 300 g Kartoffeln (vorwiegend festkochend)
- 1 Teelöffel getrockneter Majoran
- 1 Lorbeerblatt
- Salz, Pfeffer
- wahlweise 2 Würstchen (Wiener Würstchen oder Geflügelwürstchen)

Zubereitung: Suppengrün säubern, gegebenenfalls schälen und klein würfeln. Zwiebel schälen und zerhacken. Kartoffeln schälen und in kleine Würfel schneiden. In der Zwischenzeit einen Topf mit ca. 600 ml Wasser füllen und das Wasser zum Kochen bringen. Suppengrün, Zwiebel und Kartoffelwürfel hineingeben, Gewürze dazugeben, dabei nicht zu sparsam mit Salz und Pfeffer sein – 1 gestrichener Teelöffel Salz darf in die Suppe durchaus hinein. Das Ganze noch einmal aufkochen und etwa 30 Minuten lang köcheln lassen. Dann das Lorbeerblatt aus der Suppe entfernen, die Kartoffeln und das Gemüse mit dem

Tomaten-Mozzarella-Salat ist ein absoluter Sommerklassiker und nicht nur in Italien beliebt.

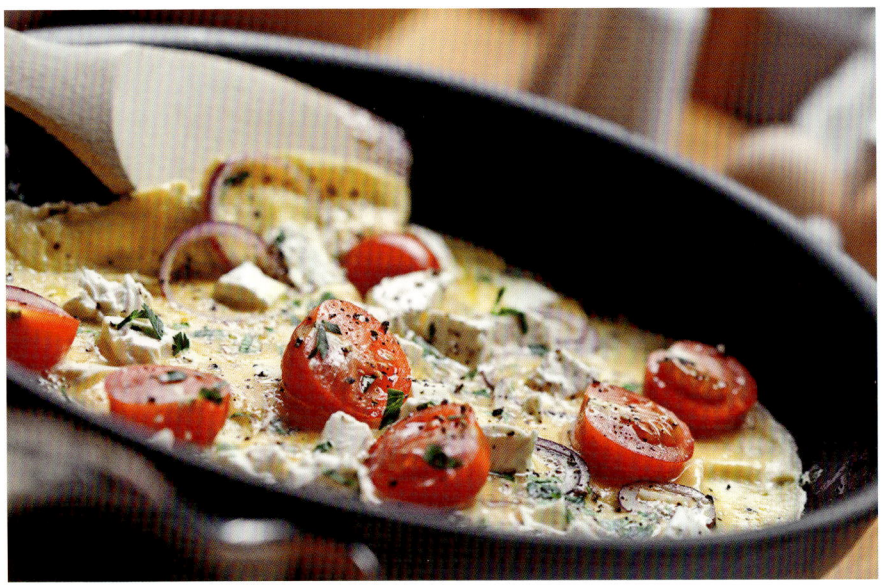

Die Tomaten-Eier-Pfanne gelingt garantiert jedem und ist in wenigen Minuten zubereitet.

Pürierstab etwas zerkleinern, aber so, dass noch Stücke in der Suppe verbleiben. Suppe abschmecken, bei Bedarf noch Gewürze hinzugeben. Die Würstchen in die Suppe geben und erwärmen, aber nicht kochen lassen. Auch dieser Eintopf schmeckt am Folgetag noch besser. Wer ihn für zwei Tage kochen möchte, nimmt einfach die doppelte Menge an Zutaten. Reste (ohne Würstchen) lassen sich auch gut einfrieren. Dazu schmeckt frisches Brot.

Tomaten-Eier-Pfanne

Wertvolle Nährstoffe: u. a. Vitamin A, B$_1$, B$_2$, C, E, Niacin, sekundäre Pflanzenstoffe, Kalium, Spurenelemente, Eiweiß
Zutaten für zwei Personen:

- 4 Tomaten (ca. 200 bis 250 g)
- 1 kleine Zwiebel
- 1 EL Margarine
- 3 Eier
- 50 ml Milch
- Pfeffer, Salz

Zubereitung: Die Tomaten waschen, die Stielansätze entfernen und halbieren oder in dünne Scheiben schneiden. Die Zwiebel schälen und fein hacken. Die Margarine in eine Pfanne geben, Tomaten darin anbraten, die Zwiebel hinzugeben und glasig dünsten. In der Zwischenzeit die Eier mit der Milch verquirlen und mit Pfeffer und

Salz würzen. Den Herd ausschalten und die Eiermasse auf die Tomaten geben und stocken lassen. Aufpassen, dass das Ei nicht anbrennt, aber möglichst nicht umrühren. Dazu schmeckt Vollkornbrot.

Mit Tomatenreis gefüllte Paprikaschoten

Wertvolle Nährstoffe: Vitamin A, B$_1$, B$_2$, C, E, Niacin, sekundäre Pflanzenstoffe, Kalium, Spurenelemente, Capsaicin
Zutaten für zwei Personen:

- 3 Fleischtomaten oder andere große Tomaten
- 1 kleine Zwiebel
- 1 EL Olivenöl
- 150 g Reis
- Salz, Pfeffer
- 2 rote Paprikaschoten
- 30 g Reibekäse

Zubereitung: Die Tomaten am Stielansatz kreuzförmig einschneiden und mit kochendem Wasser übergießen. Etwa 30 Sekunden im heißen Wasser lassen, dann mit kaltem Wasser abschrecken und die Haut abziehen. Die Tomaten nun sehr klein schneiden und beiseitestellen. Die Zwiebel schälen und fein hacken. Das Olivenöl in einem Topf erhitzen und die Zwiebel darin andünsten. Den Reis in eine Tasse füllen, um zu sehen, wie groß die Füllmenge ist. Dann die Tomaten und den Reis zur Zwiebel geben und alles gut vermischen. Nun zweimal so viel Wasser wie Reis an die Reis-Tomaten-Mischung geben und mit Salz und Pfeffer würzen. Wenn das Wasser verkocht und der Reis gar ist, den Topf vom Herd nehmen. Während die Mischung vor sich hinköchelt, die Paprikaschoten waschen, oben am Stielansatz einen „Paprikadeckel" abschneiden, die Paprika entkernen und den Stiel entfernen, möglichst ohne den Deckel und die Paprikaschote zu beschädigen. Dann die Paprika in eine Auflaufform mit etwas Wasser oder Gemüsebrühe setzen und mit der Reismischung befüllen. Nun den Käse auf der Reismischung verteilen, den Paprikadeckel auf die Schoten setzen und das Ganze in den vorgeheizten Backofen (Umluft: 150 °C; Ober- und Unterhitze: 170 °C) stellen und etwa 30 Minuten garen.

Lachsfilettopf mit Schwarzwurzeln und Lauch

Wertvolle Nährstoffe: u. a. Omega-3-Fettsäuren, Vitamin C, K, Folsäure, Kalium, Calcium, Magnesium, Eisen und Mangan

Zutaten für zwei Personen:
- 2 Scheiben Lachsfilet
- 2 Stangen Lauch
- 1 Glas Schwarzwurzeln
- 1 Zwiebel
- 30 g Butter
- 2 EL Mehl
- 400 ml Gemüsebrühe
- 2 Eier
- 1 EL Dill (getrocknet)
- Pfeffer

Zubereitung: Den Lachs waschen, abtupfen und in eine gefettete Auflaufform legen. Den Lauch putzen, waschen, in schmale Ringe schneiden, kurz blanchieren, dann auf den Lachs geben. Die Schwarzwurzeln abgießen und zu Lachs und Lauch geben. Die Zwiebel schälen und fein hacken. Die Butter in einem Topf erhitzen, Zwiebel glasig anbraten, mit dem Mehl vermischen und die Gemüsebrühe unter Rühren dazugeben, bis eine sämige Soße entsteht. Soße vom Herd nehmen, die Eier unterrühren. Mit Dill und Pfeffer würzen und über die Lachs-Gemüse-Mischung geben. Den Backofen (Umluft 150 °C; Ober- und Unterhitze 170 °C) vorheizen, Auflaufform zunächst abgedeckt (z. B. Alufolie) hineinstellen, nach 30 Minuten die Abdeckung entfernen, nach weiteren 20 Minuten aus dem Ofen holen. Dazu passen Salzkartoffeln.

Apfel-Quark-Auflauf

Wertvolle Nährstoffe: u. a. Vitamin C, Calcium, Magnesium, Kalium, Ballaststoffe, Eiweiß

Zutaten für zwei Personen:
- 2 säuerliche Äpfel
- 1 Spritzer Zitronensaft
- 1 EL flüssiger Honig
- 1 EL Rosinen
- 1 Messerspitze Zimt
- 2 Eier
- 2 EL Butter
- 50 g Zucker
- 250 g Quark
- 30 g Hartweizengrieß
- 1 Päckchen Vanillezucker

Zubereitung: Die Äpfel schälen, das Kerngehäuse entfernen und in mundgerechte Stücke schneiden. Einen Spritzer Zitronensaft über die Apfelstücke geben, mit dem Honig, den Rosinen und dem Zimt vermischen und in einem Topf mit ein wenig Butter leicht andünsten. Anschließend in einer gefetteten Auflaufform verteilen. Die Eier trennen, Eiweiß steif schlagen. Eigelb mit der Butter und dem Zucker in einer anderen Schüssel schaumig schlagen. Den Quark, den Grieß und den Vanillezucker unter das Eigelb rühren. Anschließend vorsichtig die Eiweißmasse unterrühren. Die ganze Mischung auf die Äpfel geben. Den Backofen vorheizen (Umluft: 150 °C; Ober- und Unterhitze: 170 °C), den Auflauf hineingeben und etwa 30 Minuten im Ofen lassen, bis er gebräunt ist. Diese Süßspeise eignet sich auch hin und wieder als Hauptspeise.

Äpfel sind wahre Vitaminbomben und lassen sich auf verschiedenste Weisen verarbeiten – wie hier zu einem leckeren Dessert.

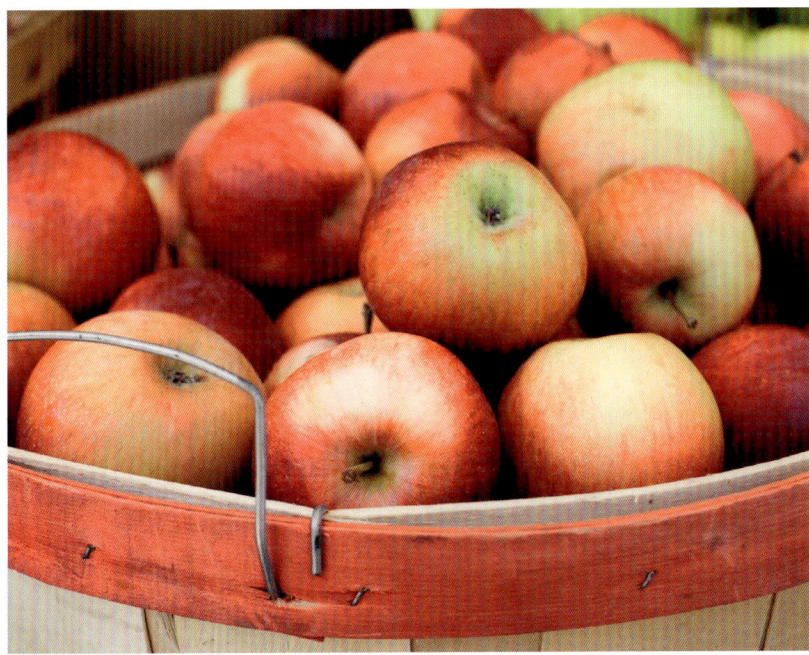

Grundsätze diabetischer Ernährung

Spezielle Lebensmittel für Diabetiker gibt es seit Ende 2012 nicht mehr. Der Grund: Die Devise „Zuckerkranke müssen auf Zucker verzichten" ist medizinisch längst überholt. Auch Menschen mit Diabetes mellitus dürfen in Maßen zuckerhaltige Nahrungsmittel verzehren.

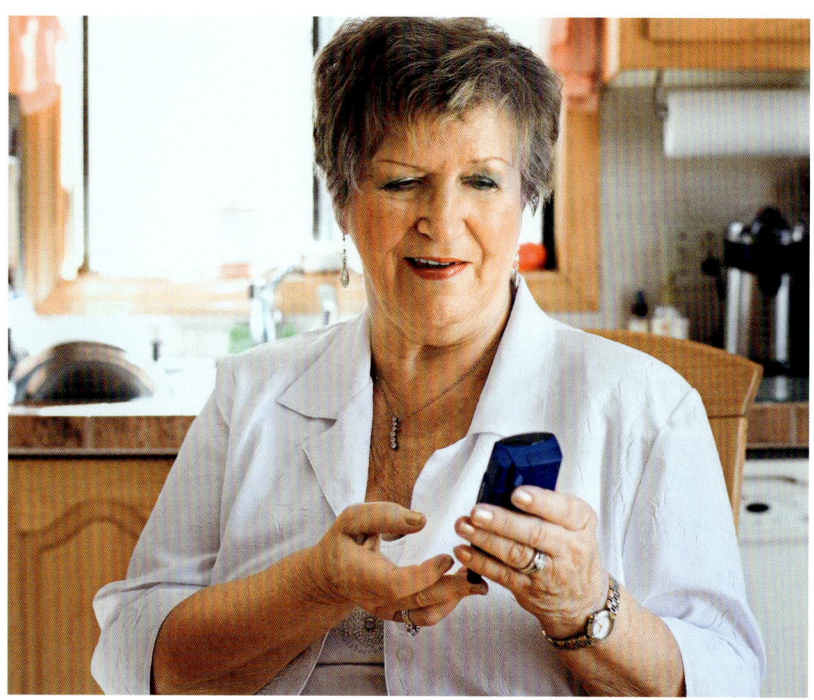

Eine regelmäßige Kontrolle des Blutzuckers ist für Diabetiker lebenswichtig. Spezielle Blutzuckermessgeräte helfen dabei.

Menschen mit Diabetes mellitus Typ II sollten besonders auf ihr Gewicht achten. Ein Body-Mass-Index (BMI) zwischen 18,5 und 24,9 kg/m² ist den medizinischen Leitlinien zur Ernährung bei Diabetes mellitus zufolge ideal für sie. Deshalb sollten Diabetiker mit einem Gewicht, das diesem BMI entspricht, eine an ihren tatsächlichen Energieverbrauch angepasste, gesunde, ballaststoff- und vitaminreiche Kost bevorzugen. Bei Übergewicht empfehlen die Leitlinien eine Gewichtsabnahme, die durch eine Verringerung der Energieaufnahme und die Erhöhung des Energieverbrauchs erfolgen soll. Vereinfacht bedeutet das, weniger zu essen und sich mehr zu bewegen. Wissenschaftlichen

Studien zufolge sorgt bereits eine Gewichtsabnahme von etwa 10 % des Körpergewichts für ein besseres Ansprechen der Zellen auf Insulin. Menschen, die es nicht schaffen, Übergewicht abzubauen, sollten zumindest darauf achten, nicht noch an Gewicht zuzulegen.

Kohlenhydrate nicht meiden

Eine Zeit lang galten Kohlenhydrate für Menschen mit Diabetes mellitus Typ II als besonders problematisch. Kein Wunder, denn zu den Kohlenhydraten zählen die verschiedenen Zucker (Ein- und Mehrfachzucker), und aus kohlenhydrathaltigen Nahrungsmitteln bezieht der Körper Glukose (Traubenzucker), die die Höhe des Blutzuckerspiegels beeinflusst. Allerdings gibt es gewaltige Unterschiede zwischen den verschiedenen kohlenhydrathaltigen Nahrungsmitteln, was die Erhöhung des Blutzuckerspiegels angeht. So lässt Weißbrot den Blutzuckerspiegel sehr rasch ansteigen, was bei Diabetes in der Regel negativ ist. Vollkornprodukte hingegen sorgen für einen wesentlich langsameren Anstieg des Blutzuckerspiegels.

Wie schnell ein Nahrungsmittel den Blutzuckerspiegel erhöht, wird mithilfe des glykämischen Index beurteilt – Traubenzucker besitzt mit einem Wert von 100 den höchsten glykämischen Index. Ganz allgemein gilt: Nahrungsmittel mit einem glykämischen Index über 70 sollten Diabetiker nur in Maßen verzehren. Günstig für sie sind kohlenhydrathaltige Nahrungsmittel mit einem niedrigen glykämischen Index. Dazu zählen u. a. die meisten Obst-

und Gemüsesorten, Vollkornprodukte und Hülsenfrüchte. Wer sich nach diesen Vorgaben richtet und die genannten kohlenhydrathaltigen Nahrungsmittel bevorzugt verzehrt, kann auch als Diabetiker vom Typ II 45 bis 60 % der vom Körper benötigten Energie mit kohlenhydrathaltigen Nahrungsmitteln decken. Wer Insulin spritzt, muss die benötigte Insulinmenge der Ernährung anpassen.

Auf Ballaststoffe achten!

Ballaststoffreiche Nahrungsmittel, also Nahrungsmittel mit einem hohen Anteil an unverdaulichen Kohlenhydraten (z. B. Zellulose), sollten Diabetiker ballaststoffarmen Speisen vorziehen. Der Grund: Die Ballaststoffe sorgen dafür, dass sich der Blutzuckerspiegel langsamer erhöht. Idealerweise, so die Leitlinien zur Ernährung bei Diabetes, nehmen Diabetiker mindestens 40 g Ballaststoffe pro Tag zu sich. Die Hälfte davon machen im günstigsten Fall lösliche Ballaststoffe wie Pektin aus. Lösliche Ballaststoffe kommen u. a. in Vollkornprodukten, in verschiedenen Kohlsorten sowie in Äpfeln und anderen Obstsorten vor.

Nahrungsmittel, die nur hin und wieder erlaubt sind

Zu den Nahrungsmitteln, die für Menschen mit Diabetes weniger geeignet sind, gehören alle Backwaren aus hellem Mehl und darunter vor allem diejenigen, die Zucker oder größere Mengen Fett enthalten (z. B. Kekse, Kuchen, Croissants). Auch Marmelade und süße Getränke (Cola, Limonade) sind nur mit Vorsicht zu genießen. Fruchtsaftgetränke sind oft ebenfalls sehr süß und deshalb nur hin und wieder oder verdünnt mit Wasser erlaubt. Diabetiker mit Gewichtsproblemen sollten zudem daran denken, dass Milch kein Getränk im eigentlichen Sinne, sondern ein vollwertiges, energiereiches Nahrungsmittel ist. Fertiggerichte sind wegen ihres oft hohen Fett- und teilweise ebenfalls hohen Zuckergehalts eher ungünstig. Der Verzehr von Chips und anderem Knabbergebäck sollte auf jeden Fall eine Ausnahme bleiben.

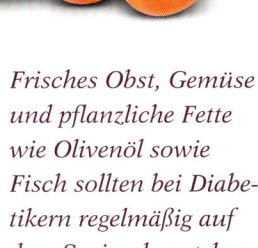

Frisches Obst, Gemüse und pflanzliche Fette wie Olivenöl sowie Fisch sollten bei Diabetikern regelmäßig auf dem Speiseplan stehen.

 Wonach kann ich mich richten?

→ Täglich fünf Portionen Obst, Gemüse und Salat sind sinnvoll, um den Ballaststoff- und Vitaminbedarf zu decken.

→ Vollkornprodukte sollten jeden Tag Bestandteil der Ernährung sein, möglichst auch Hülsenfrüchte.

→ Der Zuckerkonsum sollte auf 50 g pro Tag beschränkt werden.

→ Besonders fettreiches Fleisch, Wurst und Käse sollten Diabetiker meiden.

→ Fleisch sollte ohnehin nur in Maßen gegessen werden. Dagegen sollte Fisch etwa zweimal pro Woche auf dem Speiseplan stehen – gerne auch Fettfisch.

→ Auf Schokolade und andere Süßigkeiten sollten Diabetiker weitgehend verzichten.

→ Ihre Speisen sollten Diabetiker nur maßvoll salzen.

→ Pflanzliche Fette sind beim Kochen tierischen Fetten vorzuziehen.

→ Alkohol sollten Diabetiker nur in geringen Mengen trinken, denn er erhöht den Blutzucker unter Umständen stark. Bei Übergewicht ist es besser, ganz darauf zu verzichten.

→ Bei Milch und Milchprodukten sollte auf einen geringen Fettgehalt geachtet werden.

→ Besondere Nahrungsmittel brauchen Diabetiker nicht. Auch Nahrungsmittel, bei denen einfacher Zucker oder Traubenzucker durch Fruchtzucker ersetzt wurde, haben sich nicht als günstiger für Diabetiker erwiesen.

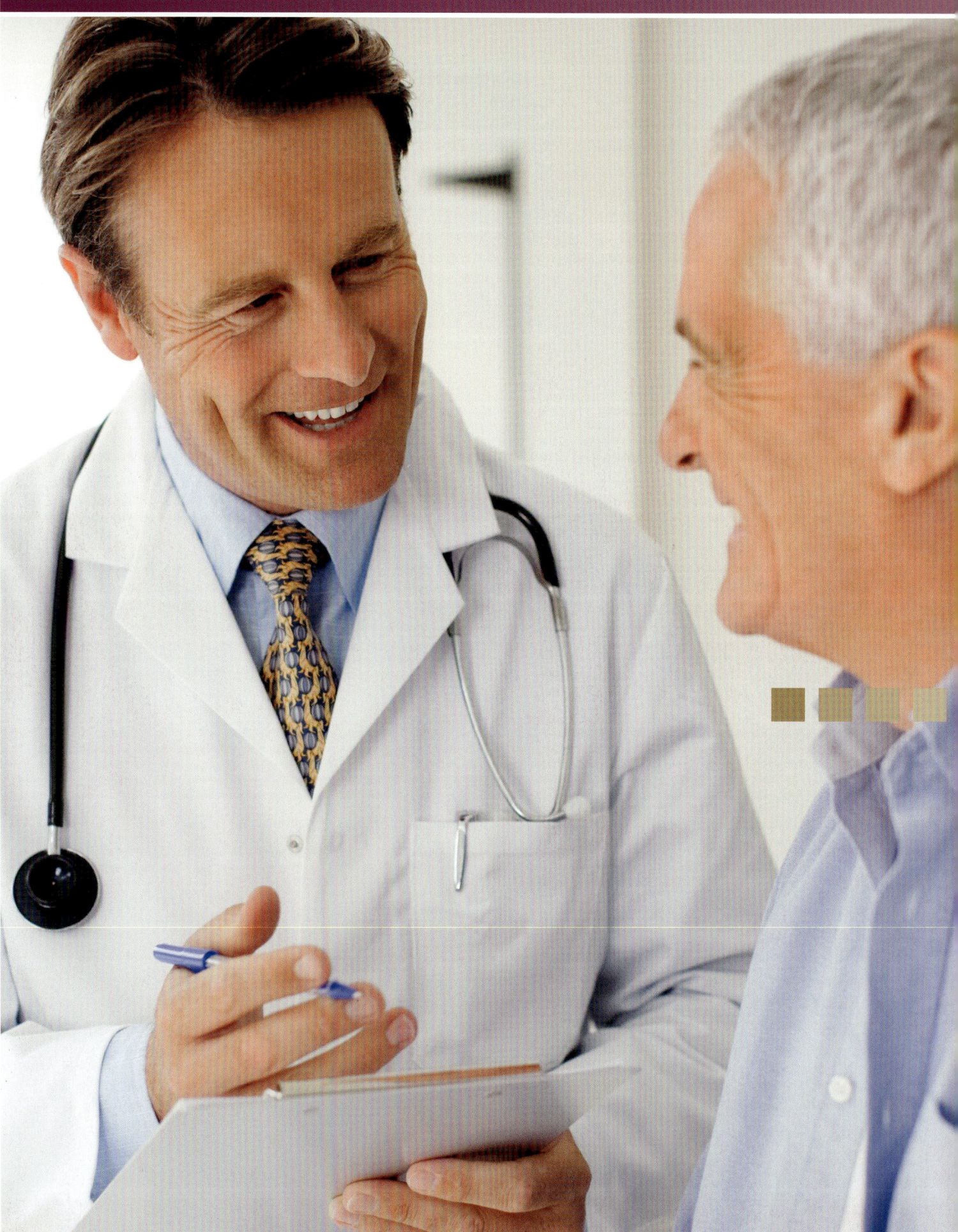

Den richtigen Arzt wählen

Die Wahl des passenden Arztes ist stets eine sehr persönliche Entscheidung. Natürlich wünscht man sich von ihm umfangreiches medizinisches Wissen, Einfühlungsvermögen, Geduld sowie große Erfahrung. Doch kein Arzt kann all das wissen, was die medizinische Wissenschaft bis zum heutigen Tag an Erkenntnissen hervorgebracht hat. Hinzu kommt, dass sich die Medizin ständig wandelt. Deshalb ist es auch so wichtig, dass Ärzte eng zusammenarbeiten und sich immer weiter fortbilden. Für den Patienten ist es meist entscheidend, dass er einen Hausarzt hat, dem er vertraut. Am besten geeignet sind in der Regel Allgemeinmediziner, die zwar nicht alle Spezialgebiete kennen, jedoch den Menschen als Ganzes sehen und seine Behandlung mit den Fachkollegen koordinieren.

Umgang mit Ärztelisten und Arztportalen

Früher konnte es schwierig sein, den passenden Arzt zu finden. Im Zeitalter des Internets hat sich dies verändert. Dort gibt es zahlreiche Portale, die Ärzte und Kliniken vorstellen und bewerten. Solche Empfehlungen sollte man allerdings kritisch betrachten.

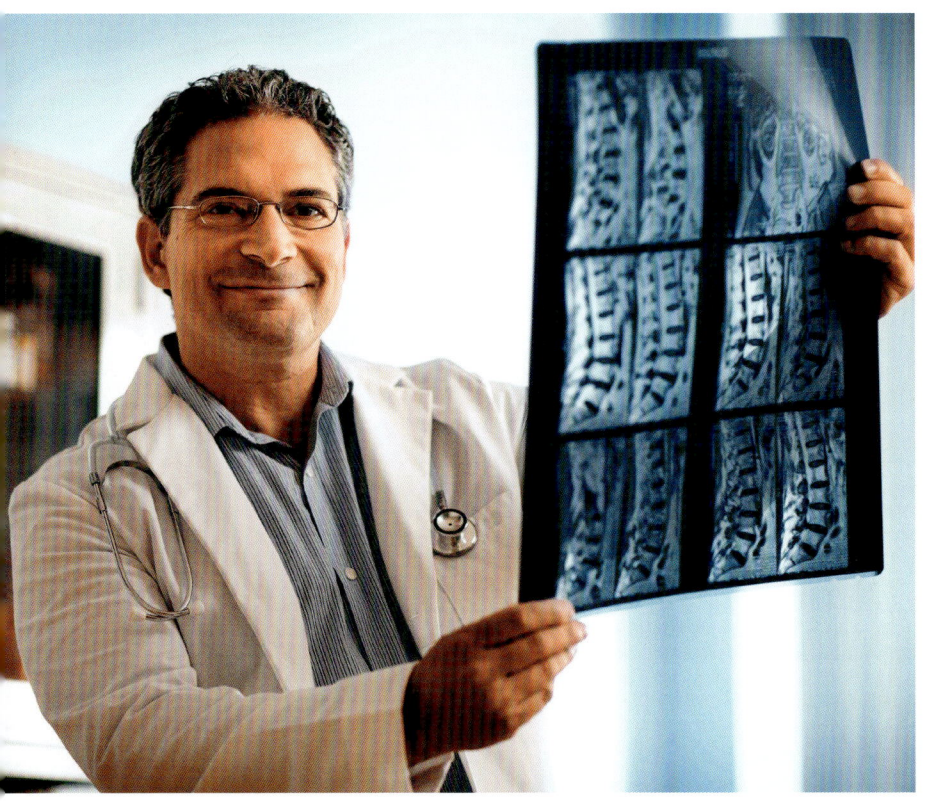

Obwohl Ärzteportale umfangreiche Orientierung geben, entscheidet letztlich der persönliche Kontakt darüber, ob Sie sich als Patient gut betreut fühlen.

Am bekanntesten ist die Ärzteliste des Wochenmagazins FOCUS, das seit vielen Jahren in regelmäßigen Abständen Listen mit spezialisierten Ärzten aus verschiedenen medizinischen Fachbereichen im Magazin und später in Buchform publiziert. Die Redaktion geht bei ihrer Auswahl nach bestimmten Kriterien vor. Dabei spielen die Empfehlungen von Arztkollegen und von Patientenverbänden eine Rolle, aber ebenso, wie viele Veröffentlichungen der jeweilige Arzt aufzuweisen hat und wie er sich selbst einschätzt. Die FOCUS-Liste nennt natürlich nur eine geringe An-

zahl von Ärzten und beschränkt sich auf die Ersten ihres Faches. Das Problem: Die meisten von diesen Kapazitäten behandeln nur Privatpatienten. Wer einen Arzt für ein wirklich schweres Leiden sucht, kann hier durchaus fündig werden; selbst als Kassenpatient kann er im jeweiligen Krankenhaus, auch wenn ihn der Chefarzt nicht selbst behandelt, vom Können des Chefs profitieren. Trotz der Kriterien basiert die FOCUS-Liste letztlich auf einer subjektiven Auswahl, was auch bedeutet, dass viele exzellente Ärzte dort überhaupt nicht verzeichnet sind, z. B. weil sie sich weigern, in diese Liste aufgenommen zu werden. In den meisten Fällen ist es auch völlig unnötig, die ersten Ärzte einer bestimmten medizinischen Richtung aufzusuchen.

Darauf sollten Sie achten

Auf herkömmlichen Portalen können Sie der Bewertung eines Arztes nur dann wirklich trauen, wenn viele Patienten den Arzt benotet haben. Informieren Sie sich am besten auch über die Bewertungen des Arztes in anderen Portalen, und vergleichen Sie die Einzelbewertungen im Detail. Achten Sie ganz besonders auf die Punkte, auf die Sie persönlich besonderen Wert legen, wie etwa Wohnortnähe, Wartezeit, Arzt-Patienten-Verhältnis oder Spezialisierungen des Arztes.

Erwarten Sie nicht zu viel! Arztportale können Sie darin unterstützen, einen für Sie passenden Arzt zu finden. Ob Sie dabei den Arzt finden, der fachlich der Beste ist, steht auf einem anderen Blatt. Selbst auf persönliche Empfehlungen von Bekannten

So beurteilen Sie, ob Sie den richtigen Arzt gefunden haben:

→ Hat der Arzt eine Kassenzulassung?
→ Ist die Praxis gut zu erreichen, und sind die Öffnungszeiten günstig?
→ Sind die Wartezeiten für Sie zumutbar?
→ Ist die Praxis ansprechend eingerichtet?
→ Empfinden Sie die Mitarbeiter/innen als freundlich und hilfsbereit?
→ Nimmt sich der Arzt ausreichend Zeit für Sie, geht er auf Ihre Fragen ein?
→ Berücksichtigt er bei Diagnose und Behandlung auch Ihre Lebensumstände?
→ Klärt er Sie detailliert über die Behandlung auf und nennt Ihnen Alternativen?
→ Informiert er Sie darüber, was Sie selbst zur Heilung und Vorbeugung tun können?
→ Ist er bereit, Sie bei speziellen Problemen zu einem Facharzt zu überweisen?

ist nicht immer Verlass: Der eine Patient lobt einen Arzt über den grünen Klee, der andere zeigt deutlich seine Missbilligung. Objektiv sind beide Reaktionen nicht.

So beurteilen Sie Ärztelisten und Klinikportale

Sofern Sie eine Ärzteliste für Ihre Arztwahl nutzen möchten, sollten Sie insbesondere deren Vetrauenswürdigkeit prüfen und sich einige Fragen stellen: Liegen eindeutige Informationen zu Betreibern des Portals, zu Datenschutz und Finanzierung vor? Kann man Arzt und Klinik nach mehreren Kriterien (Fachgebiet, Ort, Name) wählen? Müssen Sie sich zunächst mit Ihren persönlichen Daten (Name, Adresse etc.) registrieren, um in das Portal zu gelangen? Verzichtet das Portal auf persönliche Fragen bzw. auf die Pflicht, diese zu beantworten? Fällt Ihnen Werbung auf? Wird vielleicht sogar für Ärzte erkennbar geworben? Gibt es eine Möglichkeit, Missbrauchsfälle zu melden? Sind die Bewertungsmethode und -darstellung klar beschrieben?

Freie Wahl von Arzt und Krankenhaus

Versicherte in der gesetzlichen Krankenversicherung haben in Deutschland grundsätzlich freie Arztwahl. In vielen europäischen Ländern gilt dieses Prinzip der freien Arztwahl jedoch nicht oder nur sehr eingeschränkt.

Allerdings gibt es auch in Deutschland Einschränkungen: So kann man nur die an der vertragsärztlichen Versorgung teilnehmenden Ärzte und Zahnärzte frei wählen. Andere Ärzte dürfen nur im Notfall in Anspruch genommen werden. Die Versicherten sollten ihren Arzt innerhalb eines Kalendervierteljahrs nur beim Vorliegen eines wichtigen Grundes wechseln.

Ein Sonderfall ist die hausarztzentrierte Versorgung (HZV). Hierbei ist die freie Arztwahl eingeschränkt. Versicherte, die an der hausarztzentrierten Versorgung teilnehmen, verpflichten sich gegenüber ihrer Krankenkasse, fachärztliche ambulante Dienste nur nach Überweisung durch den von ihnen gewählten Hausarzt zu nutzen.

Außer in einem akuten Notfall müssen Patienten immer von ihrem Arzt in ein Krankenhaus eingewiesen werden. Als Patient können Sie in diesem Fall gemeinsam mit dem überweisenden Arzt über die Wahl der Klinik entscheiden.

Das Nachrichtenmagazin FOCUS veröffentlicht regelmäßig Listen mit Ärzten aus verschiedenen medizinischen Fachbereichen. Dabei werden auch Empfehlungen ausgesprochen.

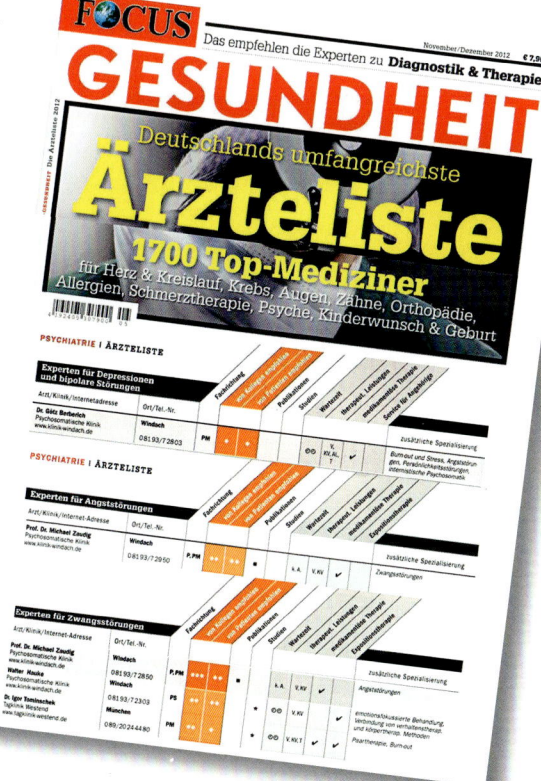

Welchen Arzt brauche ich: Hausarzt oder Spezialisten?

Die Medizin hat sich in den letzten Jahrzehnten enorm spezialisiert. Deshalb ist es heute besonders wichtig, dass Ärzte eng zusammenarbeiten. Im Team bringt jeder sein spezielles Wissen ein, und gemeinsam erarbeiten sie bei schwierigen Fällen die bestmögliche Behandlung des Patienten.

Genau genommen, ist auch der Hausarzt ein Spezialist, und zwar ein Facharzt für Allgemeinmedizin. Dennoch ist er natürlich der Allrounder, der am besten den Überblick über die Zusammenhänge behält. Leider gehen zahlreiche Patienten inzwischen erst gar nicht mehr zum Allgemeinmediziner, sondern suchen sich gezielt einen Spezialisten aus, den sie bei ihren Beschwerden für zuständig halten. Dies kann zum Problem werden. Einerseits wird so die Warteliste bei den Spezialisten immer länger, und es kann Wochen dauern,

bis man einen Termin bekommt. Zum anderen sieht ein Facharzt oft nur sein Spezialgebiet und nicht darüber hinaus. So können die vermuteten Herzbeschwerden z. B. auch eine ganz andere Ursache haben als ein Herz-Kreislauf-Leiden. Ein Kardiologe übersieht das vielleicht, da er den Menschen nicht ganzheitlich betrachtet.

Der Hausarzt

Ein Hausarzt ist ein niedergelassener oder ein in einem MVZ (Medizinischen Versorgungszentrum) angestellter Arzt und meist

Der Hausarzt ist in der Regel ein Facharzt für Allgemeinmedizin. Bei ihm finden Sie kompetente Beratung, wenn Sie eine Behandlung durch einen Spezialisten benötigen.

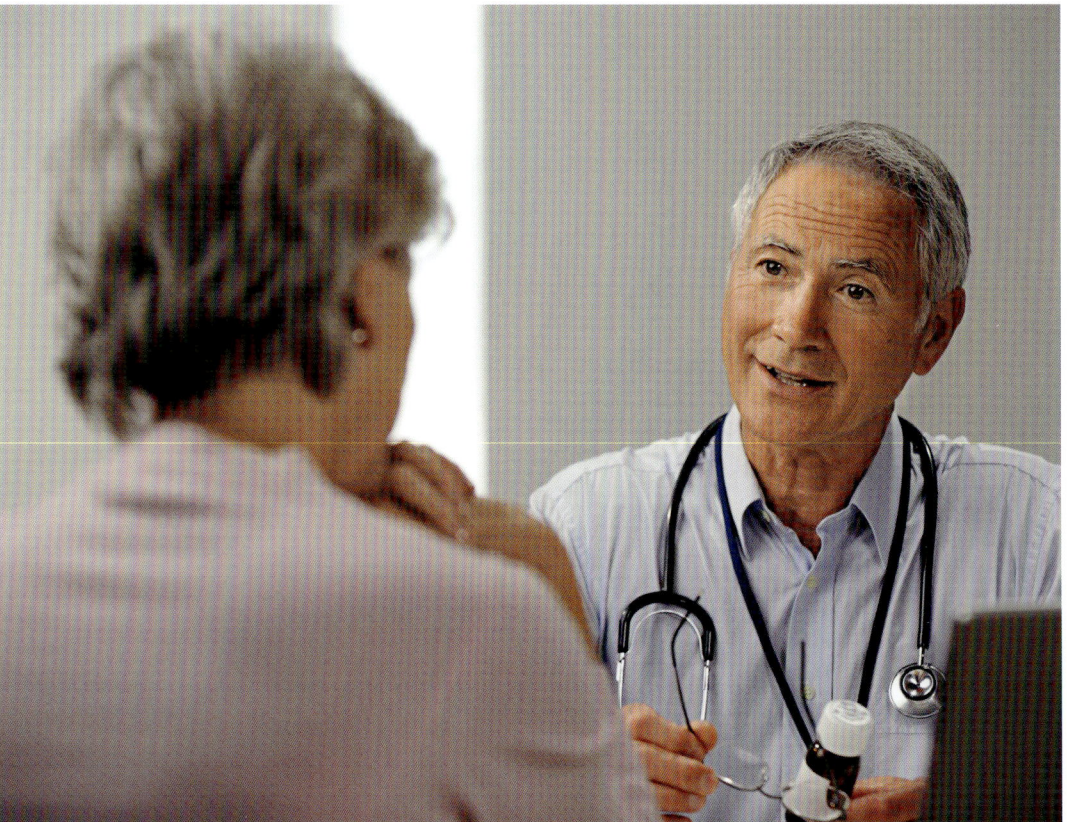

die erste Anlaufstelle bei gesundheitlichen Problemen. Weil sich Hausarzt und Patient im Idealfall schon lange kennen, ist ein Vertrauensverhältnis entstanden. Die Hemmschwelle, diesen Arzt aufzusuchen, ist für die Patienten oft geringer als beim Facharzt. Hausärzte sind auch für die kleinen Probleme der Patienten zuständig.

Manchmal kennt der Hausarzt die ganze Familie einschließlich der Großeltern und das persönliche Umfeld des Patienten und kann somit eine kontinuierliche persönliche Betreuung gewährleisten. Betreut er die einzelnen Familienmitglieder schon seit Jahren, weiß er über die Hintergründe der Erkrankungen gut Bescheid. Er versteht dann auch besser als ein neu hinzugezogener Arzt, warum ein Mensch sich so verhält, wie er es eben tut. Auf dieser Basis kann er leichter eine Diagnose stellen oder eine Therapieempfehlung geben. Hat ein Patient z. B. Bauchschmerzen, so kann der Hausarzt oft schon aufgrund seiner Vorinformationen beurteilen, ob es sich um einen einfachen Magen-Darm-Infekt oder um etwas Ernsthafteres handelt.

Der Hausarzt als Ansprechpartner des Patienten erstellt also meist die erste Diagnose. Ihm kommen aber noch vielfältige andere Aufgaben zu: So stellt er auch die Weichen für die weitere Behandlung. Er koordiniert beispielsweise sämtliche diagnostischen, therapeutischen und (bei Pflegebedürftigen) pflegerischen Maßnahmen. Er führt alle Befunde, soweit vorhanden, zusammen. Er bewertet sie und leitet entsprechende wichtige Maßnahmen ein. Er gibt den Anstoß für die weitere fachärztliche und auch sonstige Behandlung, wie z. B. Betreuung des Patienten durch Pflegedienste, Physiotherapeuten usw. Auch nach einem Krankenhausaufenthalt geht die weitere Betreuung des Patienten in der Regel wieder in die Hände des Hausarztes über. Der Patient wird entlassen, die Befunde werden – oft zusammen mit den Angehörigen – besprochen und wichtige Schritte in die Wege geleitet. Dazu gehören: Ausstellung der medikamentösen Verordnung, weitere Betreuung durch Hausbesuche, durch die Diakonie- oder Krankenpflegestation, eventuell eine Pflegebegutachtung durch den Medizinischen Dienst der Krankenkassen.

Gesprächstherapie und Lebensberatung

Ein Hausarzt betreut seine Patienten in der Regel nicht nur medizinisch-organisch, sondern er kann darüber hinaus auf die besonderen Lebensbedingungen eingehen: Frau M. z. B. hatte einen Schlaganfall und ist jetzt wieder zu Hause. Wiederholt ruft sie in der Praxis an und benötigt Hausbesuche: Sie fühlt Herzdruck und klagt über Unwohlsein, in der Nacht schläft sie kaum, doch die verschriebenen Schlafmittel verträgt sie nicht.

Viele Erkrankungen sind durch eine persönliche Notlage oder durch besondere Anspannungen ausgelöst. Dazu zählen chronische psychosomatische Erkrankungen, aber auch akute Krankheiten, wie z. B. gehäufte Infekte. Ursache sind oft Probleme in der Familie oder am Arbeitsplatz. Viele Patienten möchten gern darüber sprechen. Auch dafür ist der Hausarzt da. Nur er macht Hausbesuche und nimmt sich die Zeit, die persönlichen Verhältnisse seiner Patienten bei der Behandlung zu berücksichtigen. Doch bei einigen alterstypischen Erkrankungen sind Fachärzte unumgänglich. Im Folgenden stellen wir die wichtigsten Bereiche vor.

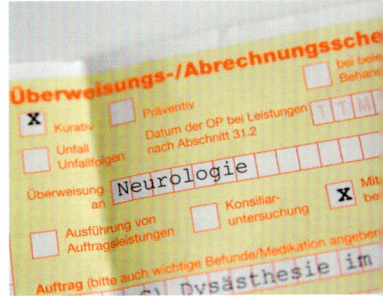

Wenn der Hausarzt eine Behandlung duch einen Spezialisten für notwendig hält, stellt er eine entsprechende Überweisung aus.

So wars bei mir

„Früher habe ich den Hausarzt für überflüssig gehalten und dachte, dass ich schon selbst weiß, welcher Facharzt mir helfen kann. Doch in den letzten Jahren haben sich meine Beschwerden vermehrt – ich werde ja auch nicht jünger! Da haben die Spezialisten einfach nicht den Überblick über meine sonstigen Erkrankungen und über die Medikamente, die ich einnehme. Deshalb habe ich mir einen Hausarzt gesucht. Ihm vertraue ich, und er nimmt mich auch als Mensch ernst."

Harald M.

Der Herzspezialist und Diabetologe

Bei der Behandlung typischer Alterskrankheiten sind vor allem die Kardiologen gefordert: Denn Arteriosklerose – die fortschreitende Verengung der Arterien durch Ablagerungen von Kalk und anderen Stoffen – mit ihren fatalen Folgen Herzinfarkt und Schlaganfall wird mit zunehmendem Alter immer häufiger. Auch das gefährliche Vorhofflimmern und eine allgemeine Herzschwäche betreffen oft ältere Menschen.

In enger Zusammenarbeit mit dem Kardiologen versorgt der Diabetologe Patienten, die zusätzlich zu ihren Herz-Kreislauf-Problemen auch an Typ-II-Diabetes leiden. Auch diese Krankheit ist auf dem Vormarsch – weil wir nicht nur immer älter, sondern auch immer dicker werden.

In einem Ärztezentrum arbeiten verschiedene Fachärzte interdisziplinär zusammen. Durch diese Kooperation ist eine besonders flexible Untersuchung und Behandlung der Patienten möglich.

Der Orthopäde

Auch dem Orthopäden fallen bei der Versorgung älterer Menschen wichtige Aufgaben zu: Arthrose – Abnutzungserscheinungen der Gelenke – und Osteoporose mit der gefährlichen Folge von Hüft- und Oberschenkelhalsbrüchen treten meist erst in fortgeschrittenem Alter auf. Hier kommt auch der Prävention ein wichtiger Stellenwert zu: Viele Hüft- und Oberschenkelfrakturen wären vermeidbar, wenn die ihnen zugrunde liegende Osteoporose oder Gangstörung rechtzeitig diagnostiziert und behandelt werden würde.

Der Neurologe

Die Behandlung sogenannter degenerativer Erkrankungen wie Parkinson-Krankheit und Demenz fällt in das Ressort des Neurologen. Er beschäftigt sich mit psychischen Erkrankungen, die gehäuft im hohen Alter auftreten. All diese Erkrankungen bringen für die betroffenen Patienten zum Teil drastische Einschränkungen ihrer Lebensqualität und Selbstständigkeit mit sich, bis hin zur Aufnahme ins Alten- oder Pflegeheim. Umso wichtiger ist es, frühzeitig Symptome abklären zu lassen.

Der Schlafmediziner

Schlafstörungen sind im Alter besonders häufig und werden oft falsch behandelt. Ein deutliches Beispiel dafür, wie unzureichend unsere medikamentöse Versorgung an die spezielle Situation älterer Menschen angepasst ist, ist die Tatsache, dass viele Senioren über lange Zeit – oft jahrelang – starke, rezeptpflichtige Schlaf- und Beruhigungsmittel gegen ihre Schlafstörungen einnehmen. Dabei sind die am häufigsten verordneten Schlafmittel vor allem für ältere Menschen keineswegs zur Dauereinnahme geeignet: Sie wirken nämlich nicht nur muskelentspannend, sondern führen außerdem zu einer verminderten Wahrnehmungs- und Reaktionsfähigkeit und zu Gedächtnisstörungen, manchmal sogar zu Verwirrtheit und Halluzinationen. Dies kann vor allem bei nächtlichem Aufstehen zu gefährlichen Stürzen führen. Viele Mittel wirken aber auch am nächsten Morgen und tagsüber noch nach, machen die Patienten müde und lethargisch und können zu Gangunsicherheit führen.

Die Schlafmedizin ist noch eine junge Disziplin, und reine Schlafmediziner sind daher selten. HNO-Ärzte und Lungenfachärzte haben oft eine Zusatzausbildung in

Wichtige Fachärzte neben dem Allgemeinmediziner

→ Facharzt für Allgemeinmedizin (meist der Hausarzt) oder Innere Medizin (Internist)
→ Angiologe (Spezialist für Gefäßerkrankungen)
→ Augenarzt (Augenheilkunde)
→ Chirurg (Spezialist für operative Behandlungen)
→ Diabetologe und Endokrinologe (Hormonspezialist)
→ Gastroenterologe (Magen-Darm-Spezialist)
→ Gefäßchirurg (Eingriffe an Venen und Arterien)
→ Geriater (Spezialist für Krankheiten des alten Menschen)
→ Gynäkologe (Frauenheilkunde)
→ Hämatologe, Onkologe (Krebsspezialist)
→ Hautarzt (Dermatologe, zuständig auch für Venenerkrankungen)
→ HNO-Arzt (Spezialist für Hals-Nasen-Ohren-Erkrankungen)
→ Kardiologe (Spezialist für Herz-Kreislauf-Erkrankungen)
→ Nephrologe (Spezialist für Nierenerkrankungen)
→ Neurochirurg (Eingriffe an Wirbelsäule und Gehirn)
→ Neurologe (Spezialist für Nervenerkrankungen)
→ Orthopäde (oft zugleich auch Unfallchirurg)
→ Radiologe (Facharzt für bildgebende Untersuchungsverfahren)
→ Psychiater (psychische Erkrankungen und Störungen)
→ Urologe (Harnorgane und männliche Geschlechtsorgane)

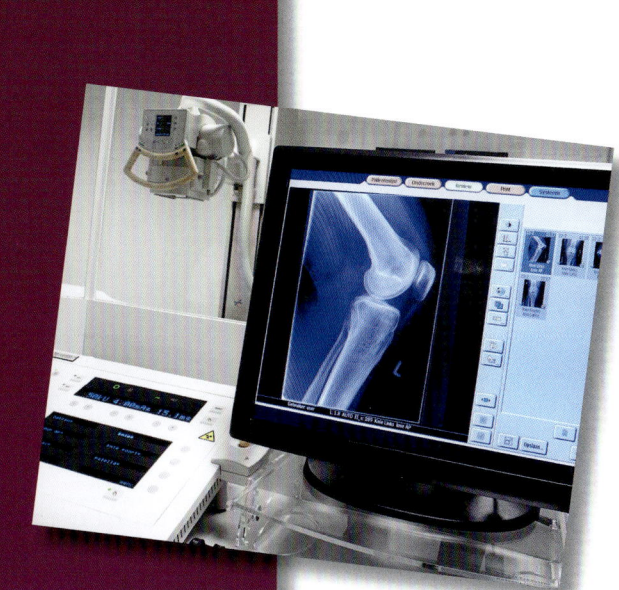

der Schlafmedizin, die sich jedoch mehr auf atembezogene Schlafstörungen wie die Krankheit des Schnarchens mit nächtlichen Atemaussetzern (Schlafapnoe) bezieht. Bei Schlafstörungen an sich kann im Zweifel eher ein Neurologe helfen.

Entscheidend: Kooperation einzelner Arztdisziplinen

Da viele ältere Menschen an mehreren Krankheiten gleichzeitig leiden, ist eine enge Zusammenarbeit von Ärzten verschiedenster Disziplinen erforderlich, um die bestmögliche Versorgung dieser Patienten sicherzustellen. Zu einem Versorgungsteam für altersbedingte Krankheiten gehören neben den entsprechenden Fachärzten auch gut ausgebildete Pflegekräfte, Krankengymnasten, Masseure, Ergotherapeuten, am besten auch Seelsorger und Sozialarbeiter.

Oft wird man bei einem älteren Patienten mit mehreren Erkrankungen keine oder zumindest keine völlige Heilung mehr erreichen können. Dann ist es das Ziel der Behandlung, dem alten Menschen trotz seiner Erkrankungen noch ein größtmögliches Maß an Lebensqualität und Selbstständigkeit zu ermöglichen und seine Beschwerden so weit wie möglich zu lindern – mit anderen Worten: die Voraussetzungen für einen würdevollen Lebensabend zu schaffen. „Wir wollen dem Leben nicht ein Mehr an Jahren, sondern den Jahren ein Mehr an Leben geben", so hat es eine amerikanische Gesellschaft für Geriatrie einmal formuliert.

Selbstverständliche Facharztentscheidungen

Bei einfachen und chronischen Erkrankungen kann sich ein Patient natürlich auch ohne hausärztliche Überweisung direkt an einen Facharzt wenden. Nichts spricht dagegen, wenn sich ein Betroffener mit Seh- oder Hörstörungen sofort zum Augen- oder HNO-Arzt begibt. Ebenso suchen Frauen ohne Absprache mit ihrem Hausarzt regelmäßig ihren Frauenarzt auf. Und dasselbe gilt auch für den Zahnarzt.

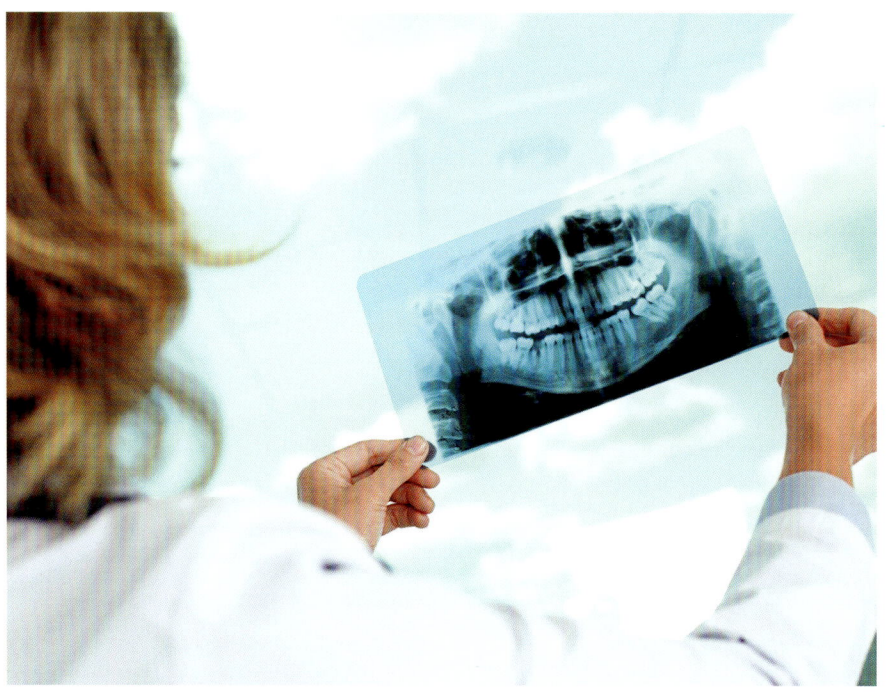

Facharzte betrachten Krankheiten aus ihrem speziellen Blickwinkel. Der Allgemeinarzt kennt dagegen in der Regel auch die allgemeinen Lebensumstände des Patienten.

Fragen an den Experten

Weshalb ziehen heute viele Patienten den Facharzt vor?

Dr. R.: Ich glaube, die Patienten trauen den Spezialisten einfach eine höhere Kompetenz zu. Wenn man sich den heutigen Wissenszuwachs in der Medizin anschaut, geht man als Patient wahrscheinlich davon aus, dass es immer schwieriger wird, den Überblick über solch ein großes Gebiet zu behalten. Deshalb glauben die Menschen, einen Spezialisten zu brauchen – weil nur er ihrer Einschätzung nach das nötige in die Tiefe gehende Wissen hat, um sie richtig beraten und behandeln zu können.

Der Facharzt kennt sich auf seinem Gebiet aus. Braucht man nicht einen breiten Überblick, um als Arzt überhaupt eine Diagnose stellen zu können?

Dr. R.: Das definiert die Rolle des Internisten oder Allgemeinmediziners. Solche Ärzte haben den Anspruch, sich nicht so sehr in der Tiefe, sondern in der Breite zu qualifizieren – ein kompetenter Berater und Lotse für den Patienten zu sein, der in 80 bis 90 % aller Fragestellungen konkrete, hilfreiche Lösungen anbieten kann.

Welcher Stellenwert fällt heute dem Arzt zu, der den Menschen als Ganzes betrachtet, und wie findet man solch einen Arzt?

Dr. R.: Grundsätzlich hat jeder Arzt den Anspruch, seine Patienten als Ganzes zu betrachten. In der Wirklichkeit sieht dies aber anders aus. Natürlich wird der Facharzt nur zu dem Thema Stellung nehmen, bei dem er als Spezialist gefragt ist, und sich ansonsten eher zurückhalten. Patienten haben aber das Bedürfnis nach einem Arzt, der nicht nur das medizinische Problem in ihnen sieht, sondern den ganzen Menschen betrachtet: die Krankheitsgeschichte, die Lebensumstände, den familiären Hintergrund. Und all diese Informationen müssen letztendlich dann auch in die diagnostischen Maßnahmen und die Therapie einfließen.

Wie entscheidend ist das Vertrauensverhältnis zwischen Arzt und Patient?

Dr. R.: Allein die Tatsache, dass Sie von einem Spezialisten einen guten Rat bekommen haben, wird Sie nicht davon überzeugen, Ihr Verhalten zu ändern oder eine Behandlung wirklich über Jahre hinweg durchzuführen. Der Patient braucht jemanden, der ihn von den notwendigen Therapiemaßnahmen überzeugt, und diese Überzeugung wird nur aus einem Vertrauensverhältnis erwachsen: Der Patient muss wissen, dass er einen Arzt hat, der ihn vielleicht schon seit langer Zeit in glaubwürdiger Weise begleitet und bei dem er sich auch als Mensch akzeptiert fühlt – bei dem er mit anderen Worten einfach weiß: Ich kann zu ihm kommen, meine Fragen stellen und werde eine ehrliche Einschätzung bekommen. Wenn der Arzt so einen Zugang zu seinem Patienten hat und die Therapie auf Augenhöhe mit ihm besprechen kann – wenn er sich Zeit nimmt, ihm zu erläutern, warum er dieses oder jenes Medikament vorschlägt und was er damit erreichen möchte –, dann wird er sicher auch einen Weg finden, den Patienten dazu zu motivieren, dass er diese Behandlung über längere Zeit durchführt.

Im Zweifelsfall immer richtig: Zweitmeinung einholen!

Jeder Patient hat das Recht, bei einem anderen Arzt eine Zweitmeinung einzuholen. Manche Patienten fürchten, damit die Kompetenz ihres Arztes anzuzweifeln. Sie sollten Ihren Wunsch, eine mögliche Behandlung mit einem weiteren Arzt zu besprechen, diesem jedoch ganz offen

Der Hausarzt von Herbert W. hatte bei der Untersuchung im Enddarm eine Vergrößerung der Prostatadrüse entdeckt und empfahl seinem Patienten, diesen Befund bei einem urologischen Fachkollegen nachprüfen zu lassen. Der Urologe, der auch als Belegarzt in einer Klinik Operationen durchführte, riet Herbert W. die Entfernung der Prostata, weil seine Untersuchungen ergeben hatte, dass Herber W., an einem bösartigen Tumor der Prostata litt. Herbert W. erkundigte sich jedoch im Internet und fand heraus, dass insbesondere bei älteren Männern eine Operation nicht immer sinnvoll sei. Er entschloss sich, von einem weiteren Facharzt dessen Einschätzung zu erbitten.

Es ist noch nicht allzu lange her, dass ein Patient seinem Arzt blindlings vertraute. Die Behandlung, die dieser ihm empfahl, wurde nicht hinterfragt. Inzwischen ist es jedoch allgemein bekannt, dass auch ein Arzt – und sei er noch so berühmt und

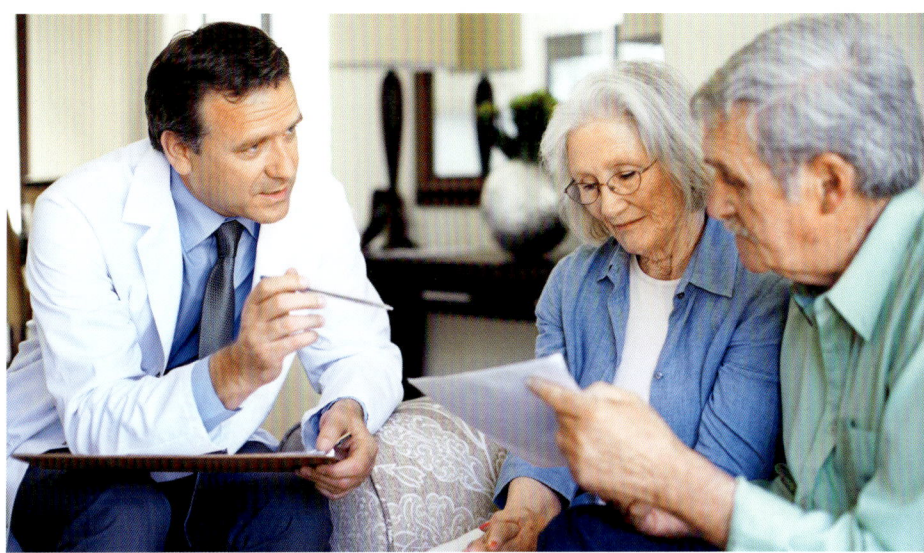

gerühmt – nur über eine beschränkte Erfahrung verfügt und sich sehr wohl irren kann. Die Medizin kennt keine einfachen Wahrheiten, sondern durchaus kontroverse Ansichten einzelner Ärzte und ärztlicher Schulen. Im Fall Herbert W.'s lässt sich

Wie bei anderen wichtigen Entscheidungen im Leben, sollten Sie auch vor größeren Operationen verschiedene Meinungen einholen.

 Wann sollten Sie eine Zweitmeinung einholen?

➜ Ihr behandelnder Arzt gilt nicht als ausgewiesener Spezialist für Ihre Krankheit.

➜ Wenn Sie sich unsicher sind, weil Sie z. B. im Internet anderes gelesen haben.

➜ Wenn Sie von der Begründung Ihres behandelnden Arztes nicht überzeugt sind.

➜ Wenn Ihr behandelnder Arzt Sie nicht umfassend informiert hat und auf Ihre Fragen nicht ernsthaft eingegangen ist.

➜ Wenn Ihnen ein größerer Eingriff empfohlen wurde und Sie sicherstellen möchten, dass dies die sinnvollste Therapie für Sie ist.

➜ Wenn es sich um einen größeren Eingriff mit erkennbarem Risiko handelt.

➜ Wenn Ihr behandelnder Arzt von sich aus keine alternativen Behandlungsmöglichkeiten anspricht.

So wars bei mir

„Vor Jahren wurde bei mir ein Tumor im rechten Auge festgestellt. Mein Operateur, ein renommierter Klinikarzt, empfahl mir jedoch – ohne dass ich danach gefragt hätte –, mich vorher noch einmal bei seinem ehemaligen Lehrer an einer Universitätsklinik vorzustellen, der eine neue Methode anwendete, die das Auge erhalten könne. Ich ließ mich dort mit Erfolg operieren. Die jährliche Nachsorge erledigt jedoch der Augenarzt, der mich zu diesem Kollegen schickte."

Hilde F.

Das Recht auf eine zweite Meinung ist gesetzlich verankert

Das Sozialgesetzbuch sieht die Möglichkeit, eine Zweitmeinung einzuholen, ausdrücklich vor. Und die Krankenkassen bezahlen dies auch. Freilich sollen kostspielige Doppeluntersuchungen vermieden werden. Das bedeutet, dass der Patient sämtliche bereits vorliegende Untersuchungsunterlagen wie Laborbefunde und Röntgenbilder von seinem ersten Arzt erbitten muss, um sie dem anderen Mediziner vorzulegen. Es hat wenig Sinn, diesem zu verschweigen, dass man bereits Untersuchungen hinter sich hat.

Reagiert der Arzt sauer oder beleidigt, sollte einen das nicht stören, er disqualifiziert sich selbst und verspielt damit das Vertrauen seines Patienten. Es wird aber kaum vorkommen, denn die Ärzte wissen sehr gut, dass es jedem Patienten zusteht, ein weiteres Urteil über seine Therapie einzuholen. Wichtig ist es, dass mit der Konsultation eines anderen Arztes keine Zeit vertan wird. Oft ist die rasche Einleitung einer Behandlung für eine günstige Heilungsaussicht entscheidend.

Gerade bei operativen Behandlungen gibt es unterschiedlichste Methoden, und die meisten Ärzte wissen, welche Kollegen eine andere oder vielleicht sogar neuartige Methode anwenden, die für den Patienten unter Umständen einen Vorteil bringt.

Große Krankenkassen stehen ihren Versicherten bei lebensgefährdenden Diagnosen bei und nennen ihnen besonders erfahrene Ärzte. Das geht oft innerhalb weniger Tage. Der zweite Arzt prüft den Erstbefund und diskutiert diesen und mögliche Konsequenzen mit dem Patienten.

Unabhängige Zweitmeinung

Es ist kein Geheimnis, dass in Deutschland manche operative Eingriffe zu häufig und unnötigerweise durchgeführt werden. Experten, die eine zweite Meinung abgeben, sollten den von ihnen beurteilten Eingriff grundsätzlich nicht selbst durchführen. Nur so ist die Unabhängigkeit der Zweitmeinung garantiert.

Eine zweite Expertenmeinung kann zu einer anderen Perspektive aber auch zur Bestätigung und Absicherung der bereits erfolgten Diagnose führen.

keinesfalls ohne Weiteres eine eindeutige Entscheidung für die Operation oder gegen diese fällen. Die Entfernung der Prostatadrüse ist ein durchaus schwerwiegender Eingriff, der zu Impotenz und Inkontinenz führen kann. Es lässt sich auch nicht einfach vorhersagen, wie rasch sich ein Prostatakrebs entwickelt und damit das Leben gefährdet.

Bei jungen Männern empfiehlt sich meistens eine Operation, bei älteren Männern jedoch hat sich die Behandlungsstrategie des Zuwartens durchgesetzt, da erfahrungsgemäß die Patienten sehr selten an dieser Erkrankung versterben. Freilich muss diese Entscheidung sorgfältig zwischen Arzt und Patient abgewogen werden, auch Nichtoperieren kann falsch sein.

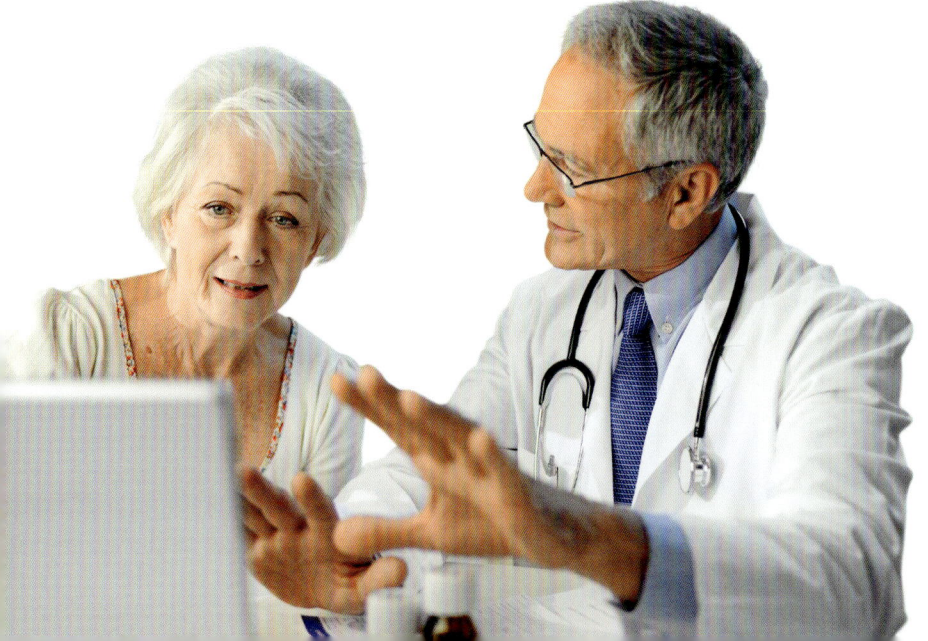

Wie seriös sind medizinische Informationen aus dem Internet?

Das Internet ist eine fantastische Informationsquelle. Auch für Patienten ist es oft die erste Anlaufstelle, um sich über Krankheiten, Nutzen und Risiken von Behandlungsmöglichkeiten, Aussichten auf Heilung und über die Qualität von Ärzten und Krankenhäusern zu informieren.

Gesundheitsinformationen werden u.a. sowohl von Arztpraxen und Kliniken als auch von der Pharmaindustrie auf ihren Homepages angeboten. Allen drei Anbieterkreisen gegenüber ist trotz ihrer Kompetenz Skepsis angebracht, denn diese Informationen werden nicht in selbstloser Absicht bereitgestellt: Sowohl Ärzte, Klinken und insbesondere die Pharmaindustrie verfolgen eigene Interessen. Mit ihren Internetportalen werben Arztpraxen und Krankenhäuser für ihre Dienstleistungen und die Pharmahersteller – oft versteckt – für ihre Produkte. Wenn etwa eine Klinik für eine bestimmte Operation wirbt, sollte man dem nicht sofort Glauben schenken. Die Informationen sind meist korrekt, aber man sollte immer zwischen Tatsachen und Ratschlägen unterscheiden

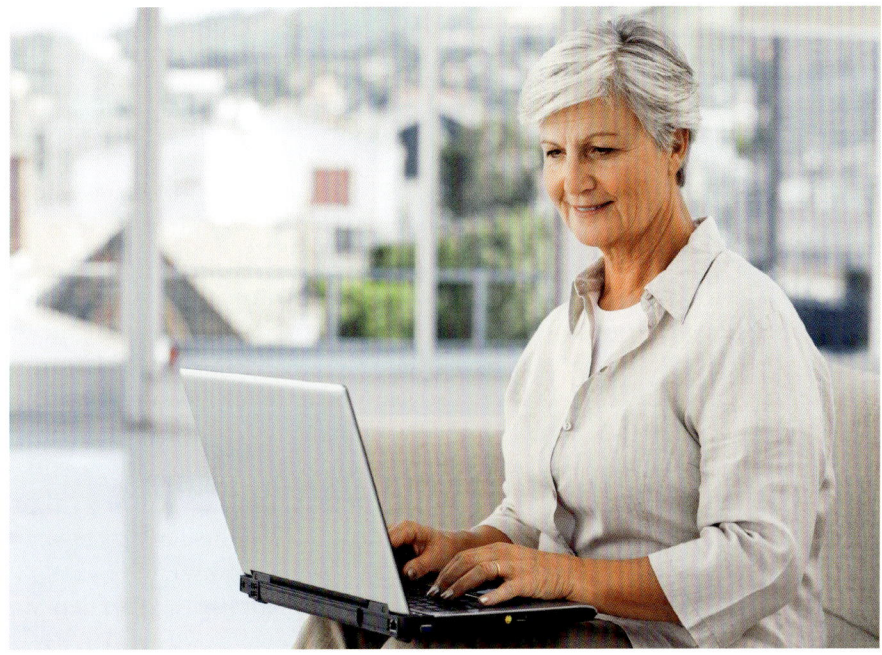

Selbsthilfegruppen glaubwürdiger

Vertrauenswürdiger sind die Internetportale der Selbsthilfegruppen – selbst organisierte Zusammenschlüsse von Menschen, die eine bestimmte Erkrankung haben. In Deutschland gibt es um die 80 000 Selbsthilfegruppen, auch solche, die sich mit sehr seltenen Krankheiten beschäftigen. Auf diesen Plattformen tragen Menschen mit den entsprechenden Krankheiten ihre persönlichen Erfahrungen und ihr oft beachtenswertes Wissen zusammen und stellen dies anderen Betroffenen zur Verfügung. Viele dieser Websites bieten Foren an, auf denen Fragen gestellt werden können, die dann von den Mitgliedern der Selbsthilfegruppen und den die Gruppen beratenden Ärzten

beantwortet werden.

Skepsis ist immer angebracht

Es wimmelt im Internet von Gesundheitsportalen, die sich mit Werbung finanzieren und deren Abhängigkeit und damit Kompetenz im Dunkeln bleibt. Der arglose Nutzer kann dies selten erkennen und die angebotenen Informationen kaum kritisch bewerten.

Große Verlagshäuser und Stiftungen betreiben ebenfalls Gesundheitsportale. In Deutschland werden die Seiten des Online-Gesundheitsangebots Lifeline (Bertelsmann AG) jeden Monat von mehr als einer Million Menschen besucht. Dort können Patienten ihre medizinischen Probleme per E-Mail schildern. Ihre Fragen erscheinen in einem Diskussionsforum und werden entweder von anderen Betroffenen

Auf der Beliebtheitsskala von Internetnutzern rangieren Gesundheitsinformationen an dritter Stelle hinter Online-Shopping und Nachrichten.

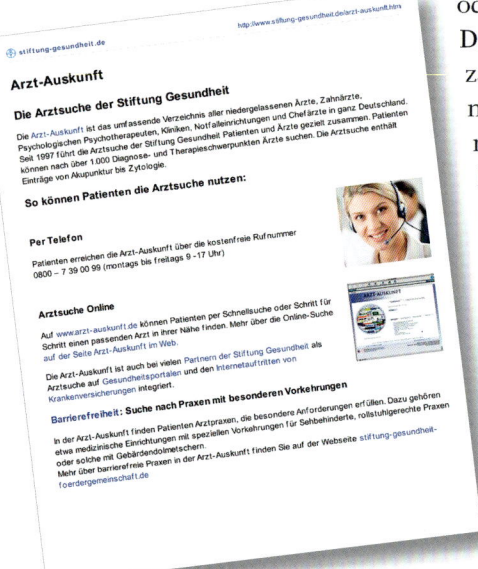

Im Internet gibt es zahlreiche Informations- und Bewertungsportale über Ärzte. Grundsätzlich sollte man sich dabei jedoch nie auf nur eine Quelle verlassen.

oder von Fachärzten beantwortet. Daneben bieten mittlerweile auch zahlreiche unabhängige Anbieter medizinische Online-Informationen im Netz. Dazu gehören etwa Netdoktor, DeutschlandMed, Almeda, Medizinberichte, Medizin-Forum, Arztpartner, Deutsches Gesundheitsforum, Dr. Nexus, Stiftung Gesundheit und Gesundheit aktuell.

Diagnose aus dem Netz

Manche Patienten trauen offenbar ihren Ärzten immer weniger zu und suchen deshalb im Netz nicht nur nach Erstinformationen, sondern sogar nach einer Diagnose und Behandlungsempfehlung. Die deutsche Berufsordnung für Ärzte untersagt eine solche Ferndiagnose per Netz. Jedoch gelten im Internet nationale Grenzen wenig. Das System funktioniert so, dass der Nutzer dem Cyberdoktor seine Symptome schildert, wofür es oft Fragelisten gibt, und er dann eine Diagnose per E-Mail erhält. Manche Netzbetreiber fordern dafür eine Gebühr. Tests haben erbracht, dass die Diagnose nur in seltenen Fällen zutrifft und es oft mehrere Tage braucht, bis sie vorliegt. Bei schwerwiegenden Erkrankungen ist dies sehr gefährlich und kann das Leben kosten.

Wer garantiert die Qualität?

Das Bundesgesundheitsministerium drängt seit Jahren darauf, eine Qualitätssicherung für medizinische Informationen im Netz zu etablieren. Doch ein solches Unterfangen ist im Selbstverwaltungssystem des deutschen Gesundheitswesen sehr kompliziert umzusetzen. Seit 1999 arbeitet das „Aktionsforum Gesundheitsinformationssystem" (AFGIS) an Qualitätskriterien und Bewertungsverfahren für medizinische und gesundheitsbezogene Informationen in den neuen Medien. Der Stand heute: Eine verlässliche Qualitätssicherung für medizinische Informationen im Internet existiert bislang nicht.

Man sollte das Internet jedoch keinesfalls verteufeln. Es bietet gewaltige Chancen, auch auf medizinische Fragen zutreffende und weiterführende Antworten zu erhalten. Natürlich helfen auch Ratgeber in Form von Büchern, die meist von erfahrenen Fachleuten verfasst und sehr zuverlässig sind. Viele Menschen sind im Falle einer Erkrankung aber ungeduldig und wünschen Informationen auf der Stelle – und dies funktioniert mit dem Internet. Sich dort Informationen zu holen ist nicht verkehrt. Man sollte aber verschiedene Quellen miteinander vergleichen.

Eine Entscheidung, welche die eigene Gesundheit betrifft, darf aber nie alleine auf einer Internetrecherche basieren, sondern muss immer mit dem Hausarzt besprochen werden. Zwar ist mancher Arzt nicht begeistert, wenn sein Patient mit einem Stoß Ausdrucke aus dem Netz in die Praxis kommt. Doch die Ärzte wissen dann auch, dass sie einen mündigen Patienten vor sich haben, mit dem sie auf gleicher Augenhöhe reden können und der dann auch seine Behandlung ernst nimmt.

 Kritische Fragen zu Informationen aus dem Internet:

→ Wer betreibt die Website? Kliniken und Ärzte wollen Patienten ansprechen, Pharmaunternehmen werben oft für medikamentöse Behandlungsoptionen.

→ Ist es ein Forum einer Selbsthilfegruppe? Hier sind die Informationen meist seriös, die Ratschläge sind patientenorientiert.

→ Gibt es Werbung auf der Website? Fragen Sie sich, was das für die Unabhängigkeit der Betreiber bedeutet.

→ Werden Ferndiagnosen angeboten? Diese sind Ärzten in Deutschland nicht erlaubt.

So bereiten Sie sich auf das Arztgespräch vor

Damit der Arzt eine Erkrankung feststellen kann, bedarf es zunächst der Anamnese, das heißt, der Arzt unterhält sich mit dem Patienten, um seine Leidensgeschichte zu erfahren. Dies sollte man sich vor dem Arztbesuch klarmachen und sich innerlich darauf vorbereiten.

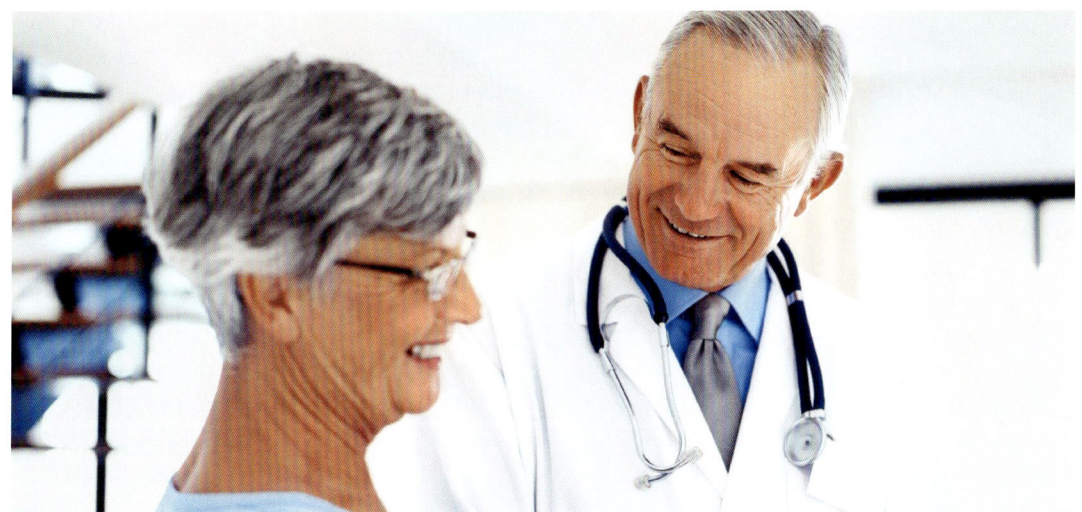

Zu einem vetrauensvollen Arztgespräch gehören in der Regel auch Informationen über das soziale Umfeld des Patienten sowie seine psychische Verfassung.

Wem es schlecht geht, der erhofft sich zu Recht, dass sich sein Arzt mit ihm ausführlich beschäftigt. Halsweh und Husten sind meist Bagatellen, müssen dies aber nicht sein, wenn dabei z. B. stechende Schmerzen in der Brust auftreten oder wenn der Patient Fieber hat. Eigentlich müsste sich der Arzt mit diesem Patienten ordentlich Zeit nehmen, doch die hat er heutzutage selten.

Meistens ist das Wartezimmer voll, und die Patienten wollen alle rasch behandelt werden. Rechnerisch sind fünf bis acht Minuten für jeden Patienten eingeplant. Doch wenn ein Notfall dazwischenkommt oder wenn eine Untersuchung länger dauert, muss dieser Zeitverlust beim nächsten Patienten wieder ausgeglichen werden. Kein Wunder, dass so mancher Arztbesuch hektisch verläuft und den Patienten enttäuscht.

Patienten können Ärzten jedoch helfen, sich auf das Wesentliche zu konzentrieren, indem sie sich auf den Besuch vorbereiten. Das gilt vor allem dann, wenn sie zum ersten Mal in die Sprechstunde gehen oder wenn sie wissen, dass sie im Behandlungszimmer meistens sehr nervös sind. Notizen zu Beschwerden, Vorerkrankungen, Medikamenten und Lebensumständen helfen auch, nichts Wesentliches zu vergessen.

Vorbereitung für den Besuch bei einem neuen Arzt

→ **Symptome beobachten**

Wenn Sie unter bestimmten Beschwerden leiden (etwa an Kopfschmerzen, Sodbrennen oder unregelmäßiger Verdauung), ist es nützlich, wenn Sie in einer Art Tagbuch genau notieren, wann und unter welchen Umständen sich diese Probleme bemerkbar machen. Halten Sie fest, wann und in welcher Intensität die Beschwerden auftreten. Dies erleichtert Ihrem Arzt die Diagnose.

Vorbereitung für den Besuch bei Ihrem Hausarzt

Überlegen Sie sich vor dem Arzttermin Ihre Fragen. Damit Sie nichts vergessen, notieren Sie sich diese auf einem kleinen Zettel. Wenn Sie etwas nicht verstanden haben, fragen Sie sofort nach.

→ Den Wunsch nach einem Rezept für ein bestimmtes Medikament, eine Überweisung zum Facharzt oder eine Krankschreibung sollten Sie gleich zu Beginn ansprechen.

→ Ihre aktuellen Beschwerden?

→ Was können Sie dazu beitragen, um schnell wieder gesund zu werden?

→ Welche Behandlungsmöglichkeiten gibt es?

→ Was ist das Ziel der vorgeschlagenen Behandlung?

→ Welche Nebenwirkungen, Risiken oder Einschränkungen sind damit verbunden?

→ Wann und wie müssen die Medikamente eingenommen werden?

→ Wann ist der nächste Kontrollbesuch fällig?

→ Unangenehmes nicht verschweigen!

Scheuen Sie sich auch nicht, auf Kleinigkeiten hinzuweisen, die Ihnen nebensächlich erscheinen oder sogar peinlich sind. Beim Arzt dürfen Sie sich nicht genieren, auch über körperliche Beschwerden zu reden, die man seinen Mitmenschen gegenüber gerne verschweigt. Dazu gehören Auffälligkeiten an den Genitalien. Ihr Arzt wird Sie keinesfalls belächeln, wenn Sie beispielsweise über sexuelle Probleme oder Schmerzen im Analbereich reden.

→ Lebensumstände mitteilen

Die Seele ist ebenso wichtig wie der Körper. Schildern Sie beim ersten Arztbesuch ganz offen Ihre Lebensumstände. Haben Sie Familie, oder leben Sie alleine? Leiden Sie unter familiären Problemen? Welchen Beruf üben Sie aus? Kommen Sie mit der Arbeitsbelastung zurecht, oder wirkt sich Ihre Arbeit nachteilig auf Ihren Körper aus? Es hat auch keinen Sinn, wenn Sie persönliche Probleme verschweigen, etwa dass Sie gerne und häufig Alkohol trinken oder rauchen. Wichtig ist auch die Qualität Ihres Schlafes. Seien Sie ehrlich, wenn Sie ohne Schlafmittel nicht auskommen.

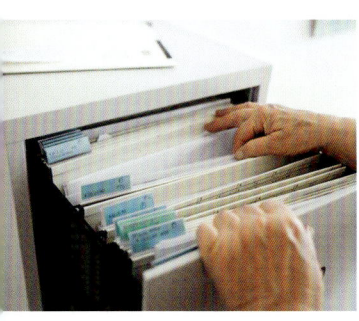

In der Patientenkartei hält der Hausarzt wichtige Untersuchungsergebnisse bereit. Wenn Sie den Arzt wechseln, kann er diese auch weitergeben.

→ Erkrankungen der Angehörigen erwähnen

Sie sollten auch nicht verschweigen, wenn in Ihrer Familie jemand schwer erkrankt ist, worunter Sie natürlich leiden. Wichtig ist aber auch, wenn Familienangehörige unter chronischen Krankheiten litten oder leiden. Unter Umständen stuft Ihr Arzt Sie dann als Risikopatient ein, der spezielle Vorsorgeuntersuchungen benötigt, die die Krankenkasse dann auch bezahlt. Dies ist bei bestimmten Krebserkrankungen oder neurologischen Leiden der Fall.

→ Ängste nicht verschweigen

Seien Sie offen, wenn Sie unter Ängsten leiden oder sich vor bestimmten Krankheiten fürchten. Ihr Arzt wird dies ernst nehmen und Sie besonders intensiv untersuchen, um Ihre Sorgen zu zerstreuen. Denken Sie immer daran, Ihr Arzt ist Ihr Partner und vertrauensvoller Berater. Über alles, was Sie ihm anvertrauen, ist er zu strengstem Stillschweigen verpflichtet, auch Ihren Angehörigen, Versicherungen, Behörden und vor allem Ihrem Arbeitgeber gegenüber. Ihr Arzt beurteilt Sie nicht moralisch, doch er muss Ihre Probleme – auch intime – kennen, um Ihnen zu helfen. Oft stecken hinter körperlichen Beschwerden psychische Probleme, die sich nicht mit einem Rezept beheben lassen.

→ Dokumentieren Sie Ihre bisherigen Medikamente

Ihr Arzt muss wissen, welche Medikamente Sie einnehmen. Schreiben Sie vor dem Arztbesuch alle auf – verschreibungspflichtige, aber auch frei verkäufliche. Neben dem Namen notieren Sie auch, wie oft und in welcher Dosis Sie diese einnehmen, nehmen Sie eventuell den Beipackzettel mit. Vergessen Sie nicht Mittel, die Sie ohne Rezept aus eigener Entscheidung kaufen, z. B. Nahrungsergänzungsmittel, Vitaminpräparate oder Mineralstoffe. Auch dies sind Arzneimittel im weiteren Sinn.

Was der Arzt alles untersucht

Manche Menschen suchen sehr ungern einen Arzt auf. Sie haben Angst davor, eine schlimme Diagnose zu erfahren, oder sie fürchten unangenehme oder schmerzhafte Untersuchungsmethoden. Durch entsprechende Information und Vorbereitung lässt sich diese Angst aber nehmen.

Ob Sie nun zum Gesundheits-Check-up oder zu einer Vorsorgeuntersuchung in die Praxis kommen, der Arzt wird Sie zuerst einmal mit seinen Händen und dem Stethoskop untersuchen. Er tastet mit den Händen den Bauch ab, um Lage und Größe der Bauchorgane festzustellen. Um Herz und Lunge zu prüfen, klopft er den Brustkorb ab und horcht auf Herz- und Atemgeräusche mit Hilfe des Stethoskops. Oft gehört auch ein Blick in die Ohren, in die Nase und den Rachen dazu. Bei einer gründlichen Untersuchung bittet Sie der Arzt, sich zu entkleiden und vor ihm ein paar Schritte zu machen. Aus dieser für den Laien unspektakulären Untersuchung gewinnt der erfahrene Arzt bereits Anhaltspunkte, was Ihre gesundheitlichen Probleme sein könnten.

Die Blutdruckmessung

Die Kontrolle des Blutdrucks gehört zur Routineuntersuchung und lässt Schlüsse auf die Funktion von Herz und Kreislauf zu. Dabei wird um den Oberarm eine Gummimanschette gelegt und so lange mit Luft aufgepumpt, bis sie die Schlagader so weit zusammendrückt, dass der Blutfluss unterbrochen ist. Langsam wird aus der Manschette dann durch ein Ventil die Luft wieder abgelassen. Gleichzeitig stellt der Arzt mit dem Stethoskop fest, ab welchem Druckwert das Blut wieder fließt, also der Puls zu hören ist. Der Arzt ermittelt zwei Werte: den systolischen Druck, wenn beim Ablassen der Luft der Puls wieder wahrzunehmen ist. Der zweite Wert ist der diastolische Druck, der dann erreicht wird, wenn der Puls nicht mehr zu hören ist. Der Blutdruck wird in Millimeter Quecksilber (mmHg) gemessen. Wenn der Arzt z. B. den Wert 130/80 notiert, heißt dies, dass der obere systolische Wert 130 mmHg beträgt und der diastolische Wert 80 mmHg. Da das Verfahren einst von einem italienischen Arzt namens Riva-Rocci erfunden wurde, setzt der Arzt vor die gemessenen Werte die Abkürzung RR.

Größe und Gewicht

Auch Ihr Gewicht und Ihre Körpergröße sind wichtig, da sich aus diesen Daten errechnen lässt, ob Sie normalgewichtig

Die Messung des Blutdrucks gehört zu den Routineuntersuchungen beim Allgemeinarzt. Damit wird u. a. die Funktion des Herz-Kreislauf-Systems geprüft.

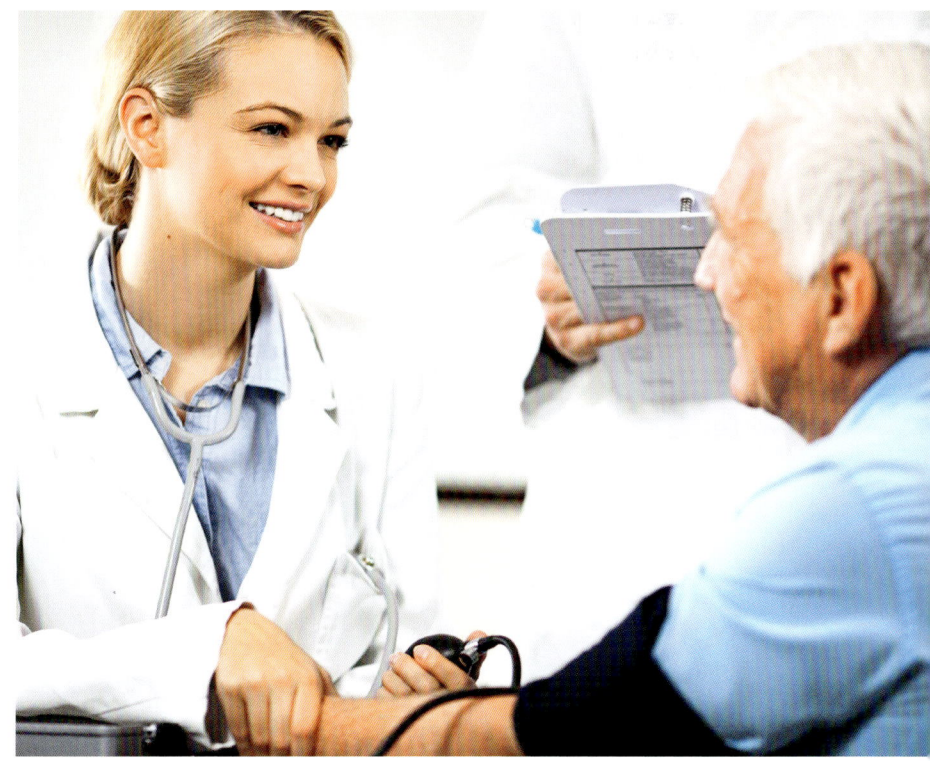

sind, zu wenig wiegen oder an Übergewicht leiden. Für den Arzt wird dadurch erkennbar, ob Krankheitsrisiken für Sie damit verbunden sind.

Laboruntersuchungen

Blutuntersuchungen erlauben heute, viele Krankheiten zu erkennen. Es gibt unzählige Tests, die meist in einem Fremdlabor durchgeführt werden. Am einfachsten ist das Blutbild. Dabei werden nur ein paar Bluttropfen durch Anritzen der Fingerkuppe oder des Ohrläppchens benötigt. Für alle anderen Blutuntersuchungen benötigt man eine größere Menge Blut, das aus einer Armvene entnommen wird. Zuerst wird der Oberarm mit einer Binde abgebunden, um das Blut zu stauen, dann wird die Ellenbeuge desinfiziert und eine dünne Kanüle in die Vene geschoben. Das ist nur ein winziger Stich, niemand muss davor Angst haben. Das Blut fließt dann in verschiedene Röhrchen, die ins Labor geschickt werden.

Aus dem Urin können Schlüsse auf die Tätigkeit der Nieren gezogen werden. Der Arzt wird Sie mit einem kleinen Plastikgefäß auf die Toilette schicken und bitten, in das Gefäß Wasser zu lassen. Bei Verdacht auf Darmerkrankungen bittet Sie der Arzt, gelegentlich von zu Hause eine Stuhlprobe in einem speziellen Gefäß in die Praxis zu

Für Laboruntersuchungen werden zunächst Proben entnommen. Zumeist werden diese in einem Fremdlabor durchgeführt, das den Arzt dann über die Ergebnisse informiert.

bringen. Bei Krebsvorsorgeuntersuchungen bekommen Sie Briefchen mit, die zwei Testfelder enthalten, auf die Sie ein wenig Stuhlgang auftragen müssen. Dies tun Sie an drei aufeinanderfolgenden Tagen. Die Heftchen werden dann im Labor auf Blutspuren untersucht, die auf einen Tumor im Dickdarm hinweisen können.

EKG und EEG

Der menschliche Körper erzeugt Strom, wenn auch in äußerst geringer Stärke. Diese Ströme können gemessen und in Kurven dargestellt werden. Aus dem Verlauf dieser Kurven kann der Arzt Rückschlüsse auf Erkrankungen des Herzens bzw. des Gehirns ziehen. Das Elektrokardiogramm (EKG) untersucht die Aktivität des Herzens, das Elektroenzephalogramm (EEG) die des Gehirns. Um diese Untersuchungen durchzuführen, müssen beim EKG Elektroden an den Beinen und dem Brustkorb befestigt werden, beim EEG Elektroden auf dem Kopf.

Bildgebende Verfahren

Der Arzt hat die Möglichkeit, mit verschiedenen Hightechgeräten völlig schmerzlos in den Körper zu blicken.

In der normalen Arztpraxis wird dazu heute fast ausschließlich das Ultraschallgerät (Sonografie) eingesetzt. Diese Methode, die mit unschädlichen Schallwellen arbeitet, ist heute sehr weit entwickelt und erlaubt schnell und kostengünstig, Körperorgane zu kontrollieren und Fehlfunktionen zu diagnostizieren. Dabei wird zuerst auf die Haut ein Kontaktgel aufgetragen und dann ein Schallkopf auf den Körper gesetzt. Dies tut nicht weh, wird aber manchmal als unangenehm empfunden, weil die Schallsonde fest auf den Körper gedrückt werden muss. Ultraschall ist eine häufige Methode der Routinediagnostik. Bei bestimmten Fragestellungen kommen spezielle Ultraschallmethoden zum Einsatz. So wird mit der Doppler-Sonografie der Blutfluss nachgewiesen. Mit speziellen Sonden kann man auch bestimmte Körperbereiche näher untersuchen.

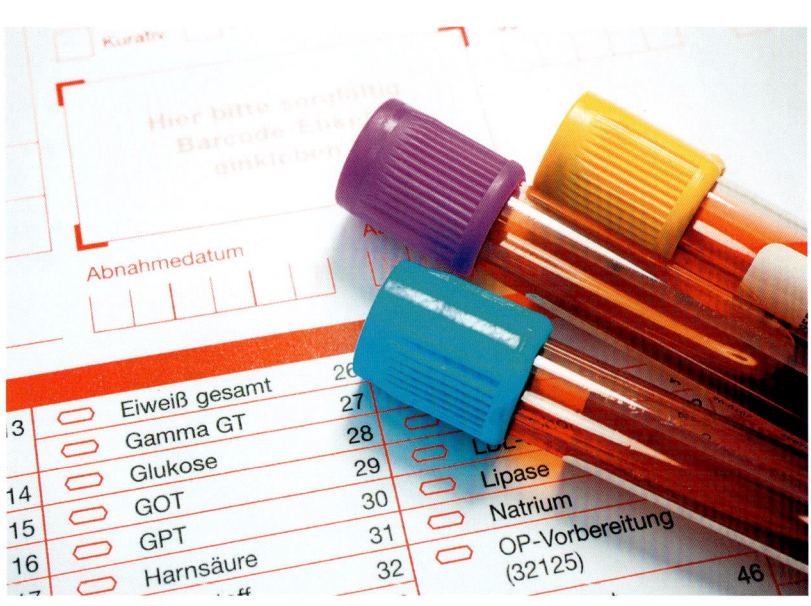

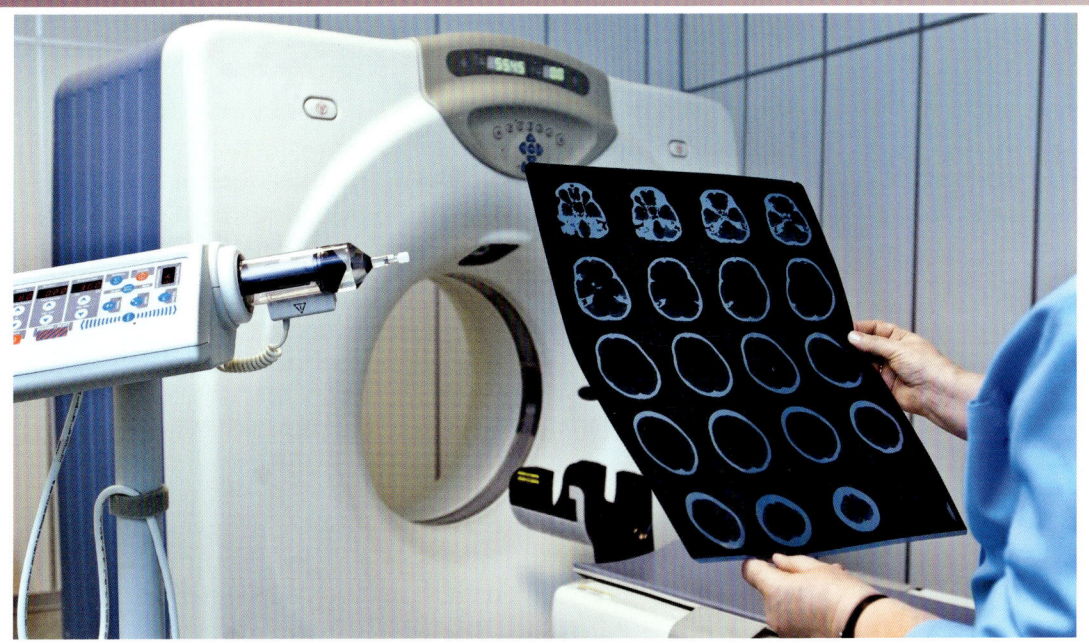

Bei der Computertomografie (CT) entstehen zahlreiche Röntgenbilder, die zu Schnittbildern des Körpers zusammengesetzt werden.

Röntgen

Röntgen ist das älteste in der Medizin eingesetzte Verfahren, das Bilder aus dem Inneren des Körpers zeigt. Moderne Röntgengeräte arbeiten heute digital und kommen mit sehr wenig Strahlung aus. Das Röntgengerät schickt kurzzeitig ionisierende Röntgenstrahlen durch den untersuchten Körperteil. Diese Strahlen werden von den verschiedenen Gewebearten mal weniger, mal stärker abgeschwächt. Hinter dem Körperteil, der untersucht wird, befindet sich ein Sensor, der die unterschiedliche Stärke der auf ihn treffenden Röntgenstrahlen registriert und über einen Rechner auf einem Bildschirm darstellt. Da Röntgenstrahlung gesundes Gewebe beschädigen kann, werden die Bereiche des Körpers, die nicht geröntgt werden, mit einer strahlenundurchlässigen Bleischürze abgedeckt. In einem Röntgenpass werden alle Röntgenuntersuchungen dokumentiert. Dieses Dokument sollten Sie gut aufbewahren und zu jeder Röntgenuntersuchung (auch CT und Mammografie) mitbringen.

Computertomografie (CT)

Die CT ist eine Form der Röntgenuntersuchung, bei der der Röntgenstrahl um den Bereich des Körpers rotiert, der untersucht werden soll. Der Patient wird dazu auf einem Tisch liegend in eine Röntgenröhre gefahren. Dabei entsteht nicht – wie bei der herkömmlichen Röntgenuntersuchung – nur ein Bild, sondern viele Bilder, die zu Schnittbildern des Körpers zusammengesetzt werden.

Diese Untersuchung ermöglicht es dem Arzt, auch kleinere Veränderungen zu erkennen, vor allem dann, wenn dem Patienten zuvor ein Kontrastmittel injiziert wurde, das die Blutgefäße oder andere Gewebe und Körperhöhlen auf dem Röntgenbild sichtbar macht. Nachteilig ist die hohe Strahlenbelastung, weshalb das CT nur dann eingesetzt werden sollte, wenn es im Vergleich zu anderen, für den Körper

So wars bei mir

„Ich gehe ungern zum Arzt. Meine Verdauungsprobleme wurden aber immer schlimmer. Das sagte ich dem Doktor, und er überwies mich an einen Facharzt zur Darmspiegelung. Ich war ganz fertig. Darüber hatte ich schon viel gehört, wie schlimm das sei. Meine Frau drängte mich, zu gehen. So aufgeregt war ich noch nie. Der Arzt beruhigte mich, ich bekam eine Spritze und schlief sofort ein. Als ich aufwachte, ging es mir blendend. Meine Angst war völlig unnötig. Eine Darmspiegelung kann ich jedermann, der das braucht, nur empfehlen."

Herbert K.

141

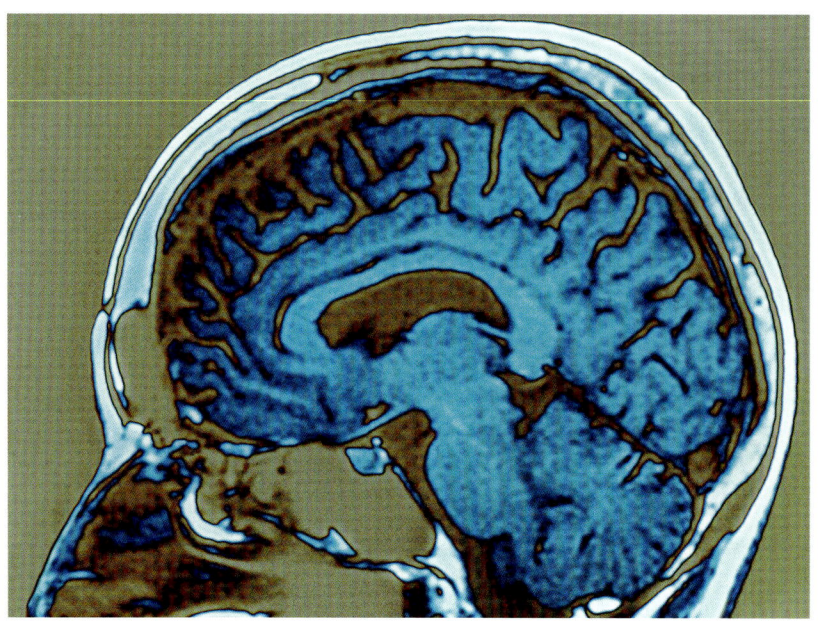

Schichtbild eines Magnetresonanztomografen der Kopfregion eines Patienten. Der MRT kommt ohne Röntgenstrahlung aus.

weniger belastenden Untersuchungen neue und wichtige Erkenntnisse über den Gesundheitszustand verspricht.

Mammografie

Die Mammografie ist eine Röntgenuntersuchung der weiblichen Brust mit speziellen Geräten. Sie wird zur Vorsorge und Erkennung von Brustkrebs eingesetzt. Schon kleinste Knoten sowie kleine Verkalkungen kann der Arzt mit diesem Verfahren orten, bei dem die Brust zwischen zwei Platten gepresst und aus verschiedenen Perspektiven geröntgt wird. Da das Brustgewebe bei jüngeren Frauen oft noch zu dicht ist, um Veränderungen zu erkennen, kommt die Mammografie routinemäßig in Deutschland erst bei Frauen ab dem 50. Lebensjahr zum Einsatz.

Magnetresonanztomografie (MRT)

Die MRT (auch Kernspintomografie) ist eine Untersuchung, die genau wie die CT Schichtbilder des Körpers liefert. Im Gegensatz zur CT kommt sie jedoch ohne Röntgenstrahlen aus. Stattdessen arbeitet die MRT mit Magnetfeldern, welche die Atomkerne im Körper in eine bestimmte Drehrichtung ausrichten. Anschließend „stört" das Gerät im vorab festgelegten Untersuchungsbereich diese Ausrichtung durch Radiowellen. Die Atomkerne (vor allem Wasserstoffkerne) richten sich nach Abschaltung der Radiowellen erneut am Magnetfeld aus und senden dabei ein Signal an den Tomografen, der diesen aufzeichnet. Aus diesen Signalen, die von Gewebe zu Gewebe leicht unterschiedlich sind, setzt ein Computer anschließend ein Schnittbild des Körpers zusammen, auf dem Veränderungen sichtbar sind.

Da die MRT mit starken Magnetfeldern arbeitet, ist diese Untersuchung tabu für Personen mit Herzschrittmachern oder implantierten Elektroden zur Hirnstimulation oder anderen implantierten elektrischen Geräten, die gestört werden könnten. Auch Metall im Körper (z. B. nach Knochenbrüchen) ist in der Regel eine Gegenanzeige für die MRT.

Mittlerweile besitzen einige Kliniken einen Tomografen, der an den Seiten geöffnet ist. Normalerweise handelt es sich jedoch um eine Röhre, in die der Patient auf einem Tisch gefahren wird. Wegen der großen Lautstärke im Gerät muss er Kopfhörer aufsetzen, die die Geräusche dämpfen.

Szintigrafie

Die Szintigrafie ist ein Verfahren der Nuklearmedizin, das heißt zur Feststellung des Zustands bzw. der Funktion eines Organs werden Stoffe injiziert oder müssen geschluckt werden, die entweder schwach radioaktiv sind oder mit einer schwach radioaktiven Substanz markiert sind. Nachdem diese sogenannten Radiopharmaka sich in dem Organ oder, wie bei der Skelettszintigrafie, in den Knochen angereichert haben, senden sie Strahlen aus, die ein Gerät mit der Bezeichnung Gammakamera auffängt und zu einem Bild zusammensetzt.

Die Szintigrafie ist ein bewährtes Diagnoseverfahren für Schilddrüsenerkrankungen, für Entzündungen oder Tumoren des Skeletts, aber auch die Funktion von Organen wie dem Herzen, der Lunge oder den Nieren kann mit ihr geprüft werden.

Die radioaktiven Substanzen haben eine kurze Halbwertszeit. Sie zerfallen also in der Regel nach einigen Stunden und senden dann keine für den Körper unter Umständen gefährlich werdende Strahlung mehr aus. Die Strahlenbelastung der Szintigrafie liegt meistens weit unter der einer Computertomografie.

Positronenemissionstomografie (PET)

Die PET arbeitet wie die Szintigrafie mit Substanzen, die mit radioaktiven Stoffen markiert sind und von den Zielorganen oder Zielzellen vermehrt aufgenommen werden. Bei der PET werden ausschließlich Stoffe eingesetzt, die bestimmte Teilchen, sogenannte Positronen, aussenden. Kommen diese im Körper mit einem Elektron – einem negativ geladenen Teilchen – in Berührung, entstehen Photonen, die von Detektoren aufgefangen werden.

Genau wie bei der Computertomografie findet die Untersuchung in einer Röhre statt. Die Detektoren in der Röhre sind ringförmig angeordnet, sodass sie zahlreiche Signale auf einmal auffangen können, die anschließend ein Computer zu Schnittbildern des Körpers zusammensetzt. Mithilfe der PET können Ärzte u. a. kleinste bösartige Tumoren aufspüren. Da sowohl die Strahlenbelastung als auch die Kosten der Untersuchung recht hoch sind, wird sie nur im Einzelfall eingesetzt.

Die PET-CT ist eine Kombination aus Positronenemissions- und Computertomografie. So genau die PET im Aufspüren von bösartigen Tumoren ist, so ungenau lässt sich der Tumor mit ihr orten. Der Grund: Die PET bildet die Gewebestrukturen des Körpers nur unzureichend ab. Um einen Tumor entfernen zu können, muss der Arzt jedoch die genaue Lage des Tumors kennen. Aus diesem Grund wird die PET oft mit der CT gekoppelt. Es gibt spezielle Geräte, mit denen beiden Verfahren gleichzeitig durchgeführt werden können.

Angiografie

Die Darstellung von Blutgefäßen mit röntgenmedizinischen Verfahren bzw. der Magnetresonanztomografie nennen die Mediziner Angiografie. Vor der Untersuchung muss ein Kontrastmittel injiziert werden, das das Innere der Gefäße auf einem Röntgen- oder MRT-Bild sichtbar macht. Mithilfe der Angiografie kann der Arzt gefährliche Engstellen in den Blutgefäßen oder Aussackungen der Gefäßwände erkennen. Eine besonders häufige Untersuchung ist die Koronarangiografie, mit der die Herzkranzgefäße überprüft werden.

Endoskopie

Alle oben beschriebenen Untersuchungsmethoden sind nicht invasiv, das heißt, sie werden außen am Körper durchgeführt. Bei der Endoskopie werden dünne, starre oder flexible, schlauchartige Instrumente durch Körperöffnungen wie Speise- oder Luftröhre, Darm, Scheide oder Harnröhre in den Körper eingeführt. Über eine hoch auflösende extrem miniaturisierte Videokamera wird das Innere des Körpers außen auf einem Bildschirm dargestellt. Über das Instrument kann der Arzt auch Miniaturinstrumente in den Körper einführen und damit Gewebeproben entnehmen oder kleine Auswachsungen wie Polypen entfernen. Die Magenspiegelung stellt die Speiseröhre und den Magen dar, die Koloskopie den Dickdarm und die Bronchoskopie die Lunge. Auch die Blase lässt sich darstellen. Da die Untersuchungen nicht sehr angenehm sind, werden sie in der Regel unter einer Kurzzeitnarkose durchgeführt.

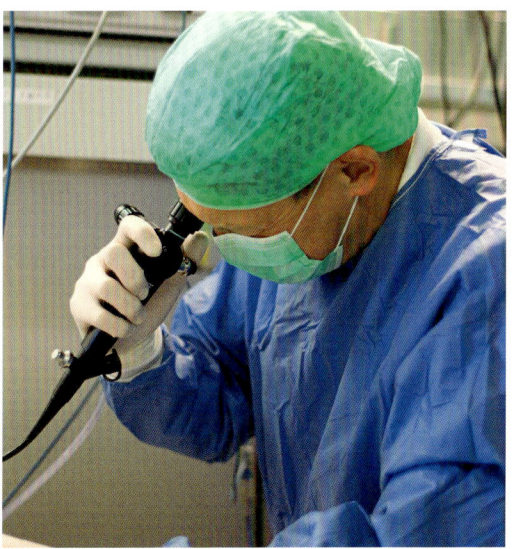

Mithilfe der Endoskopie können Ärzte in das Innere des Körpers blicken, Gewebeproben entnehmen sowie kleinere Operationen durchführen.

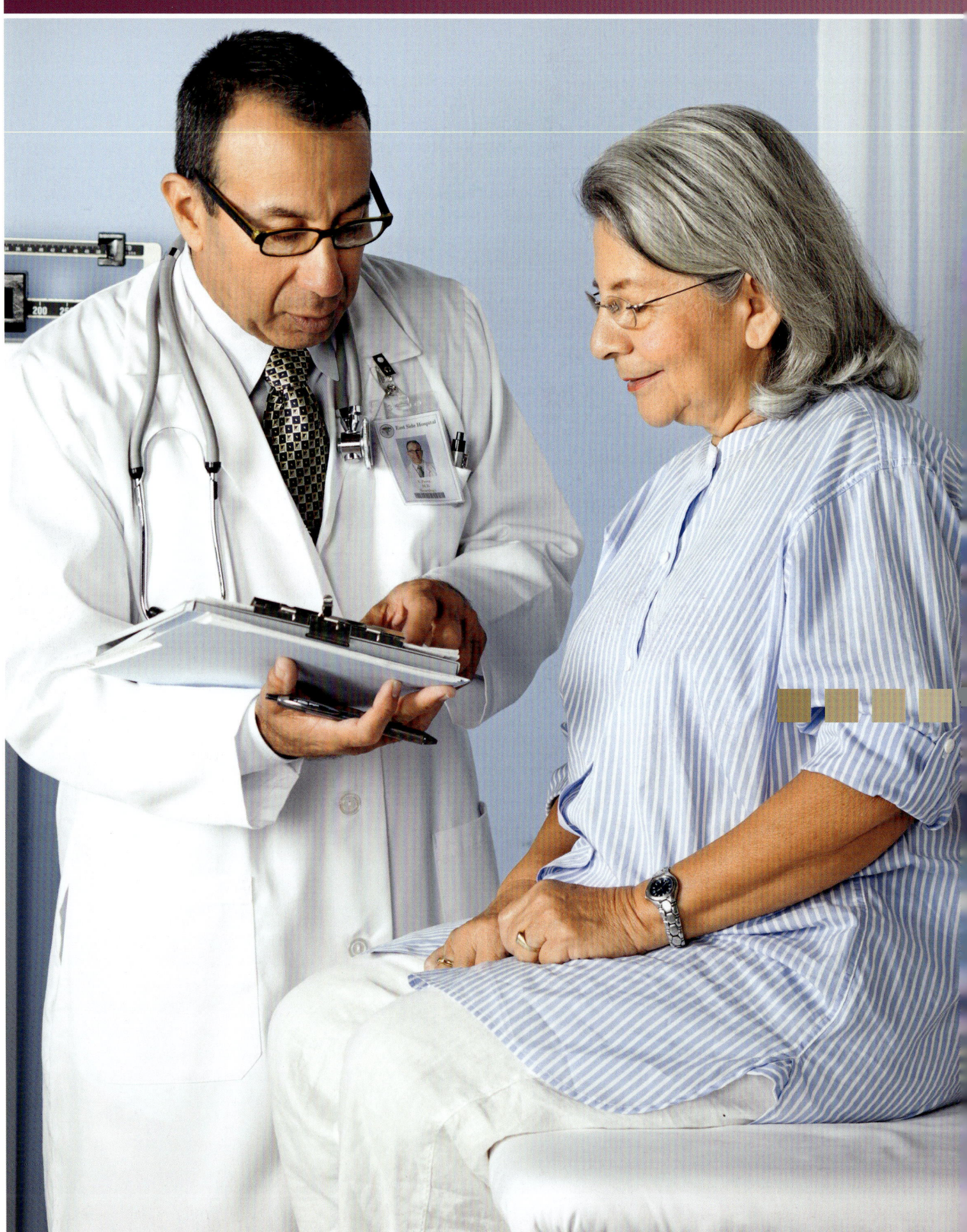

Mein Recht als Patient

Als Patient ist man auf die Hilfe der Ärzte angewiesen und glücklich, wenn die Versicherungen die oft kostspieligen Behandlungen bezahlen. Daher geht niemand gerne gegen jene vor, die ihm ja normalerweise helfen. Doch es gibt eben auch Ärzte, denen grobe Fehler unterlaufen, oder Versicherungen, die einem Patienten die Kostenerstattung für medizinische Behandlungen verweigern. In solchen Situationen sollte man seine Rechte kennen und sie auch einfordern. Am besten informiert man sich, bevor ein Ernstfall eintritt, darüber, welches die Rechte des Patienten sind und wen man um Hilfe ersuchen kann. Neben Patientenberatungsstellen und Fachanwälten für Medizinrecht können auch Selbsthilfegruppen eine wichtige Anlaufstelle sein.

Wer hilft bei strittigen Fragen und Problemen?

Sich im Dschungel unseres Gesundheitswesens zurechtzufinden ist für den Laien fast unmöglich. Für welche medizinischen Maßnahmen werden die Kosten erstattet? Berät und behandelt mich mein Arzt richtig? Staatliche Beratungsstellen und Fachanwälte helfen bei Problemfällen.

Seit mehreren Jahren war Claudia R. wegen chronischer Kreuzschmerzen bei einem Schmerzspezialisten in Behandlung. Bisher hatte ihre private Krankenversicherung die Kosten dafür immer ohne Probleme erstattet. Doch eines Tages erhielt sie von dieser ein Schreiben mit der Bitte um eine ausführliche Stellungnahme ihres Schmerzexperten, in der er erläutern sollte, aus welchem Grund ihre Behandlung notwendig sei und wie lange diese voraussichtlich noch fortgesetzt werden müsse. Nachdem sie die gewünschten Antworten ihres Schmerztherapeuten eingereicht hatte, erhielt sie von der Krankenversicherung den Bescheid, man werde diese Unterlagen einem externen Gutachter zur Prüfung weiterleiten und bitte noch um etwas Geduld.

Vier Wochen später kam ein neuer Bescheid der Krankenkasse: Der externe Gutachter erachte einen Großteil der erfolgten schmerztherapeutischen Maßnahmen für medizinisch nicht notwendig. Daher könne die Krankenversicherung leider nur einen Bruchteil der Kosten dafür erstatten.

Zum Glück hatte Frau R. eine Rechtsschutzversicherung, die auch Streitigkeiten mit Krankenversicherungen umfasste. Eine Bekannte empfahl ihr eine gute Anwältin für Medizinrecht. Diese forderte das Gutachten von der Krankenversicherung an, und es stellte sich heraus, dass der externe Gutachter die Behandlungsmethoden von Frau R.'s Schmerztherapeuten generell in Zweifel zog, obwohl dieser ein international anerkannter Experte war.

Eine Prüfung der Argumentation des Gutachters bewies, dass dessen Ausführungen wissenschaftlich nicht haltbar waren, was die Anwältin Frau R.'s Krankenkasse auch mitteilte. Die Auseinandersetzung endete damit, dass die Krankenversicherung sich schließlich bereiterklärte, die vollen Kosten für die Schmerztherapie zu übernehmen, und sich bei Frau R. sogar entschuldigte.

Pflicht zur Gesundheitsversorgung

Jeder Mensch hat ein Recht auf körperliche Unversehrtheit, welches im Grundgesetz verankert ist. Das bedeutet, der Staat hat die Pflicht, die Gesundheit jedes Einzelnen nach Möglichkeit zu erhalten. Daraus ergibt sich ein gesetzlicher Anspruch auf eine qualitativ angemessene und zeit-

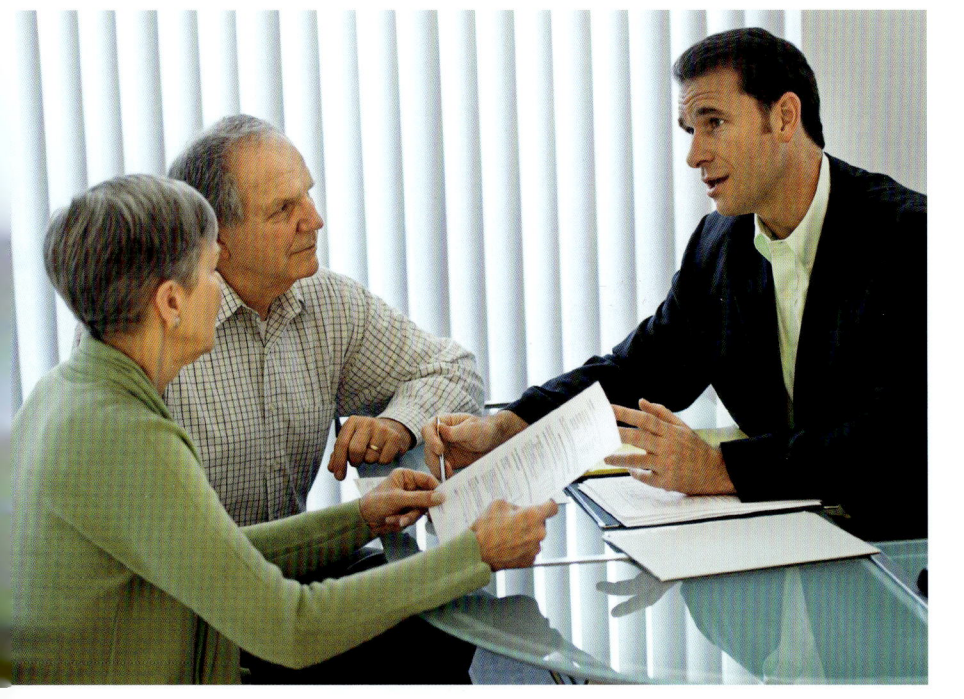

Falls Sie rechtliche Unterstützung benötigen, sollten Sie sich an einen Fachanwalt für Medizinrecht wenden.

gemäße Gesundheitsversorgung, zu deren Finanzierung die Krankenversicherungen verpflichtet sind.

Andererseits gibt es freilich auch ein Wirtschaftlichkeitsgebot: Um mit den zur Verfügung stehenden, immer knapper werdenden Geldern auszukommen, müssen die Krankenkassen ihren Patienten eine zwar ausreichende und qualitativ hochwertige, aber dennoch möglichst kostengünstige Versorgung anbieten.

Und genau hier liegt das Problem: In der Realität wird leider oft am falschen Ende gespart. Immer wieder kommt es vor, dass Krankenkassen ihren Patienten unberechtigterweise Leistungen vorzuenthalten oder zu kürzen versuchen. Und solche Fälle sind aufgrund der Sparzwänge in unserem Gesundheitswesen in den letzten zehn bis 15 Jahren sehr viel häufiger geworden. Haben früher auch gesetzliche Krankenkassen die meisten Leistungen problemlos erstattet, so wird inzwischen alles sehr viel genauer geprüft und hinterfragt – auch bei den privaten Kassen.

Informieren Sie sich über Ihre Rechte

Hier hat der Patient nun meist das Problem, dass er nicht genau weiß, auf welche Leistungen er eigentlich Anspruch hat. Hinzu kommt bei vielen Patienten auch noch eine gewisse Scheu davor, sich mit ihrer Krankenversicherung anzulegen – denn ein Rechtsstreit kostet Geld, und davor schreckt man natürlich zunächst einmal zurück. Wie soll ein Patient sich also verhalten, wenn seine Krankenkasse bei der Kostenerstattung für bestimmte Leistungen Schwierigkeiten macht?

Am sinnvollsten ist es, sich zunächst einmal über seine Rechte und Ansprüche beraten zu lassen. Sie können sich an den Patientenbeauftragten der Bundesregierung in Berlin wenden oder an die über 20 regionalen Beratungsstellen der „Unabhängigen Patientenberatung" in ganz Deutschland (siehe Kasten).

Ist eine gesetzliche Krankenversicherung mit ihrer Leistungsverweigerung eindeutig

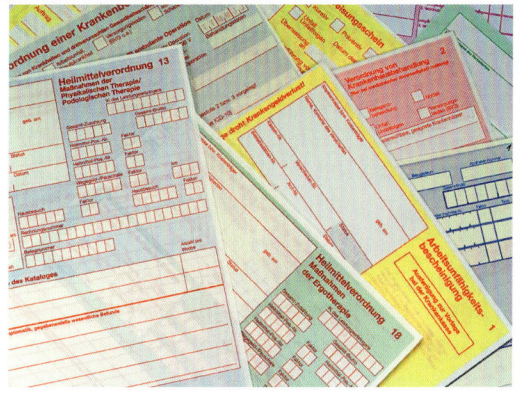

Für Patienten ist es nahezu unmöglich, die zahlreichen Bestimmungen der Krankenkassen zu überblicken.

im Unrecht, so kann der Patient sich auf die bei der unabhängigen Patientenberatung eingeholte Auskunft berufen. Dann weiß die Krankenkasse, dass sie zur Erbringung der betreffenden Leistung verpflichtet ist. Sollte sie sich trotzdem immer noch weigern, kann man sich direkt mit dem Patientenbeauftragten in Verbindung setzen, der dann vermittelnd einschreitet.

So finden Sie den richtigen Anwalt

Falls das alles zu keiner Lösung führt (sowie in Streitfällen mit privaten Krankenversicherungen), kann man einen Rechtsanwalt zu Rate ziehen. Es sollte allerdings ein Anwalt sein, der sich auf diesem Gebiet gut auskennt. Seit mehreren Jahren gibt es

Hier finden Sie Unterstützung in strittigen Fällen

Beauftragter der Bundesregierung für die Belange der Patientinnen und Patienten (kurz: Patientenbeauftragter) Wolfgang Zöller
Friedrichstr. 108, 10117 Berlin
Tel.: 01888/4413420
Fax: 01888/4413422
E-Mail: info@patientenbeauftragte.de
Internet: www.patientenbeauftragte.de

Unabhängige Patientenberatung:
In 20 Beratungsstellen in ganz Deutschland stehen Ärzte, Psychologen und Sozialarbeiter zur Verfügung, die Fragen rasch beantworten können.
Tel.: 08000/117722

in Deutschland den Titel „Fachanwalt für Medizinrecht". Ein solcher Anwalt muss einen mehrstündigen Kurs mit Prüfungen absolvieren und gegenüber der Rechtsanwaltskammer eine Mindestanzahl konkreter Fälle nachweisen als Beleg dafür, dass er nicht nur theoretisch, sondern auch in der Praxis mit dem Medizinrecht vertraut ist. Hinzu kommt eine jährliche medizinrechtliche Fortbildungspflicht.

Wie findet man als Patient, der sich nicht auskennt, einen solchen Anwalt in der Nähe seines Wohnorts? Oft erhält man durch Mundpropaganda gute Adressen. Andernfalls kann man sich bei der Rechtsanwaltskammer erkundigen. Anwaltskammern bieten auf ihrer Homepage in der Regel eine Anwaltssuche mit verschiedenen Suchkriterien an. Wenn man dort angibt, dass man einen Fachanwalt für Medizinrecht sucht, und seine Stadt oder Postleitzahl eingibt, erhält man meistens mehrere geeignete Adressen.

Als Nächstes sollte man sich den Internetauftritt der betreffenden Kanzlei anschauen. Manche medizinrechtliche Anwaltskanzleien haben sich nämlich auf bestimmte Arten von Streitfällen spezialisiert, d. h., sie vertreten beispielsweise nur Krankenversicherungen oder nur Ärzte in Streitigkeiten mit Patienten. Eine solche Kanzlei ist für Sie natürlich nicht geeignet.

Anschließend sollten Sie bei der betreffenden Kanzlei oder dem Anwalt anrufen. Das erste Telefonat ist kostenlos, sofern man nicht gleich eine rechtliche Frage stellt, die beantwortet werden muss. Für den Erstkontakt – um zu hören, ob der Anwalt einen vertrauenerweckenden Eindruck macht und überhaupt für das betreffende Problem zuständig ist – eignet sich ein persönliches Gespräch am Telefon sehr gut.

Wie der Anwalt vorgeht

Ein guter Rechtsanwalt wird in strittigen Fällen zunächst einmal eine gütliche Einigung anstreben; denn gerichtliche Auseinandersetzungen dauern relativ lange und stellen für den Patienten eine große Belastung dar. Zu dem psychischen Stress durch den langwierigen Rechtsstreit kommt dann häufig auch noch eine nicht unerhebliche finanzielle Belastung hinzu: Ist der Patient nicht rechtsschutzversichert, so muss er, wenn er der Kläger ist, zunächst Gerichtskosten vorschießen sowie Anwaltskosten tragen – und das alles bei ungewissem Prozessausgang, also möglicherweise mit dem Risiko, am Ende auch die Anwaltskosten der Gegenseite übernehmen zu müssen. Insofern ist eine außergerichtliche Lösung immer empfehlenswert. Erst wenn dieser Versuch scheitert, sollte man eine Klage ins Auge fassen.

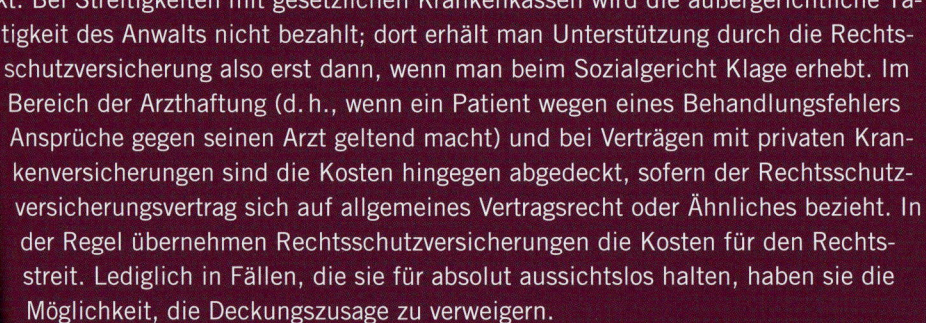

Immer sinnvoll: eine Rechtsschutzversicherung

Wer sich absichern möchte, schließt eine Rechtsschutzversicherung ab, wobei man allerdings darauf achten sollte, dass diese auch Streitfälle mit Krankenversicherungen abdeckt. Bei Streitigkeiten mit gesetzlichen Krankenkassen wird die außergerichtliche Tätigkeit des Anwalts nicht bezahlt; dort erhält man Unterstützung durch die Rechtsschutzversicherung also erst dann, wenn man beim Sozialgericht Klage erhebt. Im Bereich der Arzthaftung (d. h., wenn ein Patient wegen eines Behandlungsfehlers Ansprüche gegen seinen Arzt geltend macht) und bei Verträgen mit privaten Krankenversicherungen sind die Kosten hingegen abgedeckt, sofern der Rechtsschutzversicherungsvertrag sich auf allgemeines Vertragsrecht oder Ähnliches bezieht. In der Regel übernehmen Rechtsschutzversicherungen die Kosten für den Rechtsstreit. Lediglich in Fällen, die sie für absolut aussichtslos halten, haben sie die Möglichkeit, die Deckungszusage zu verweigern.

Was tun bei Verdacht auf ärztliche Behandlungsfehler?

Auch der beste Arzt macht einmal einen Fehler. Wenn Sie die Vermutung haben, falsch behandelt worden zu sein, sollten Sie der Sache nachgehen. Auch in solchen Fällen können Sie als Patient von verschiedenen Seiten Unterstützung erhalten.

Häufig beginnt beim Verdacht auf einen ärztlichen „Kunstfehler" für den Patienten ein langer Leidensweg. Die Beweislast liegt nämlich bei ihm. Das bedeutet, der Patient muss zunächst nachweisen, dass der Arzt einen Fehler gemacht hat, ehe er Anspruch auf eine finanzielle Entschädigung erheben kann. Und dieser Nachweis ist für einen medizinischen Laien schwierig.

Neues Patientenrechtegesetz: gestärkte Position des Patienten

Inzwischen gibt es jedoch wesentliche Erleichterungen für die Patienten. Das im Jahr 2013 in Kraft getretene neue Patientenrechtegesetz stärkt ihre Position nämlich ganz erheblich: Erstmals sind Informations- und Aufklärungspflichten des Arztes jetzt gesetzlich verankert. Ziel dieser Bestimmung ist es, das Informationsgefälle zwischen Behandelndem und Patienten auszugleichen: Der Patient wird nun endgültig zum mündigen Partner seines Arztes, kann die Behandlung aktiv mitgestalten und auch hinterfragen. Der Arzt muss ihn vor jeder geplanten Behandlungsmaßnahme umfassend darüber informieren, welche Untersuchungen anstehen und welche Therapien beabsichtigt sind. Auch über die damit verbundenen Risiken muss er seinen Patienten aufklären. Und damit dieser sich seine Entscheidung gut überlegen kann, muss rechtzeitig vorher ein persönliches Gespräch geführt werden. Eine rein schriftliche Aufklärung reicht nicht aus.

Diese Informationspflicht besteht übrigens auch für die mit der Behandlung

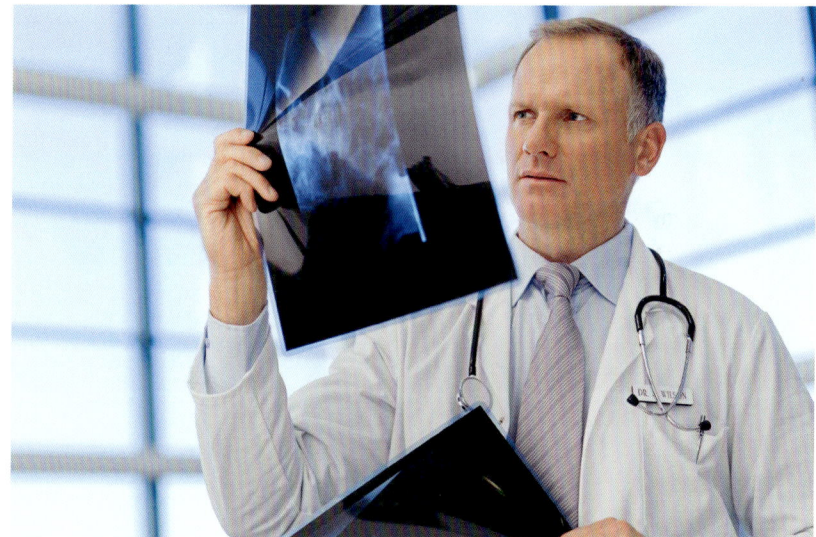

verbundenen Folgekosten: Werden Behandlungskosten nicht von der Krankenkasse übernommen und weiß dies der behandelnde Arzt, so muss er seinen Patienten vor Beginn der Therapie darüber informieren.

Bereiten Sie sich sorgfältig auf dieses Gespräch vor, machen Sie sich Notizen, und schreiben Sie Fragen, die Sie Ihrem Arzt stellen möchten, sicherheitshalber vorher auf, damit Sie nichts Wichtiges vergessen. Scheuen Sie sich auch nicht, Ängste, Zweifel und Bedenken mit dem Arzt zu besprechen und nachzuhaken, wenn Sie etwas nicht verstehen. Er sollte auf alle Ihre Fragen eine plausible Antwort geben können.

Auch die Dokumentationspflichten bei der Behandlung sind im neuen Patientenrechtegesetz festgelegt. Patientenakten müssen vollständig und sorgfältig geführt

Besteht der Verdacht auf Behandlungsfehler, muss in der Regel ein medizinischer Sachverständiger als Gutachter hinzugezogen werden.

Kriterien für die Anwaltssuche:

→ Trägt der Anwalt den Titel „Fachanwalt für Medizinrecht"?
→ Nimmt sich der Anwalt Zeit für eine persönliche Beratung?
→ Hinterfragt er den Fall und erläutert er den Handlungsbedarf?
→ Kann er schon zum ersten Gesprächstermin die auf Sie zukommenden Prozesskosten kalkulieren?
→ Fertigt er unaufgefordert einen schriftlichen Vorschlag für Sie an?
→ Ist die Kanzlei immer gut zu erreichen (nicht nur über Anrufbeantworter)?
→ Fühlen Sie sich gut aufgehoben? Auch die „Chemie" muss stimmen.
→ Hält der Anwalt Termine und Rückrufverabredungen gewissenhaft ein?
→ Schlägt er Ihnen erst einmal den Versuch einer gütlichen Einigung mit dem Prozessgegner vor?

werden. Fehlt die Dokumentation oder ist sie unvollständig, so wird im Prozess zu Lasten des behandelnden Arztes vermutet, dass die nicht dokumentierte Maßnahme auch nicht erfolgt ist. Behandelnde sind künftig auch verpflichtet, zum Schutz von elektronischen Dokumenten eine manipulationssichere Software einzusetzen.

Außerdem haben Patienten jetzt ein gesetzliches Recht zur Einsichtnahme in ihre Patientenakte. Diese verbesserten Aufklärungs- und Informationspflichten führen für die Patienten zu einer erheblichen Beweiserleichterung, wenn ein Verdacht auf einen ärztlichen Behandlungsfehler im Raum steht.

Seit Februar 2013 gilt in Deutschland ein neues Patientenrecht, das Patienten u. a. die Einsicht in ihre Patientenakte garantiert.

Krankenkassen sind zur Hilfeleistung verpflichtet

Auch die Krankenversicherungen werden jetzt stärker in die Pflicht genommen: Sie müssen ab 2013 ihre Versicherten (beispielsweise durch Erstellung medizinischer Gutachten) bei der Durchsetzung von Schadenersatzansprüchen aus Behandlungsfehlern tatkräftig unterstützen. Diesen Service haben auch früher schon viele Krankenkassen ihren Patienten angeboten; inzwischen sind sie jedoch gesetzlich dazu verpflichtet, und Sie können sicher sein, dass auch Ihre Krankenkasse Sie unterstützen wird.

Weiterhin finden Patienten im Falle von Behandlungsfehlern natürlich auch Rat und Hilfe bei den bereits erwähnten regionalen Patientenberatungsstellen und über das bundesweite Beratungstelefon.

Wie bei allen Rechtsstreitigkeiten empfiehlt es sich übrigens auch hier, zunächst einmal eine gütliche, außergerichtliche Klärung anzustreben: Sprechen Sie mit dem betreffenden Arzt bzw. dem leitenden Klinikdirektorium. In zahlreichen Krankenhäusern gibt es auch eigene Beschwerdestellen, an die man sich als Patient wenden kann.

Erst wenn Arzt oder Krankenhaus offensichtlich nicht zu einer gütlichen Einigung bereit sind, sollte man rechtliche Schritte unternehmen. Auch in solchen Fällen ist eine Rechtsschutzversicherung hilfreich, die die Kosten für diese oft sehr langwierigen Rechtsstreitigkeiten übernimmt, damit der Patient zusätzlich zu dem erlittenen gesundheitlichen Schaden nicht auch noch große finanzielle Verluste zu befürchten braucht.

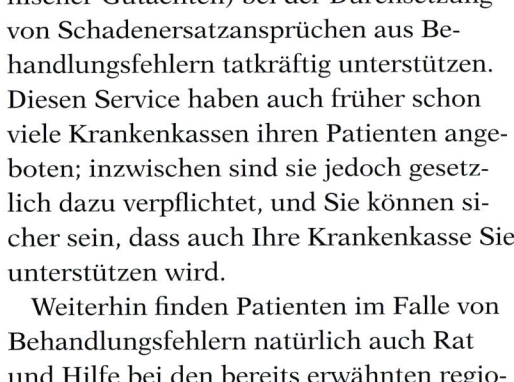

Wer übernimmt die Kosten bei notwendigen Reha-Maßnahmen?

Bei vielen Erkrankungen sowie nach operativen Eingriffen oder Unfällen sind anschließende Maßnahmen erforderlich, um eine langfristige Genesung des Patienten zu gewährleisten und Folgeschäden zu verhindern. Diese bezeichnet man als Rehabilitation (kurz: „Reha").

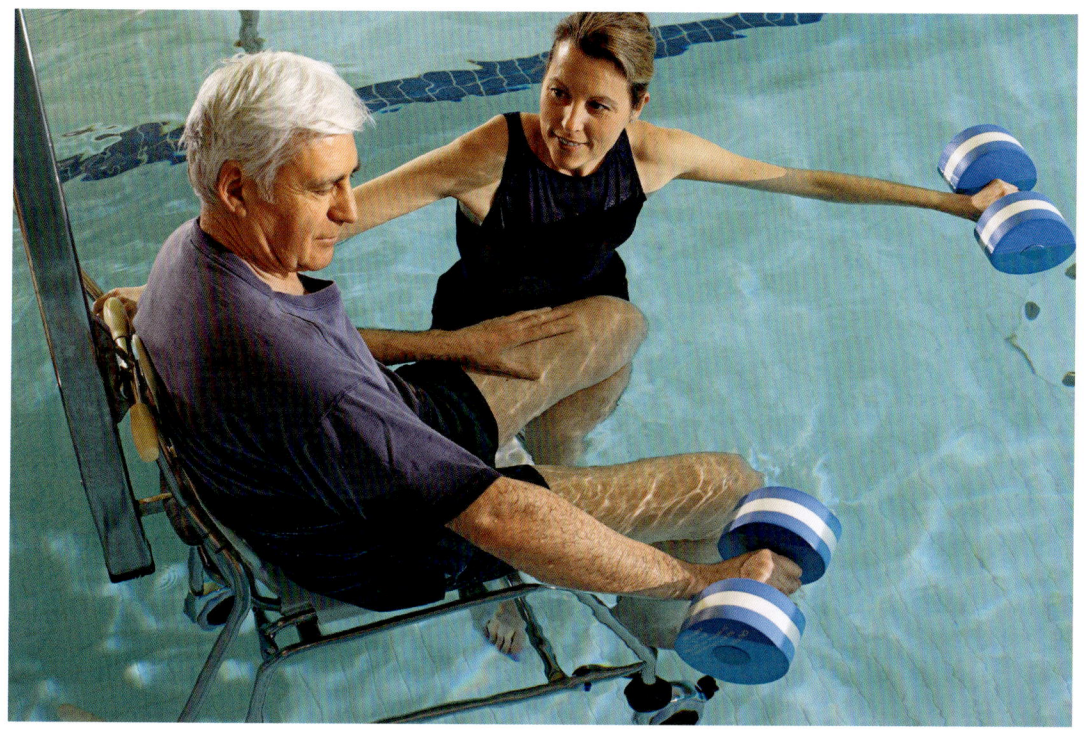

Die Kosten für die Reha werden je nach Art der Leistung entweder von der Kranken-, Renten- oder Unfallversicherung übernommen.

Ein Herzinfarkt oder Schlaganfall, ein Diabetes, eine Depression, eine Hüftoperation oder auch ein böser Sturz mit Oberschenkelhalsbruch: Das sind typische Fälle, in denen Patienten eine Rehabilitationsleistung in Anspruch nehmen können. Die Reha-Maßnahmen sind auf das jeweilige Krankheitsbild abgestimmt und sollen dazu beitragen, dass der Patient wieder gesundet, möglichst schnell wieder arbeitsfähig wird bzw. ein selbstständiges Leben führen kann, ohne dauerhaft auf Hilfe oder Pflege angewiesen zu sein. Je nach Art der Maßnahme und Ursache des Problems kommen unterschiedliche Versicherungen für die Kosten auf:

→ Reha-Maßnahmen, die notwendig sind, um eine körperliche oder psychische Erkrankung zu heilen, ihrer Verschlimmerung vorzubeugen oder Krankheitsbeschwerden zu lindern (sogenannte medizinische Rehabilitation), werden von den Krankenversicherungen bezahlt. Die Krankenkassen sind auch für die Kostenübernahme zuständig, wenn es darum geht, einer drohenden Behinderung oder Pflegebedürftigkeit vorzubeugen. Hierbei besteht für gesetzliche und private Krankenversicherungen eine unterschiedliche Rechtslage: Gesetzliche Krankenkassen sind seit April 2007 dazu verpflichtet, die Kosten sämtlicher Reha-Maßnahmen

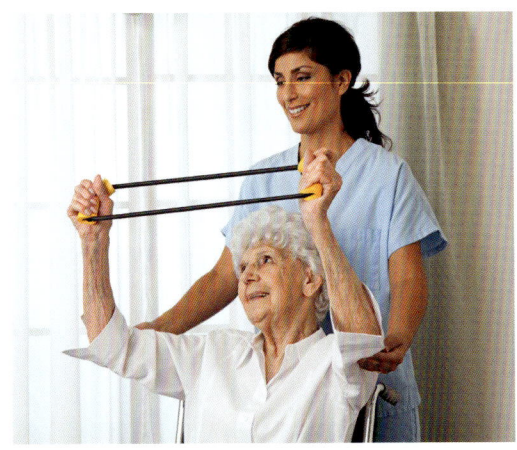

Reha-Maßnahmen können sowohl ambulant zu Hause als auch stationär in einer speziellen Klinik erfolgen.

(sowohl ambulant als auch stationär) zu übernehmen. Dies umfasst auch die Rehabilitation für ältere Menschen (geriatrische Rehabilitation). Bei privaten Krankenversicherungen kommt es darauf an, ob der Versicherungsvertrag Rehabilitationsleistungen umfasst: Nur dann sind die privaten Kassen verpflichtet, die Kosten dafür zu tragen.

→ Behandlungen, die der Wiederherstellung der Arbeitsfähigkeit bzw. Wiedereingliederung ins Berufsleben dienen, werden von der Rentenversicherung finanziert.

Mehr Flexibilität durch freie Wahl

Mittlerweile dürfen Patienten die Einrichtung für ihre medizinische Rehabilitation selbst wählen. Früher standen nur Reha-Kliniken zur Verfügung, mit denen ihre Krankenkasse einen Versorgungsvertrag hatte. Diese Wahlfreiheit zwischen allen zertifizierten und zugelassenen stationären Reha-Einrichtungen gilt aber nur, wenn die gesetzliche Krankenversicherung (also nicht die Unfall- oder Rentenversicherung) für die Maßnahme zuständig ist. Ist die gewählte Reha-Klinik teurer als die Vertragspartner der Krankenkassen, muss der Patient die Mehrkosten allerdings selbst tragen. Bei der Suche nach einer Reha-Klinik können Sie Ihren Arzt oder Ihre Krankenkasse um Rat fragen. Auch das Internet hilft weiter: Eine nach Bundesländern geordnete Übersicht über Reha-Kliniken findet sich z. B. unter www.reha-hospital.de, einem Service der AOK Bayern. Auf der Homepage www.rehaklinik.com des Arbeitskreises Gesundheit kann man zudem nach Reha-Einrichtungen für bestimmte Krankheitsbilder suchen.

→ Reha-Leistungen, die durch einen Unfall am Arbeitsplatz (oder auf dem Weg dorthin) notwendig geworden sind, trägt die gesetzliche Unfallversicherung oder die Berufsgenossenschaft.

Ambulant, stationär oder teilstationär?

Je nach Krankheitsbild, Ziel und Art der Behandlungsmaßnahmen sind unterschiedliche Formen der Rehabilitation möglich.

Bei der *ambulanten Rehabilitation* kann der Patient zu Hause wohnen bleiben und begibt sich lediglich zu den Behandlungsmaßnahmen in eine zugelassene Reha-Einrichtung in der Nähe seines Wohnorts. Dort erhält er von Ärzten oder Therapeuten alle notwendigen Behandlungen, z. B. Krankengymnastik, Elektrotherapie, Massagen und psychosoziale Unterstützung. Die ambulante Rehabilitation kommt hauptsächlich bei orthopädischen, kardiologischen oder neurologischen Erkrankungen in Betracht und dauert normalerweise bis zu drei Wochen.

Die *stationäre Rehabilitation* erfolgt in einer Reha-Klinik, in der der Patient in der Regel mehrere Wochen verbringt. Solche Maßnahmen dienen dazu, bestehende Funktionsstörungen zu beseitigen oder zu verringern, eine Verschlimmerung zu verhüten, Beschwerden zu lindern und den Patienten bei einem besseren Umgang mit seiner Krankheit zu unterstützen. Ziel einer solchen Reha kann aber auch die Festigung des Behandlungserfolgs im Anschluss an eine Krankenhausbehandlung sein. Stationäre Rehabilitationsmaßnahmen sind immer dann sinnvoll, wenn eine ambulante Behandlung bzw. Rehabilitation nicht ausreicht.

Bei der *teilstationären Rehabilitation* verweilt der Patient nur tagsüber in der Reha-Einrichtung und kann die Abende und Wochenenden zu Hause verbringen. Die Anfahrt erfolgt (ähnlich wie bei der ambulanten Rehabilitation) täglich vom Wohnort zur Klinik – entweder eigenständig oder mithilfe von Fahrdiensten, die viele Reha-Einrichtungen anbieten.

Chronisch Kranke finden Unterstützung in Selbsthilfegruppen

Selbsthilfegruppen sind selbst organisierte Zusammenschlüsse von Menschen, die ein gleiches Problem haben, gegen das sie gemeinsam etwas unternehmen möchten. Im Mittelpunkt vieler Selbsthilfegruppen steht der Umgang mit chronischen Krankheiten.

Schon vor fünf Jahren hatte der Hausarzt bei Klaus K. einen Typ-II-Diabetes festgestellt. Eigentlich hatte ihn diese Diagnose auch nicht sonderlich überrascht, denn er war ziemlich übergewichtig und ein „Sportmuffel". Außerdem lag Diabetes bei ihm in der Familie, schon seine Mutter hatte darunter gelitten. Nur fiel es Klaus K. leider äußerst schwer, sich an seine Diabetestherapie zu halten. Er brachte einfach nicht die nötige Konsequenz auf, regelmäßig seine Blutzuckerwerte zu messen, seine Medikamente einzunehmen und sich an die Ernährungs- und Bewegungsempfehlungen seines Arztes zu halten. Bis der Hausarzt ihm eines Tages eine Selbsthilfegruppe für Typ-II-Diabetiker in seiner Stadt nannte. Anfangs hatte Klaus K. Hemmungen, dort hinzugehen. Doch schließlich überwand er seine Scheu und lernte schon beim ersten Treffen viele „Leidensgenossen" kennen, die ihm wertvolle Tipps für die praktische und psychische Bewältigung seiner Krankheit gaben. Seitdem besucht er die Selbsthilfegruppentreffen regelmäßig und hat inzwischen viel mehr Motivation, den Kampf gegen seinen Diabetes aufzunehmen. Außerdem trifft

Der Austausch mit anderen Betroffenen hilft chronisch Kranken dabei, mit den psychischen Folgen der Erkrankung umzugehen.

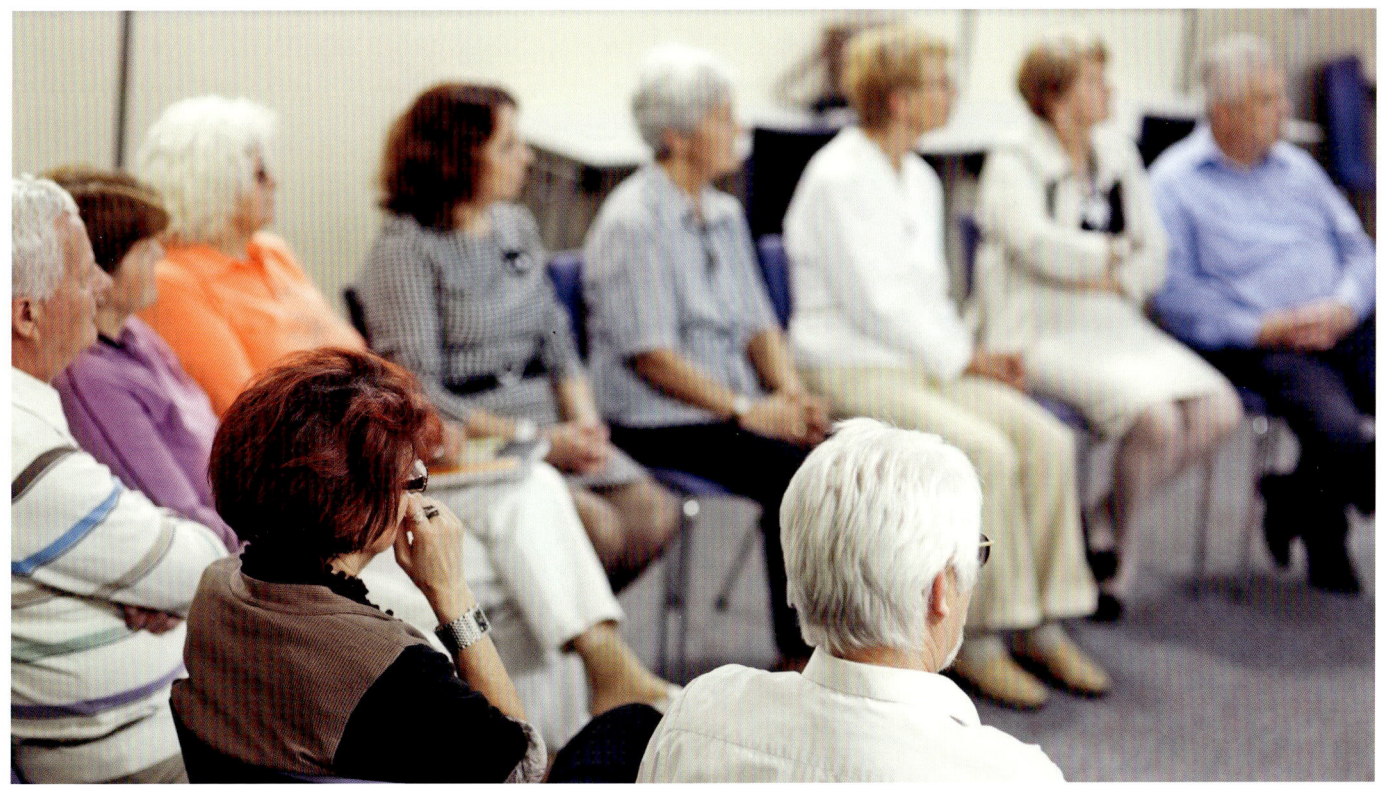

So wars bei mir

„Seit Jahren leide ich an Morbus Crohn, einer chronisch entzündlichen Darmerkrankung. Da die Ursachen dieser Autoimmunerkrankung weitgehend unbekannt sind, beschränkt sich die ärztliche Therapie bisher auf die Behandlung der Symptome. Zu den starken körperlichen Einschränkungen kommt noch die seelische Belastung hinzu, denn als Betroffener stoße ich oft auf Unwissenheit und Unverständnis. Im Internet habe ich dann entdeckt, dass es in meiner Stadt eine Selbsthilfegruppe gibt. Bei unseren regelmäßigen Treffen tauschen wir uns aus und unterstützen uns tatkräftig gegenseitig."

Matthias L.

wichtige gesundheitspolitische Arbeit: Sie vertreten nämlich zudem die Belange ihrer Mitglieder nach außen. Das reicht von Öffentlichkeits- und Aufklärungsarbeit über die Unterstützung von Forschungsprojekten bis hin zur politischen Interessenvertretung.

Die gesundheitsfördernden Auswirkungen der Mitgliedschaft in einer Selbsthilfegruppe wurden mittlerweile in verschiedenen Umfragen und klinischen Studien untersucht und sind eindeutig belegt: Chronisch kranke Menschen, die sich einer Selbsthilfegruppe anschließen, haben eine bessere Lebensqualität, benötigen seltener ärztliche Hilfe und kommen mit weniger Krankenhausaufenthalten aus.

er sich regelmäßig mit Freunden aus seiner Selbsthilfegruppe zu sportlichen Aktivitäten, die ihm Spaß machen, beispielsweise Wandern und Schwimmen. Seitdem haben sich seine Blutzuckerwerte deutlich verbessert.

Hilfe zur Krankheitsbewältigung

Selbsthilfegruppen dienen dem Informations- und Erfahrungsaustausch von Betroffenen und Angehörigen sowie der praktischen Lebenshilfe und der gegenseitigen emotionalen Unterstützung und Motivation. Außerdem leisten sie eine

Gemeinschaft statt Rückzug in die Isolation

Die Gruppenmitglieder lernen voneinander, wie man im Alltag besser mit der Krankheit zurechtkommt – sowohl in medizinischer als auch in psychischer Hinsicht. Das ist ein wichtiger Beitrag zur Krankheitsbewältigung, den der behandelnde Arzt allein aus Zeitgründen nicht immer leisten kann. Die Gruppe hebt die Isolation des Einzelnen auf und vermittelt ihm neue soziale Bindungen. Wichtig ist auch das Gefühl des Verstandenwerdens, denn zu sehen, dass man mit seinen Problemen nicht alleine ist, stärkt auch das Selbstvertrauen.

Durch die regelmäßigen Treffen entsteht ein stützender Zusammenhalt, der wiederum zu einer positiven Lebenseinstellung verhilft und Mut zu neuen, gesundheitsfördernden Verhaltensweisen macht. Deshalb haben Patienten, die einer Selbsthilfegruppe angehören, meistens eine bessere „Compliance" (so nennt man fachsprachlich die Konsequenz, mit der Patienten ihre Therapie durchhalten): Es fällt ihnen leichter, ihre Medikamente regelmäßig einzunehmen, sich zu den für die Heilung oder Besserung ihrer Krankheit notwendigen Lebensstiländerungen aufzuraffen – und diese Umstellungen dann auch langfristig durchzuhalten.

Chronische Erkrankungen wie Diabetes erfordern von den Patienten besondere Disziplin.

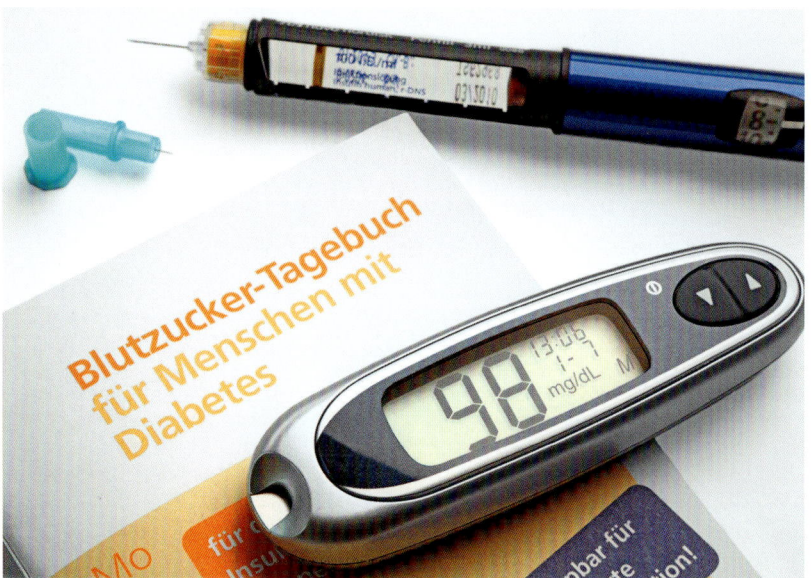

Bessere Blutzuckereinstellung – weniger Depressionen

Gerade bei Erkrankungen, die mit einem großen Leidensdruck verbunden sind und vom Patienten ein hohes Maß an Bewältigungsstrategien erfordern, haben sich Selbsthilfegruppen bewährt. Bei der Befragung von Mitgliedern mehrerer Selbsthilfegruppen für Krebserkrankungen zeigten sich z. B. ein größeres Krankheitswissen und eine Verbesserung der Kontakt- und Ausdrucksfähigkeit.

Oft ist eine schwere Krankheit auch eine Bürde für die privaten Beziehungen des Patienten, denn Freunden und selbst Angehörigen fällt der Umgang mit dem Kranken plötzlich nicht mehr leicht, und oft wird die Gesundheit zum alles dominierenden Thema. Daher wirkt es sich offensichtlich auch positiv auf das Verhältnis zu Familie und Freundeskreis aus, wenn die Patienten ihre Probleme in einer Gruppe Gleichgesinnter besprechen können und nicht immer nur ihre Freunde und Angehörigen damit belasten. Bei Diabetikern haben Umfragen ergeben, dass die Mitgliedschaft in einer Selbsthilfegruppe die Lebensqualität erhöhte, Depressionen und Stress reduzierte und die Blutzuckerkontrolle verbesserte.

Berührungsängste und Vorurteile überwinden

Viele Menschen haben völlig falsche Vorstellungen von Selbsthilfegruppen: Sie fürchten, dort zu viel Negatives über ihre Erkrankung zu erfahren, oder haben den Verdacht, dass ihre Erkrankung durch die Mitgliedschaft in einer Selbsthilfegruppe zum Mittelpunkt ihres Lebens werden könnte. Andere Menschen stellen sich die Selbsthilfegruppentreffs wie eine Art „Kaffeekränzchen" vor, bei denen nur über Krankheiten geredet und gejammert wird. Und natürlich kostet es viele Patienten auch erst einmal Überwindung, die Hilfe einer Gruppe anzunehmen, weil sie das – bewusst oder unbewusst – als Eingeständnis werten, ihre Erkrankung nicht selbstständig bewältigen zu können.

Diese Ängste und Vorurteile sind jedoch vollkommen unbegründet. In einer Selbsthilfegruppe bekommt ein Patient oft mehr Hilfestellung für die praktische und psychische Bewältigung seiner Krankheit als beim Arzt. Außerdem organisieren Selbsthilfeorganisationen regelmäßig Seminare und Vortragsabende zu verschiedenen krankheitsrelevanten Themen, zu denen sie medizinische Experten als Referenten einladen. Und nicht zuletzt haben Selbsthilfegruppenmitglieder auch bei versicherungsrechtlichen Problemen meistens einen fundierten Rat.

Von der Mitgliedschaft in einer solchen Gruppe kann man also nur profitieren. Daher sollte man seine Berührungsängste unbedingt überwinden und einfach einmal zu einem solchen Treffen gehen, um sich einen ersten Eindruck von der betreffenden Selbsthilfegruppe verschaffen. Patienten-Selbsthilfegruppen sind prinzipiell kostenlos, und die Teilnahme bleibt immer unverbindlich. Schließen sich mehrere regionale Selbsthilfegruppen zusammen, spricht man von einer Selbsthilfeorganisation. Sie bieten in der Regel auch Hilfe von Ärzten und Verbänden zur Unterstützung von Patienten an.

Wie findet man eine geeignete Selbsthilfegruppe?

Zu zahlreichen Krankheitsbildern gibt es in allen Regionen Deutschlands Selbsthilfegruppen, sodass man in der Regel eine geeignete Gruppe in der Nähe seines Wohnorts findet. Möglicherweise kann Ihr Arzt oder Ihre Klinik Ihnen die Adresse einer Selbsthilfegruppe mitteilen, die für Ihre Erkrankung zuständig ist. Informationen über Selbsthilfeorganisationen erhalten Sie aber auch bei der Nationalen Kontakt- und Informationsstelle zur Anregung und Unterstützung von Selbsthilfegruppen (NAKOS, www.nakos.de, Telefon: 030 / 31 01 89 60). Nicht zuletzt besteht die Möglichkeit, selbst eine solche Gruppe zu gründen, falls es in Ihrer Region noch keine gibt. Auch dabei kann NAKOS Sie beraten.

Institutionen und Adressen

Adipositas Verband Deutschland e.V.
Peterstr. 39
46236 Bottrop
Tel. 02041-7829343 (ab 14 Uhr)
www.adipositasverband.de
Information und Beratung von Betroffenen,
Prävention, BMI-Rechner

aid infodienst – Ernährung, Landwirtschaft,
Verbraucherschutz e.V.
Heilsbachstraße 16
53123 Bonn
Tel.: 0228-8499-0
Fax: 0228-8499-177
www.aid.de
Informationen und Publikationen rund um das
Thema gesunde Ernährung

Bundesministerium für Familie, Senioren,
Frauen und Jugend
10117 Berlin
Tel.: 030-20655-0
Fax: 03018-555-4400
www.bmfsfj.de
Zahlreiche Informationen und Publikationen

Bundesvereinigung Prävention und
Gesundheitsförderung e.V.
Heilsbachstr. 30
53123 Bonn
Tel.: 0228-98727-0
Fax: 0228-64200-24
www.bvpraevention.de
Informationen und Publikationen zum Thema
Gesundheitsförderung und -vorsorge

Bundeszentrale für gesundheitliche Aufklärung
Postfach 910152
51071 Köln
Tel.: 0221-8992-0
Fax: 0221-8992-300
www.bzga.de
Zahlreiche Informationen und Publikationen zum
Thema Gesundheit

Deutsche Alzheimer Gesellschaft e.V.
Selbsthilfe Demenz
Friedrichstr. 236
10969 Berlin-Kreuzberg
Tel: 030-2593795-0
Fax: 030-2593795-29
www.deutsche-alzheimer.de
Beratung und Unterstützung für Betroffene und
Angehörige

Deutsche Arthrose-Hilfe e.V.
Postfach 110551
60040 Frankfurt/Main
Tel.: 06831-94 66-77
Fax: 06831-94 66 78
www.arthrose.de
Informationen zum Thema Arthrose, Beratung
von Arthrosekranken

Deutsche Gesellschaft für Ernährung e.V.
Godesberger Allee 18
53175 Bonn
Tel.: 0228-3776-600
www.dge.de
Informationen zur gesunden Ernährung, Adressen
zertifizierter Ernährungsberater

Deutscher Schwerhörigenbund e.V.
Breite Straße 3, 13187 Berlin
Tel.: 030-475411-14
www.schwerhoerigen-netz.de
Information und (Online)beratung von Betroffenen
und Angehörigen

Deutsches Zentrum für Diabetesforschung e.V.
Ingolstädter Landstraße 1
85764 Neuherberg
Tel.: 089-3187-4718 oder -2086
Fax: 089-3187-2223
www.dzd-ev.de
Initiative des Bundesministerium für Bildung und
Forschung

**Gesellschaft für Naturheilkunde
Deutschland e.V.**
Lindwurmstr. 11
80337 München
Tel.: 089-24400364
www.pro-naturheilkunde.com
Informationen zu Naturheilverfahren

Kompetenznetz Schlaganfall
Charité Campus Mitte
Charitéplatz 1
10117 Berlin
Tel.: 030-450560-145
www.kompetenznetz-schlaganfall.de
Bundesweites Netzwerk von Ärzten, Wissenschaft-
lern, Selbsthilfeverbänden und anderen Organisati-
onen zum Austausch von Informationen über den
Schlaganfall

**Krebsinformationsdienst
Deutsches Krebsforschungszentrum**
Im Neuenheimer Feld 280
69120 Heidelberg
Tel.: 0800-4203040 (täglich von 8 bis 20 Uhr)
www.krebsinformationsdienst.de
Anlaufstelle für alle Fragen zum Thema Krebs

PRO RETINA Deutschland e.V.
Vaalser Str. 108
52074 Aachen
Tel.: 0241-870018
Fax: 0241-873961
www.pro-retina.de
Information und Unterstützung von Betroffenen
und Angehörigen bei schweren Augenerkrankungen

Stiftung Deutsche Schlaganfall-Hilfe
Carl-Miele-Str. 210
33311 Gütersloh
Tel.: 01805-093093
www.schlaganfall-hilfe.de
Prävention, Notfallwissen und Rehabilition

Stiftung Gesundheit
Behringstraße 28 a
22765 Hamburg
Tel.: 040-809087-0
Fax: 040-809087-555
www.stiftung-gesundheit.de
Informationen zum Gesundheitswesen, Arztsuche

Vegetarierbund Deutschland e.V.
Genthiner Straße 48
10785 Berlin
Tel.: 030-20050799
www.vebu.de
Informationen rund um die vegetarische Ernährung

**Verband der Diätassistenten – Deutscher
Bundesverband e.V.**
Postfach 104062
45040 Essen
Tel.: 0201-94685370
www.vdd.de
Informationen zu Diättherapie und Ernährungs-
beratung

**Zentralverband der Ärzte für
Naturheilverfahren**
Am Promenadenplatz 1
72250 Freudenstadt
Tel.: 07441-91858-0
www.zaen.org
Informationen zu Naturheilverfahren und
Arztsuche

Ärzteportale
www.arzt-auskunft.de
www.jameda.de
www.aerztebewertungen.com
Bewertungen einzelner Ärzte durch Patienten

www.deutsches-arthrose-forum.de
Forum von Betroffenen für Betroffene

www.ernaehrung.de
Tipps und Adressen zum Thema gesunde Ernäh-
rung sowie Berechnungstools für Body-Mass-Index,
Energiebedarf etc.

www.fitimalter-dge.de
Informationen, Artikel, Rezepte und Publikationen
zum Thema gesunde Ernährung im Alter

www.senioren-blogger.de
Tipps zu vielen Themen – von Senioren für
Senioren

www.websiten-fuer-senioren.de
Portal mit Links zu seniorenrelevanten Themen und
Angeboten zu „Gesundheit und Medizin"

Register

Impressum & Bildnachweis

Impressum

Autoren: Simone Harland; Werner Waldmann; Marion Zerbst

Producing: bookwise medienproduktion, München
Layout und Satz: Cordula Schaaf

Reader's Digest
Redaktion: Falko Spiller (Projektleitung)
Grafik: Gabriele Stammer-Nowack
Bildredaktion: Sabine Schlumberger
Prepress: Frank Bodenheimer

Chefredakteurin Ressort Buch: Dr. Renate Mangold
Art Director: Susanne Hauser

Produktion
arvato print management: Thomas Kurz

Druckvorstufe
GroupFMG Print

Druck und Binden
Neografia, Martin

© 2014, 2013 Reader's Digest, Deutschland, Schweiz, Österreich – Verlag Das Beste GmbH, Stuttgart, Zürich, Wien

Redaktionsschluss: 10.04.2013

GR 0223/IC/S

Printed in Slovakia

ISBN 978-3-89915-936-3

Besuchen Sie uns im Internet
www.readersdigest.de | www.readersdigest.ch |
www.readersdigest.at

Bildnachweis

Abkürzungen: o. = oben, M. = Mitte, u. = unten, l. = links, r. = rechts

Cover: l.: Getty Images/Pali Rao; M. l.: iStockphoto.com/JoeBiafore; M.r.: Getty Images/B2M Productions; r.: Fotolia/Geo Martinez; Hintergrund: Getty Images/Tomas Bercic

Fotolia: S. 2 M. l.: Sonja Birkelbach; 3 r.: Geo Martinez; 29: Hugo Carlone; 54: M. Schuppich; 57: psdesign1; 58: Yuri Arcurs; 60: jd-photodesign; 62: maho; 72: Sonja Birkelbach; 74: fovito; 75: beerfan; 77: Nik; 80: PhotographyByMK; 83: Butch; 85: sashpictures; 89: Klaus Eppele; 91: volff; 94: Printemps; 102: Geo Martinez; 103: Sonja Birkelbach; 106: Christian Jung; 107: sil007; 109: PhotoSG; 112: M. studio; 123: viperagp; 129 o.: Blacky; 130: Gina Sanders; 131: grieze; 132: pressmaster; 140: Alexander Raths; 141: Andrzej Solnica; 143: Stephan Morrosch; 147: M. Schuppich; 148: Gerhard Seybert ; 150: Marco2811; 154 u.: fovito

Getty Images: S. 2 l.: Purestock; 2 M. r.: Mark Bowden; 2 r.: Chris Ryan; 3 l.: Pali Rao; 3 M. r.: B2M Productions; 4: jo unruh; 5: Terry Vine; 6: Westend61; 9 l.: Getty Images; 9 M.: Monkey Business Images; 9 r.: Vstock LLC; 10 u. l.: MedicImage; 10 u. r.: A Bello; 11 o. l.: Uwe Umstatter; 11 o. r.: Westend61; 11 M. l.: Chris Ryan; 11 u. r.: Echo; 12: Pali Rao; 14: Mark Bowden; 16: George Doyle; 17: Bob Bennett; 18: Visuals Unlimited Inc./Daniel Stoupin; 19: Gallo Images - Media24; 20: Brigitte Sporrer; 21: cornaile photography; 23 o.: Jose Luis Pelaez Inc; 23 u.: Tim Platt; 24: Uwe Krejci; 26: Rowan Allan; 27: MUSTAFA OZER; 28 o.: Jamie Grill; 28 u.: Paul Bradbury; 30: Glow Wellness; 32: Patrick Heagney; 33: B2M Productions; 34: Keith Brofsky; 35: Dougal Waters; 36: Getty Images; 37: Steve Mason; 38: Image Source; 39: Garry Wade; 40: Patti McConville; 43: Yellow Dog Productions; 44: BSIP/UIG; 46: Andersen Ross; 47: Bruce Laurance; 48 o.: Emilio Ereza; 48 u.: Pamplemousse; 51: stevecoleimages; 53: LWA; 55: BSIP/UIG; 56: Luis Alvarez; 59: Christian Martinez Kempin; 61: Westend61; 63: Michael Blann; 64: Ron Levine; 66: IAN HOOTON; 67: Troels Graugaard; 69: LWA; 70 o.: Jeff Rutherford; 71: Jinx Jinx; 79: Tooga; 82: BSIP/UIG; 84: Image Source; 86: Andersen Ross; 88: David Freund; 90: Tom Grill; 92: Purestock; 93: Justin Case; 93: JGI/Jamie Grill; 96: Peter Hince; 97: Image Source; 98: Jamie Grill; 99: Thierry Dosogne; 100: jo unruh; 114: George Doyle; 118: Monkey Business Images; 122: Ron Levine; 124: Martin Barraud; 128: Pali Rao; 129 u.: Dkal Inc.; 133: Troels Graugaard; 134 o.: Joel Sartore; 134 u.: Pali Rao; 137: Stígur Karlsson; 138: Ingram Publishing; 139: Geber86; 141: George Doyle; 142: Sandra Baker; 144: Terry Vine; 146: Tetra Images; 149: Chris Ryan; 151: UpperCut Images; 152: Vstock LLC; 154 o.: Siri Stafford

iStockphoto.com: S. 3 M. l.: JoeBiafore; 10 o. l.: Deklofenak; 10 o. r.: dulezidar; 11 M. r.: Sage78; 11 u. l.: Squaredpixels; 45: PicturePartners; 49: dchadwick; 50: creo77; 52: kali9; 68: Yuri_Arcurs; 70 u.: Thomas_EyeDesign; 78: stevecoleimages; 95: laflor; 104: modesigns58; 105: lcsdesign; 108: Luso; 110: Synergee; 111: blueenayim; 113: dirkr; 115: nicolesy; 116: Visiofutura; 117: LianeM; 119: gaffera; 120: robynmac; 121: JoeBiafore; 126: stevecoleimages; 135: Neustockimages; 153: vm

Weitere: S. 22: Tunstall GmbH; 25: picture-alliance/ZB; 73: picture alliance/akg-images; 127: FOCUS; 136: Stiftung Gesundheit; 155: NAKOS